穿支皮瓣
口腔颌面与头颈部的应用

主　编◎何　悦

副主编◎刘忠龙　侯劲松　蒋灿华　王慧明

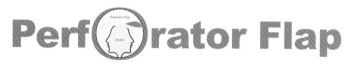

Perf**O**rator Flap
in Oral Maxillofacial &
Head and Neck Reconstruction

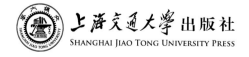

上海交通大学出版社
SHANGHAI JIAO TONG UNIVERSITY PRESS

内容提要

本书阐述了口腔颌面-头颈部修复重建的历史，由传统皮瓣修复发展到穿支皮瓣这一新兴修复方式，在介绍穿支皮瓣用于修复口腔颌面-头颈肿瘤缺损的同时，也传达了一种新的修复理念。着重介绍不同穿支皮瓣用于口腔颌面-头颈肿瘤造成的不同缺损类型的修复，同时涵盖穿支皮瓣的解剖学、超声学、影像学、超显微吻合、围手术期观察及护理等，涉及面广泛，具有较高的科学研究及临床应用价值。主要面向的读者人群为从事头颈部缺损修复重建的外科医师，也包括解剖学、超声学、影像学、显微外科学的专业人员。

图书在版编目 (CIP) 数据

穿支皮瓣：口腔颌面与头颈部的应用 / 何悦主编 .
—上海：上海交通大学出版社，2018
ISBN 978-7-313-17392-8

Ⅰ.①穿… Ⅱ.①何… Ⅲ.①皮肤-移植术（医学）
Ⅳ.①R622

中国版本图书馆 CIP 数据核字（2017）第 143448 号

穿支皮瓣：口腔颌面与头颈部的应用

主　　编：何　悦
出版发行：上海交通大学出版社　　　　　地　　址：上海市番禺路951号
邮政编码：200030　　　　　　　　　　　电　　话：021-64071208
出 版 人：谈　毅
印　　制：上海锦佳印刷有限公司　　　　经　　销：全国新华书店
开　　本：889mm×1194mm　1/16　　　　印　　张：16.5
字　　数：366千字
版　　次：2018年11月第1版　　　　　　印　　次：2018年11月第1次印刷
书　　号：ISBN 978-7-313-17392-8/R
定　　价：180.00元

编 委 会

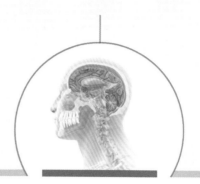

韩　煜　上海交通大学医学院附属第九人民医院

何　悦　上海交通大学医学院附属第九人民医院

侯劲松　中山大学光华口腔医学院附属口腔医院

胡镜宙　上海交通大学医学院附属第九人民医院

纪荣民　第二军医大学解剖教研室

蒋灿华　中南大学湘雅医院

李晓光　上海交通大学医学院附属第九人民医院

李再晔　中南大学湘雅医院

刘　克　武汉大学口腔医院

刘正武　广西医科大学第三附属医院

刘忠龙　上海交通大学医学院附属第九人民医院

吕　炯　浙江大学医学院附属第一医院

马春跃　上海交通大学医学院附属第九人民医院

邱蔚六　上海交通大学医学院附属第九人民医院

陶晓峰　上海交通大学医学院附属第九人民医院

王　成　中山大学光华口腔医学院附属口腔医院

王慧明　浙江大学医学院附属口腔医院

王　军　甘肃省肿瘤医院

徐　辉　上海交通大学医学院附属第九人民医院

徐袁瑾　上海交通大学医学院附属第九人民医院

杨文玉　上海交通大学医学院附属第九人民医院

张　贞　上海交通大学医学院附属第九人民医院

张志愿　上海交通大学医学院附属第九人民医院

赵文权　浙江大学医学院附属第一医院

周辉红　上海交通大学医学院附属第九人民医院

祝奉硕　上海交通大学医学院附属第九人民医院

朱文渊　浙江大学医学院附属第一医院

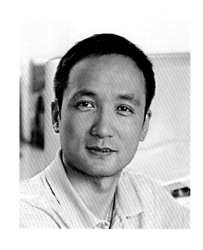

主编简介

何悦

口腔颌面-头颈肿瘤领域医学专家，上海交通大学医学院附属第九人民医院口腔颌面-头颈肿瘤科副主任，主任医师，上海交通大学教授，博士研究生导师；上海市"五一"劳动奖章获得者，上海市优秀学科带头人，"邱蔚六"口腔颌面外科曙光奖获得者，上海市教委曙光学者，上海市科委启明星，上海交通大学晨星学者。在口腔颌面-头颈肿瘤的诊治，特别是穿支皮瓣在口腔颌面-头颈部的临床应用和研究方面潜心钻研、建树颇丰，相关研究获得国家"863"计划、国家自然科学基金等16个项目的资助。在口腔颌面-头颈部修复重建领域提出了穿支皮瓣适用于口腔颌面-头颈部缺损修复的适应证，筛选了口腔颌面部适用的穿支皮瓣类型并建立了一套完整规范的围术期流程，将其临床应用的成功率提高到98%以上，达到国际先进水平。主要研究成果荣获上海市科技进步一等奖、美国口腔颌面外科医师协会Outstanding Award和国际牙医协会Travel Award；多次被邀请在国际会议专题或大会发言。例如国际口腔颌面外科会议、国际口腔癌会议、全球显微外科重建会议和国际穿支皮瓣会议；多篇文章刊登在本领域国际权威学术期刊 *Int J Oral Maxillofac Surg*、*J Oral Maxillofac Surg*、*J Cranio-maxillofac Surg* 和 *J Plast Recontr Aes* 上，他和研究团队被国际权威专家英国利物浦大学James Brown教授和日本东京大学Isao Koshima教授评价为本领域国际上最优秀的专家和团队之一。

现任国际牙医学院院士、亚洲口腔颌面外科医师协会执委、中华口腔医学会口腔颌面外科专委会学术秘书及常委、《中国口腔颌面外科杂志》编委、SORG中国区执委、国际颅颌面医师协会委员、国际穿支皮瓣医师协会委员、上海市显微外科协会委员等。

序

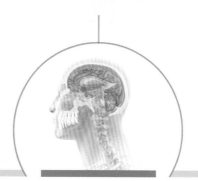

　　早在20世纪20年代初,瑞典耳科医师Nylen已用手术显微镜行内耳手术获得成功,被认为是现代显微外科的基础和先驱。20世纪60年代初Jacobson和Suarez报道了1.6～3 mm直径的小动脉吻合在动物实验获得成功。1963年,我国陈中伟等因成功实施了前臂断肢再植被尊称为"断肢再植之父",更吹响了显微外科发展的进军号。1972年日本的Harii以及1973年我国杨东岳、张孟殷等报道了头皮再植及腹壁皮瓣游离移植修复面部缺损成功,促使显微外科技术快速在口腔颌面头颈外科组织缺损立即修复中的应用。上海交通大学医学院附属第九人民医院口腔颌面外科近40年来开展此项技术以来已逾7 500例,成功率一直保持在98％以上,从而保证了患者术后的生存质量。

　　近20年来,在显微外科游离组织移植方面,穿支皮瓣(perforator flap)的研究发展最快。穿支皮瓣的问世使游离组织移植的供区具有更多和更好的选择性。它突破了以往游离组织瓣需要知名血管吻合作为保证的缺点,可以最大限度地选择和获取更为理想的皮瓣,并可因人而宜在皮肤质地、供区大小以及供区是否隐蔽等条件下进行选择和切取;以做到"按需取材"——真正的"个体化"。客观地说,穿支皮瓣的出现为临床应用提供了更多更佳的组织供区。

　　由于现代医疗器材的快速发展,CT、磁共振以及多普勒超声等影像学技术可以协助预测穿支皮瓣的切取部位和血供情况等,使穿支皮瓣的成功率也获得了最大限度的保证。当然,血管吻合技术的提高也是穿支皮瓣获得成功的重要因素。目前,吻合最细的血管口径甚至可以达到1 mm以下。与以前显微血管吻合一般在2 mm左右的成绩相比,其进步不言而喻。

　　何悦教授近年来一直在进行穿支血管皮瓣的研究，他把临床经验总结成书出版，将有助于推动口腔颌面-头颈外科学界能及时跟上显微外科发展的步伐，并进一步推广和创新；无疑，这一项技术将会造福患者。

　　为此，笔者乐于向广大读者推荐本书！

中国工程院院士

上海交通大学荣誉资深讲席教授

2018年9月

前 言

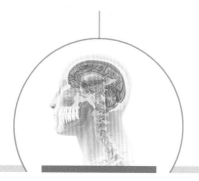

　　随着修复重建外科在过去几十年的发展,头颈部各类缺损的修复已经由传统的带蒂皮瓣为主,逐渐过渡到现今游离皮瓣为主的时代。随着游离皮瓣越来越被广大修复重建外科医师所接受,许多更具有挑战性的临床问题也就应运而生:如何能更精准地修复头颈部的缺损而不仅仅是创面覆盖?如何最大限度地减少供区的损伤,同时不影响皮瓣修复的质量?如何挖掘人体各部位供区的潜力,针对纷繁复杂的头颈部缺损,量体裁衣式地行缺损重建,达到外形与功能兼顾?对于这些具有挑战性的临床问题的解答,需要的不仅仅是泛泛而谈的临床经验总结,更重要的是对各类游离皮瓣进一步的探究与分析,找出更为精准的手术修复方式。"穿支皮瓣"概念的出现,为解决这些临床问题提供了非常好的方案。

　　穿支皮瓣是游离皮瓣的延伸和发展。自1987年Taylor首次提出了"血管体"的概念后,以"股前外侧皮瓣"为代表的各种类型的穿支皮瓣,在骨科及整形外科领域如雨后春笋般地广泛运用,并逐渐成为全球主流修复手段。根据国外学者的研究总结,除了股前外侧皮瓣以外,人体潜在的由知名血管供血的穿支皮瓣多达60余种,其中10种左右最为常用。但对于头颈部区域的缺损而言,穿支皮瓣的理念在近10余年才开始逐渐发展。因此,如何将全身各类穿支皮瓣运用得恰如其分,探讨不同穿支皮瓣在头颈部缺损中的运用特点,是这本书的主要内容。如何将穿支皮瓣的解剖制备、围手术期准备、穿支皮瓣头颈部修复时的注意事项、临床麻醉及护理的考量等方面综合融汇于患者的治疗过程是本书的重要特点。为了读者能全方位地了解、掌握头颈部缺损各类型穿支皮瓣的修复方法,我们邀请全国多位皮瓣修复重建领域卓有建树的专家学者,发挥各家所长,从不同临床视角,竭心尽力地撰写穿支皮瓣修复的各种要点及难点。

　　本书共分为15章,各章内容有所侧重。前四章主要讲述穿支皮瓣的发展历史及解剖学基础;第五、六章节主要着眼于穿支皮瓣的术前准备与设计;第七章至第十二章则针对各种全身皮瓣的制备及头颈部的运用,详细进行了分解及阐述;第十三章至第十五章主要分析了穿支皮瓣围手术期麻醉、临床观察及护理的特点。为帮助广大读者对穿支皮瓣在口腔颌面头颈部缺损的运用有更直接的体验与了解,在各章节中,我们穿插设计了各种插图、临床病例照片等,并在各章后详细附有参考文献,以满足不同层次、不同学科读者的需求。

"供区损伤最小化,受区受益最大化"是穿支皮瓣设计的一大宗旨。本书希望通过对穿支皮瓣在口腔颌面头颈部缺损修复中全方位的阐述,让穿支皮瓣的理念在中国口腔颌面-头颈部修复重建学科中得以生根发芽,与国际新动向接轨,逐步成为头颈部缺损修复重建新的发展趋势,推广应用,开花结果。

在本书编写过程中,得到了上海交通大学口腔医学院名誉院长、上海交通大学医学院附属第九人民医院终身教授、中国工程院院士邱蔚六教授的指导和帮助,并给予作序;同时获得了教育部国家级重点学科带头人、中国工程院院士、我的恩师张志愿教授的鼓励和审校,使得本书能够顺利地完成并出版,在此对两位口腔颌面外科领域的大师致以最诚挚的敬意和衷心的感谢!

2018 年 9 月

目　录

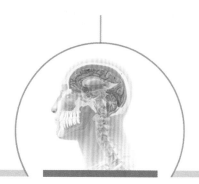

第一章

穿支皮瓣的发展历史

第一节　穿支皮瓣的发展

　　口腔颌面部缺损的修复已经由外形恢复过渡到外形与功能恢复的高度统一,这也就意味着对修复方式的选择及临床医师的技能有了更高的要求。20世纪70年代末、80年代初,肌皮瓣因其肌肉充足的血运和较大的组织量,可用于修复较大的缺损,关闭无效腔及创面,成为修复大型软组织缺损的主要方法。然而肌皮瓣的缺点也较为明显,包括:① 组织量大,如胸大肌肌皮瓣、背阔肌皮瓣等,修复后较为臃肿,精确性欠佳,直接影响修复部位的外形和功能;② 切取肌肉组织后对供区的损伤较大,主要体现为功能障碍或丧失;③ 筋膜皮瓣,如股前外侧皮瓣,需携带深筋膜和全层脂肪,皮瓣厚度大,同样影响外形和功能;④ 肌皮瓣移植后,肌肉会发生不同程度的萎缩,影响最终的修复效果。前臂皮瓣的出现堪称是整复外科史上的一次革新,该皮瓣质地柔软、血管解剖恒定、制备较为简易、不携带肌肉组织、厚度适中,故广泛应用于口腔颌面部缺损的修复。然而,该皮瓣制备时牺牲了主干血管,且需通过腹部皮片移植的方式关闭术口,导致术后供区外形及功能较差。传统皮瓣的局限性迫使我们思考并寻求适用于口腔颌面部缺损的新型修复方式,力求在获得外形与功能修复的同时,最大限度地减少供区组织的损伤。

　　1989年,Koshima和Soeda等在2例患者的脐旁顺着浅层的肌皮穿支血管,向深层的肌肉追踪解剖血管蒂,切取仅由一个肌皮穿支血管供养且仅包含皮肤和皮下组织的超薄岛状皮瓣进行吻合血管移植,分别修复腹股沟及舌缺损。以此设计的只含皮肤及皮下组织的肌皮穿支皮瓣(musculocutaneous perforator flap),发现只要保留穿过肌肉的营养血管,即便是去除了作为载体的肌肉,皮瓣同样能够成活,从而保留了供区肌肉和筋膜的完整性,减轻了供区术后的畸形及功能丧失,彻底改变了过去认为肌肉是肌皮瓣成活的必要条件这一观念,"穿支皮瓣(perforator flap)"的概念应运而生,使整复外科领域的发展进入了一个新的阶段。随着血管解剖学认识的深入,外科医师们发现皮瓣移植中许多组织并非必须携带,源动脉和源静脉是唯一必需的,这一理念为穿支皮瓣的设计和制取提供了更大的自由度。1987年,Taylor等提出了"血管体(angiosomes)"的概念,也称为"血管供血区域"或"自限性血管(choke vessels)",同时指出皮支是维持皮肤存活最主要的供血血管。这一概念的提出,使基于穿支血管(perforator vessels)的多种皮瓣应运而生。目前,有关穿支皮瓣的定义仍存争议。狭义的穿支皮瓣特指由肌皮穿支供血的血管化组织。然而,广义的概念是指由足够的皮穿支供血的血管化组织,皮穿支可能是肌皮穿支、肌间隔(隙)穿支或轴型血管直接皮穿支。

学者们早期通过解剖肌筋膜寻找供应皮肤的供血血管,研究发现人体表面大约有400个皮穿支,在供区条件允许的情况下,任何1个穿支血管均可获取用以制取穿支皮瓣。基于此发现,新的穿支皮瓣及经典穿支皮瓣改良方法的报道也越来越多。目前常用的穿支皮瓣包括腹壁下动脉穿支皮瓣(deep inferior epigastric artery perforator flap, DIEP)、胸背动脉穿支皮瓣(thoracodorsal artery perforator flap, TAP)、股前外侧穿支皮瓣(anterolateral thigh perforator flap, ALTP)、颏下动脉穿支皮瓣(submental artery perforator flap, SMAP)、臀上动脉穿支皮瓣(superior gluteal artery perforator flap, SGAP)、臀下动脉穿支皮瓣(inferior gluteal artery perforator flaps, IGAP)、旋髂浅动脉穿支皮瓣(superficial circumflex iliac artery perforator flap, SCIP)、腓肠内侧动脉穿支皮瓣(medial sural artery perforator flap, MSAP)。腹壁下动脉穿支皮瓣和腹前外侧穿支皮瓣是世界范围内应用最为广泛的穿支皮瓣。腹壁下动脉穿支皮瓣于1989年由Koshima和Soeda最先报道,并首次以"穿支皮瓣"命名。该皮瓣以腹壁下动脉深支为血管蒂,从深筋膜下分离穿支血管,形成穿支皮瓣而无须携带腹直肌。随后,该皮瓣广泛应用于各部位缺损的修复。ALT皮瓣最早是在1984年由宋业光报道,现已成为修复全身软硬缺损的理想皮瓣之一。该皮瓣可以提供皮肤、筋膜、肌肉或多种复合组织,因此被魏福全称为"万能皮瓣"。1990年,Taylor报道了胫后动脉穿支皮瓣(posterior tibial artery perforator flap, PTAP),并研究了其超声解剖学。1991年,Hyakusoku等提出了"螺旋桨皮瓣"的概念,并将之归类为穿支皮瓣。螺旋桨穿支皮瓣可用于修复各种各样的软组织缺损。该皮瓣是一种应用非常灵活的局部岛状筋膜皮瓣,皮瓣以1个穿支血管为蒂,可以按设计旋转180°。1993年,Kojjma等报道了臀上动脉穿支皮瓣用于骶尾部压疮的修复及乳房的再造。1995年,Angrigiani等首次提出胸背动脉穿支皮瓣的概念,将其称为"不带肌肉的背阔肌皮瓣"。此穿支皮瓣已广泛应用于修复腋部和乳房缺损,也常作为游离皮瓣应用。1996年,Montegut等报道了腓肠动脉供养的穿支皮瓣。2001年,由Cavadas等学者首次对腓肠内侧动脉穿支进行了详细的解剖学研究,并将其应用于6例临床患者,其中5例为游离皮瓣,1例为带蒂皮瓣。1998年,Koshima介绍了脐旁穿支皮瓣(paraumbilical perforator flap, PUP),并用于乳房的重建。2002年,Kim等为解决颏下岛状瓣臃肿及携带Ⅰ区淋巴结等问题,首次提出了颏下动脉穿支皮瓣的概念。2004年,基于腹股沟皮瓣的临床解剖,Koshima等学者首次提出了旋髂浅动脉穿支皮瓣的概念,将腹股沟区域穿支皮瓣的概念再一次掀起高潮。2005年,Hofer等首次提出了面动脉穿支皮瓣(facial artery perforator flap, FAP)的概念,通过对10具尸体的血管造影研究,发现面动脉存在大量的穿支血管(每侧3～9支,平均5.7支),穿支血管长度平均为25.2 mm,因而能使皮瓣拥有较好的旋转度。2006年,Morain

等首次提出了胸廓内动脉穿支皮瓣（internal mammary artery perforator flap, IMAP）的概念。同年，有学者报道应用胸廓内动脉穿支皮瓣修复2例气管造瘘口和颈前区皮肤缺损获得成功。2003年，Geddes等对胸肩峰动脉进行解剖学研究，发现了较为恒定的皮穿支，提示能够以胸肩峰动脉穿支血管来制备胸肩峰动脉穿支皮瓣（thoracoacromial artery perforator flap, TAAP）。直到2010年，Kosutic等应用胸肩峰动脉穿支皮瓣修复腋窝部缺损获得成功后，逐渐有外科医师将其应用于口腔颌面头颈部、咽喉、胸壁等部位的修复。2012年，Wilson等通过计算机体层血管成像（computed tomography angiography, CTA）等影像学检查发现甲状腺上动脉的皮穿支位置恒定，位于胸锁乳突肌前缘中点2 cm直径范围内，穿支直径均大于0.5 mm，以该穿支为血供制备甲状腺上动脉穿支皮瓣用于8例颌面部软组织缺损患者的修复重建均获得成功。20世纪90年代至今是穿支皮瓣发展的黄金时期，报道了许多新型穿支皮瓣及经典穿支皮瓣的改良方式，为临床缺损修复提供了更多的选择性和更大的自由度。最为重要的，修复方式进入了"皮瓣经济学"时代，以最小的供区组织及损伤获得最大的修复效果，这也将是口腔颌面部修复新的发展方向。

除了临床应用，穿支皮瓣的研究组织也日趋完善，国际地位也逐渐提高。自1997年开始，国际上每年召开一次穿支皮瓣会议，探讨该新兴皮瓣存在的问题和发展方向。德文杂志*Handchir Mikrochir Plast Chir*在2002年7月、英文杂志*Clinics in Plastic Surgery*在2003年7月均出版一期穿支皮瓣专辑。经过20多年的发展，通过专家讨论和共识的形式，许多以前存在的争论也逐渐趋于统一。2005年10月Blondeel等的专著《穿支皮瓣的解剖、技术及临床应用》（*Perforator Flaps: Anatomy, Technique, and Clinical Applications*）的出版，标志着穿支皮瓣的发展已经基本趋于成熟。目前，国外穿支皮瓣的应用主要局限于整形外科领域的乳房再造和颌面组织缺损修复，四肢创伤修复领域应用较少。国内开展穿支皮瓣研究起步较晚，但近几年发展较为迅速，特别是在创伤修复领域的应用已达到国际领先水平。2005年，在银川召开了第一次穿支皮瓣会议；2006年《中国临床解剖学杂志》出版了一期穿支皮瓣专辑；2007年在昆明召开了第二次穿支皮瓣专题研讨会；2010年在银川专门召开了穿支皮瓣的命名研讨会；2010年12月在长沙举办了全国穿支皮瓣学习班；2011年在宁波举办了首届"中国显微外科穿支皮瓣高峰论坛"；2014年在宁波召开的穿支皮瓣高峰论坛中，国内外专家就"穿支皮瓣的争论与当前共识"这一主题制订了专家共识；同年，在宁波举办了第16届国际穿支皮瓣学术大会及培训教程，为我国学者提供了一个良好的交流舞台。经过这20余年的发展，穿支皮瓣的临床应用已基本成熟。

第二节　穿支皮瓣的现状和未来

目前，穿支皮瓣在临床上的应用仍存在着诸多问题。例如，穿支皮瓣的准确定义、穿支皮瓣的血管解剖学及血流灌注、是否携带源动脉、是否牺牲受区主干血管、是否携带皮神经与浅静脉主干、穿支血管的定位、新类型穿支皮瓣及改良等。这些问题有待进一步的临床研究去解决。同时,穿支皮瓣如何确定血管穿支的位置和粗细,也是临床上亟须解决的问题。目前,临床主流的定位检测方法为多普勒超声、CTA,但也存在一定的假阴性率和假阳性率。其他方法,例如磁共振血管成像(magnetic resonance angiography, MRA)、热相图及二相彩色流体扫描等,因其技术要求较高及费用较为昂贵,未能在临床上得到广泛地推广。穿支皮瓣对临床技艺及外科医师的经验有着较高的要求,学者们认为应该从病例选择、术者经验、穿支血管选择、皮瓣大小设计、血管蒂长度等多方面做综合评估。在皮瓣设计上应考虑到皮瓣的循环(circulation)、成分(constituents)、结构(constructions)、构造(conformation)、邻接(contiguity)和条件(conditioning),即6 "Cs" 标准。

随着临床应用的推广与深入研究,为了不牺牲受区主干血管衍生了血流桥接穿支皮瓣,为了避免皮瓣臃肿衍生了超薄穿支皮瓣,为了修复超长创面衍生了联体穿支皮瓣(conjoined perforator flap),为了吻合一组血管同时修复多个创面衍生了分叶穿支皮瓣(polyflaps perforator flap),为了使合并深部骨骼或肌肉组织缺损的创面得到立体美学修复衍生了穿支嵌合皮瓣等。如何将上述特殊形式的穿支皮瓣应用于临床也是目前外科医师需要考虑的问题。

穿支皮瓣对今后显微外科的发展提出了新的、更高的要求,因此,有人把它界定为超显微外科。总之,穿支皮瓣既是一个新兴领域,具有独特的优势和良好的应用前景,但是还存在很多问题,从基础研究到临床应用各个方面都值得同仁们奋力求索。

穿支皮瓣进一步发展有两个方向。首先是针对穿支皮瓣仍较臃肿的问题,Kimura等提出了"薄皮瓣"和"超薄皮瓣"的概念,即去除浅筋膜层的多余脂肪,或显微镜下精细解剖血管蒂周围脂肪,避免二次整形手术。Koshima等描述了一种新的位于腹壁下动脉血管区域的"脐周穿支皮瓣",特点是依赖位于筋膜浅层上方直径 < 0.8 mm 的穿支血管,避免了通过追踪肌皮穿支到主干血管的精细解剖过程,进一步减少了深面肌肉的创伤,缩短手术时间,并增加了潜在可供吻合的血管。但这种筋膜上的皮瓣吻合血管细,需要特殊的超显微外科技术和器械,限制了其在临床上的应用。穿支皮瓣是对传统肌皮瓣的技术改良,优点为:① 保留了供区的肌肉、筋膜和神经;② 将供区的并发症降到最低;③ 皮瓣设计更加灵活,顺应性好;④ 符合"相似组织替代"原则,修复更加完美;⑤ 供区较隐蔽,一般可直接关闭。基于以上优点,穿支皮瓣将来可能成为缺损修复的首选游离皮瓣。

其次,皮瓣的数字外科技术,包括皮瓣血供的可视化处理及导航技术。2002年,我国解剖学家首次报道了血管标识技术,并成功地从"中国数字人"数据集重构出部分人体血管,为数字人的发展做出了重大贡献。应用专业化的交互式的医学影像控制系统等3D可视化软件,可非常方便地显示源动脉及其穿支情况。导航技术的发展使得人类能够精确地绘制路线图,并通过它可以帮助人们准确、安全、快捷地到达目的地。由于穿支特征的多变性,不仅表现在个体之间的差异,还表现为同一个体不同侧肢体的差异。因此,穿支的位置、管径大小,在皮下组织、肌肉内的走行,穿支在皮瓣的位置,穿支体区(perforasome)之间的吻合,供养皮瓣的范围等成为目前数字化应用研究的焦点。

　　皮瓣移植追求的目标是"成活、功能、外观、供区微创"的完美统一。成活是前提，没有成活做保障，谈不上功能、外观恢复与供区微创。传统皮瓣移植可达到移植成活修复创面目标，但不能解决功能、外观和供区微创的问题。穿支皮瓣是一种不同于传统皮瓣的全新技术，可以真正实现"成活、功能、外观、供区微创"的完美统一。穿支皮瓣的定义、命名达成共识尚需进一步的研究，而当前急需将穿支皮瓣的核心理念灌输给外科医师，推广普及穿支皮瓣技术，促进我国穿支皮瓣的发展。

（邱蔚六，张志愿）

参 考 文 献

1. Blondeel PN, Morris SF, Hallock GG, et al. Perforator flaps: anatomy, technique & clinical applications［M］. 2ed. St Louis: Quality Medical Publishing Inc, 2013.

2. Hallock GG. Direct and indirect perforator flaps: the history and the controversy［J］. Plast Reconstr Surg, 2003, 111(2): 855−865.

3. Martinez CA, Walters JA 3rd, Sato EA, et al. Deep inferior epigastric artery perforator flap breast reconstruction in patients with previous bariatric surgery: is it safe and feasible?［J］Ann Plast Surg, 2016, 76(2): 216−220.

4. Morris SF, Tang M, Almutairi K, et al. The anatomic basis of perforator flaps［J］. Clin Plast Surg, 2010, 37(4): 553−570.

5. Nakajima H, Fujino T, Adachi S. A new concept of vascular supply to the skin and classification of skin flaps according to their vascularization［J］. Ann Plast Surg, 1986,16(1): 1−19.

6. Wei FC, Jain V, Celik N, et al. Have we found an ideal soft-tissue flap? An experience with 672 anterolateral thigh flaps［J］. Plast Reconstr Surg, 2002, 109(7): 2219−2226.

7. 陈铿,柴益民.穿支皮瓣研究进展［J］.国际骨科学杂志,2008,29（6）: 370−371,404.

8. 陈中伟.显微外科的现状与展望［J］.中华显微外科杂志,1998,21（1）: 1−2.

9. 侯春林,顾玉东.皮瓣外科学［M］.2版.上海：上海科技出版社,2013.

10. 石俊,张海明.穿支皮瓣的研究进展［J］.中国美容医学,2009,18（5）: 748−750.

11. 陶凯.从皮瓣发展史看穿支皮瓣的发展方向［J］.中国美容整形外科杂志,2016,27（3）: 129−132.

12. 王成琪,王剑利,张敬良,等.皮瓣移植术的回顾与展望［J］.中华显微外科杂志,2000,23（1）: 12−14.

13. 徐达传,钟世镇,刘牧之,等.股前外侧部皮瓣的解剖学一个新的游离皮瓣供区［J］.临床应用解剖学杂志, 1984,2（3）: 158−160.

14. 杨果凡,陈宝驹,高玉智,等.前臂皮瓣游离移植术［J］.中华医学杂志,1981,61: 139−141.

15. 张世民,侯春林,顾玉东.我国学者对外科皮瓣发展的贡献及几点思考［J］.中华显微外科杂志,2004,27（1）: 6−7.

16. 张世民,徐达传,顾玉东.穿支皮瓣［J］.中国临床解剖学杂志,2004,22（1）: 32−35.

17. 钟世镇.新世纪显微外科学基础研究的展望［J］.中华显微外科杂志,2001,24（1）: 5−6.

第二章

口腔颌面－头颈部缺损修复的解剖学特点

第一节 概　述

根据口腔颌面－头颈部各层次解剖结构特点、肌肉层次和分群可进行不同的临床分区，与其缺损修复密切相关的区域主要有额、顶、枕区、颞区、腮腺咬肌区、颏下三角、下颌下三角、颈动脉三角、胸锁乳突肌区及颈后三角。

一、额、顶、枕区

额、顶、枕区前界为眶上缘，后界为枕外隆突及上项线，两侧以上颞线为界。由浅入深依次为皮肤、皮下组织、颅顶肌及帽状腱膜、腱膜下蜂窝组织、颅骨外膜和颅顶骨。该区与口腔颌面－头颈部缺损修复相关的区域主要是皮下组织、颅顶肌及帽状腱膜。

1. 应用解剖

额、顶、枕区皮下组织主要由致密结缔组织构成。此层内血管、神经多相伴而行，具有辐辏状行程，由前后和两侧自下而上至颅顶中部。额区主要有眶上动、静脉和眶上神经。枕区主要有枕动、静脉和枕大神经。

帽状腱膜位于此区中部，前连额肌，后接枕肌，两侧至颞区逐渐变薄，形成颞浅筋膜，附于上颞线。

2. 注意事项

帽状腱膜质地坚韧致密，能够经受较大的张力，能够用于修复广泛性头皮缺损。

二、颞区

颞区前界为额骨颧突及颧骨额突的后缘，后界为乳突基底和外耳门，上界为上颞线，下界为颧弓上缘。由浅入深依次为皮肤、浅筋膜、颞浅筋膜、颞深筋膜、颞肌、颅顶骨外膜和颅顶骨。

1. 应用解剖

浅筋膜皮下脂肪较少，其中主要有颞浅动、静脉及耳颞神经穿行。颞浅筋膜为帽状腱膜的延续部分，向下逐渐变薄后消失。颞深筋膜致密坚韧，起于上颞线，向下分为浅、深两层，附着于颧弓的内、外面。

2. 注意事项

在使用颞区皮瓣时，颞浅筋膜、颞深筋膜及腱膜下疏松结缔组织均可作为筋膜瓣修复缺损，然而切取的筋膜瓣平面深浅不一，极易导致颞浅动、静脉的重要分支与血管网的损伤。

三、腮腺咬肌区

腮腺咬肌区前界为咬肌前缘，后界为胸锁乳突肌、乳突及二腹肌后腹的前缘，上为颧弓和外耳道，下为下颌骨下缘，内侧以咽旁间隙为界，外侧界为皮肤。由浅入深依次为皮肤、皮下组织、腮腺咬肌筋膜、腮腺及穿行血管神经、腮腺深叶深面的神经血管、肌肉。

1. 应用解剖

以面神经主干和分支平面为界，腮腺分为浅深两叶。腮腺导管由腮腺浅叶前缘发出，在颧弓下约1.5 cm处穿出腮腺鞘，在咬肌筋膜浅面向前走行，与颧弓平行，其上方有面神经上颊支和面横动脉，下方有面神经下颊支伴行。横过咬肌外侧后在咬肌前缘，以近直角转向内穿入颊肌，约成45°角向前，在颊肌与颊黏膜间走行一段距离后，开口于上颌第2磨牙牙冠颊面相应的颊黏膜上。

穿行腮腺的神经血管由浅入深主要有面神经、下颌后静脉和颈外动脉等。腮腺浅叶上缘从后向前依次排列有颞浅静脉、耳颞神经、颞浅动脉、面神经颞支及颧支；腮腺浅叶前缘覆盖咬肌后上部，神经血管穿行出浅叶前缘后横行于咬肌筋膜浅层，从上向下依次排列面横动脉、面神经颧支、面神经上颊支、腮腺导管、面神经下颊支及下颌缘支；腮腺浅叶下端神经血管排列从前向后依次为面神经下颌缘支、面神经颈支和下颌后静脉。

腮腺深面为"腮腺床"结构，由相邻腮腺深叶深面的茎突诸肌、颈内静脉及更深层次的颈内动脉和第Ⅸ～Ⅻ对脑神经所构成。

2. 注意事项

在腮腺咬肌区手术时，应避免伤及腮腺内或腮腺浅叶前缘走出的面神经分支或腮腺导管及其深面的重要神经血管，以免导致面瘫、腮腺体瘘或腮腺导管瘘等一系列损伤。

四、颏下三角及下颌下三角

颏下三角由左、右二腹肌前腹与舌骨体围成，浅面为皮肤、浅筋膜及颈深筋膜浅层；深面由下颌舌骨肌构成。

下颌下三角由下颌骨下缘、二腹肌前腹和二腹肌后腹围成，其底为下颌舌骨肌、舌骨舌肌及咽上缩肌。由浅入深依次为皮肤、颈浅筋膜及颈深筋膜浅层。内有下颌下腺、下颌下淋巴结、面静脉、面动脉、舌神经及舌下神经等。

1. 应用解剖

二腹肌后腹起于颞骨乳突切迹,前腹起于下颌骨二腹肌窝,二腹肌会合于中间腱,借助颈深筋膜固定于舌骨大角和舌骨体侧面。下颌舌骨肌位于二腹肌前腹上方深面,起自下颌骨内面下颌舌骨线,后分纤维止于舌骨体,中分和前分纤维止于正中纤维缝。

下颌下腺管位于腺体内侧,于舌骨舌肌浅面,经下颌舌骨肌深面进入舌下区。面动脉经茎突舌骨肌及二腹肌后腹深面,穿入下颌下腺鞘,经下颌下腺的深面和上面走行,出腺鞘后在咬肌附着端的前缘勾绕下颌骨下缘至面部。面静脉在面动脉稍后方与其并行于咬肌附着端的前缘,越过下颌下缘,向后下方走行于下颌下腺后部的浅面,经二腹肌后腹的浅面,进入颈动脉三角。舌神经、下颌下腺管及舌下神经自上而下依次排列于舌骨舌肌浅面。

2. 注意事项

舌下神经位于二腹肌中间腱的上方,手术分离下颌下腺下缘时,应注意避免损伤舌下神经。舌神经与下颌下腺管关系密切,手术切断下颌下腺管时,应注意区分,避免误切舌神经。

五、颈动脉三角

颈动脉三角由二腹肌后腹、肩胛舌骨肌上腹和胸锁乳突肌围成,以颈深筋膜浅层为顶,咽中、下缩肌、甲状舌骨肌及舌骨大角各一部分为底。由浅入深依次为皮肤、颈浅筋膜、颈深筋膜浅层,内有颈总动脉、颈内动脉和颈外动脉、颈内静脉、面总静脉、舌下神经、喉上神经和二腹肌后腹等。

1. 应用解剖

颈总动脉从胸锁乳突肌的前缘露出,沿气管及喉的外侧上行,约平甲状软骨上缘处,分为颈内动脉和颈外动脉。颈内静脉位于颈内动脉和颈总动脉的外侧。面总静脉于下颌角下后方由面静脉和下颌后静脉汇成,越过舌下神经及颈内、外动脉的浅面,约平舌骨高度注入颈内静脉。二腹肌后腹深面从后向前依次排列副神经、颈内静脉、舌下神经、颈内动脉、颈外动脉和面动脉。

2. 注意事项

颈内、外动脉从颈总动脉分出后,两者均上行进入二腹肌后腹深面,临床上应注意区分两者,避免颈外动脉结扎时误扎颈内动脉,引起同侧脑部血液循环障碍,导致脑瘫甚至死亡。

六、胸锁乳突肌区

胸锁乳突肌区主要包括胸锁乳突肌及其浅层和深层被覆区域。由浅入深依次为皮肤、颈浅筋膜、胸锁乳突肌及其肌鞘、胸锁乳突肌鞘深面结构。

1. 应用解剖

颈浅筋膜内有颈丛皮神经和颈外静脉。颈丛皮神经于胸锁乳突肌后缘中点附近由颈深筋膜浅层发出，呈放射状走行，包括枕小神经、耳大神经、颈横神经和锁骨上神经。耳后静脉及下颌后静脉后支在腮腺下端之下方合成颈外静脉，其后方伴行耳大神经。

颈深筋膜浅层形成胸锁乳突肌鞘包被该肌，其深面结构有颈深淋巴结、颈内静脉、颈总动脉、迷走神经（位于颈鞘内）、副神经、胸导管颈段、膈神经颈段、锁骨下动脉第1段、胸膜顶、前斜角肌及颈交感干。

2. 注意事项

颈交感干位于颈鞘后方、椎前筋膜深面，手术中注意不要切开椎前筋膜，以免伤及颈交感干。

七、颈后三角

颈后三角前界为胸锁乳突肌后缘，后界为斜方肌前缘，下以锁骨上缘中1/3为界。顶为颈深筋膜浅层，底由上向下依次为头夹肌、肩胛提肌、后斜角肌及中斜角肌构成。由浅入深依次为皮肤、颈浅筋膜、颈深筋膜浅层、中层、副神经及副神经淋巴结、颈横动脉及锁骨上淋巴结、椎前筋膜、臂丛及锁骨下动、静脉。

1. 应用解剖

斜方肌起自枕外隆突至第12胸椎棘突之间，上部纤维斜向下外，止于锁骨外侧1/3；中部纤维平行向外，止于肩峰和肩胛冈上缘；下部纤维斜向上外，止于肩胛冈下缘。

副神经自胸锁乳突肌后缘中点稍上方穿出，经颈深筋膜浅层深面斜向外下，穿过颈后三角上部的蜂窝组织，至斜方肌前缘中、下1/3交界处，进入斜方肌深面。

椎前筋膜包被臂丛和锁骨下动、静脉，臂丛于胸锁乳突肌下部后缘进入颈后三角，经锁骨中点后方进入腋腔，锁骨下动、静脉位于臂丛的前内方。

2. 注意事项

臂丛及锁骨下动、静脉有椎前筋膜包被，手术中勿深入椎前筋膜，以免损伤神经血管。

第二节　口腔颌面-头颈部肌肉

在口腔颌面-头颈部缺损修复过程中，常利用该部位肌肉制备肌皮瓣，主要肌肉有口轮匝肌、舌骨下肌群、颈阔肌及胸锁乳突肌。

一、口轮匝肌

唇部的主要肌肉为口轮匝肌，可用于制备唇部皮瓣，修复唇部及唇周组织缺损。

1. 应用解剖

口轮匝肌位于上下唇内，其肌纤维呈扁环形排列。浅层由固有纤维从唇一侧至对侧，分为上、下两组肌纤维束。上束为鼻束，分别起于颧骨、上颌骨和鼻骨，肌纤维主要来自颧大肌、颧小肌、提上唇肌、提上唇鼻翼肌、鼻横肌；下束为鼻唇束，起于下颌骨的尖牙窝，肌纤维主要来自降下唇肌，该束肌纤维在上唇分为长短两种纤维，短纤维止于同侧人中嵴，长纤维在中线交叉后止于对侧人中嵴。中层由口周肌上下组（颧大肌、颧小肌、提上唇肌、提上唇鼻翼肌、提口角肌、降口角肌、降下唇肌）的肌纤维构成，并在双侧口角处有纤维交叉。深层由口角处颊肌唇部部分纤维构成，其下缘的肌纤维与黏膜一起向外翻卷形成唇红。

2. 注意事项

口轮匝肌在进行手术解剖及皮瓣制备时皮瓣内应包含唇动脉，解剖时应避免深入表情肌深层，以免损伤面神经分支。

二、舌骨下肌群

舌骨下肌群中的腺前肌（肩胛舌骨肌、胸骨舌骨肌及胸骨甲状肌）可用于制备舌骨下肌群皮瓣，以修复口腔颌面部缺损。

1. 应用解剖

肩胛舌骨肌分为上、下腹，上腹起自中间腱，几近垂直向上，于胸骨舌骨肌外侧止于舌骨体外侧部下缘；下腹起自肩胛切迹附近的肩胛骨上缘和肩胛上横韧带，行向前上，在胸锁乳突肌深面止于中间腱。胸骨舌骨肌位于颈前正中线两侧，起自胸骨柄及锁骨胸骨端的后面，行向上内，止于舌骨体内侧部上缘。胸骨甲状肌位于胸骨舌骨肌深面，起自胸骨柄后面和第1肋软骨边缘，向上外方止于甲状软骨斜线。

2. 注意事项

舌骨下肌群的运动由颈襻发出的纤维支配，神经主干位于甲状腺上动脉干的后方约0.5 cm，手术解剖及皮瓣制备时应注意保护。

三、颈阔肌

颈阔肌位于颈部皮下，薄而宽扁，可用于制备颈阔肌皮瓣，以修复口腔颌面部和颈部缺损。

1. 应用解剖

颈阔肌起自肩部的三角肌和胸大肌筋膜，越过锁骨，斜行向上内，止于下颌骨体下缘并与面部表情肌相连续。肌前缘相当于从颏舌骨连线中点稍下方到锁骨胸骨端稍外侧的连线，两侧肌前缘上份肌纤维相互交错，于下方形成一个倒置的"V"字形无肌肉覆盖区。肌后缘相当于从下颌角稍后方到锁骨肩峰端内侧3 cm连线。

2. 注意事项

颈阔肌与深层结构联系较松散，较易剥离，深面有浅静脉、颈横神经和面神经下颌缘支和颈支。颈阔肌后份纤维略呈"S"形弯曲，其上份凸向后，下份则凸向前，中份肌纤维较上、下份密集，后部纤维较前部厚，枕三角和肌三角内多无此肌覆盖。

四、胸锁乳突肌

胸锁乳突肌是颈部外侧最长的肌肉,可用于制备胸锁乳突肌皮瓣以修复口腔颌面部缺损。

1. 应用解剖

胸锁乳突肌位于颈外侧部,分内外两头,分别起自胸骨柄前面上部(胸骨头)的上缘和锁骨内侧1/3的上面(锁骨头),向上融合形成一个圆条形肌腹,其胸骨头上行肌纤维位于浅面,锁骨头上行肌纤维位于深面,斜向后上行,止于颞骨乳突及枕骨上项线的外侧面。

2. 注意事项

胸锁乳突肌胸骨头多为腱性,锁骨头为肌性,在肌肉的中、下部胸骨头与锁骨头易于分开。肌内无淋巴管,故行颈淋巴清扫术后,仍可利用此肌修复缺损。

第三节　口腔颌面-头颈部血管

口腔颌面-头颈部动脉血供来源于颈外动脉系统(见图2-3-1),并主要回流至颈内、外静脉及锁骨下静脉。在口腔颌面-头颈部缺损修复中,主要为各类带蒂皮瓣和游离皮瓣提供血供及回流的动、静脉有:甲状腺上动、静脉,舌动、静脉、面动、静脉,枕动、静脉,耳后动、静脉,颞浅动、静脉,锁骨下动、静脉,颈外静脉及颈前静脉(见表2-3-1)。

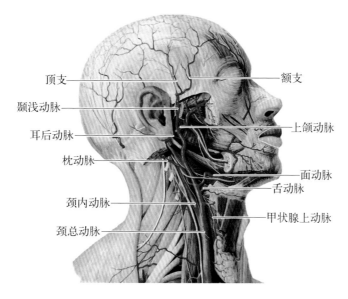

图2-3-1　口腔颌面-头颈部动脉血供图

引自柏树令.系统解剖学[M].2版.北京:人民卫生出版社,2010.

表2-3-1　口腔颌面-头颈部主要皮肤穿支动脉($\bar{x} \pm s$)

血管区域	数量(> 0.5 mm)	长度(mm)	直径(mm)	营养面积(cm²)	营养面积/穿支(cm²)	面积占比(%)	肌皮穿支/肌间隔穿支
颞浅动脉	1±1	131±44	1.3±0.6	154±39	154±39	18±5	0:1
眼动脉	3±1	38±17	0.7±0.1	43±14	14±7	5±1	1:3
枕动脉	3±2	62±35	1.3±0.7	128±59	43±19	15±7	0:1
耳后动脉	1±1	64±13	0.9±0.2	49±31	49±31	6±4	0:1
眶下动脉	1±1	23±4	0.8±0.1	8±5	8±5	1±1	0:1
面横动脉	1±1	40±21	1.0±0.3	23±14	23±14)	3±2)	0:1
面动脉	1±1	86±35	1.1±0.4	110±43	110±43)	13±5)	0:1
颏动脉	1±1	13±4	0.8±0.3	11±1	11±1	1±1	0:1
甲状颈干	6±2	24±23	0.6±0.2	258±162	43±33	31±19	4:3
甲状腺上动脉	2±1	33±9	0.7±0.2	25±10	14±15	3±1	1:1

引自 Blondeel PN, Morris SF, Hallock GG, et al. Perforator flaps: anatomy, technique & clinical applications［M］. 2ed. Missouri: Quality Medical Publishing, 2013.

一、甲状腺上动、静脉

甲状腺上动、静脉可为口腔颌面部及颈部肌肉提供血供及回流,可用于修复舌、口底、面颊部、腮腺区、颌面部及颈部等部位缺损。

1. 应用解剖

甲状腺上动脉在舌骨大角稍下方发自颈外动脉前内侧壁,后呈弓形弯向前下,沿甲状软骨外侧下行,达甲状腺上极。途中发出胸锁乳突肌支、舌骨下肌支、环甲肌支分布于舌骨下肌群,是舌骨下肌群皮瓣的血供来源。甲状腺上静脉与动脉伴行,与面总静脉汇合后注入颈内静脉。

胸锁乳突肌支在距甲状腺上动脉起点约1.7 cm处发出,有1～2条伴行静脉。自胸锁乳突肌后方穿出至胸锁乳突肌胸锁两头之间下降,距锁骨上缘约8 cm处分为升支和降支。升支与枕动脉在肌肉内构成吻合;降支距下颌骨体下缘距离约4.5 cm处发出,紧贴胸锁乳突肌锁骨头后内侧下降达锁骨,沿途发出数条小肌支供养胸锁乳突肌胸锁两头,并有静脉伴行,可作为胸锁乳突肌皮瓣的血供来源。

2. 注意事项

临床上,约有28%的甲状腺上动脉胸锁乳突肌降支未达锁骨,如未直接达锁骨或其管径<0.5 mm时,应注意其与颈横动脉或肩胛上动脉的锁骨支在胸锁乳突肌锁骨头内的吻合方式,区分直接吻合支及肌内网状吻合支,以评估皮瓣使用类型。

甲状腺上静脉有时汇入颈内静脉的位置较高,在行颈内静脉结扎时应注意避免阻断皮瓣的血液回流。胸锁乳突肌支伴行静脉较细小，在制备肌皮瓣时可采用颈内静脉作为回流静脉。

二、舌动、静脉

舌动脉作为舌部主要血供来源，临床常选作游离组织瓣血管吻合的受区动脉。

1. 应用解剖

舌动脉于平舌骨大角处发自颈外动脉前壁，在其行程中以舌骨、舌肌为界分为3段：第1段为自起点至舌骨舌肌后缘处，位于颈动脉三角上部，略呈向下凹的弓形，于二腹肌后腹的稍下方有舌下神经从其浅面越过；第2段为舌骨舌肌深面的一段，位置较深，沿舌骨上缘水平前行，表面有二腹肌中间腱、茎突舌骨肌止点及下颌下腺等，深面邻接咽肌，于此段发出舌背动脉；第3段为舌骨舌肌前缘的一段，于此处分为舌下动脉和舌深动脉两终支。舌静脉与动脉伴行，于舌骨舌肌后缘穿出，在舌骨大角处汇入颈内静脉。

2. 注意事项

舌动脉第1段管径约为2.1 mm，且位置表浅易于暴露，故常将此段选为皮瓣修复的受区吻合动脉。

三、面动、静脉

面动、静脉可为口腔颌面部及颈部肌肉提供血供及回流。可用于修复舌、口底、面颊部、腮腺区、颌面部及颈部等部位缺损。

1. 应用解剖

面动脉又称颌外动脉，于舌骨大角稍上方、二腹肌后腹下缘处自颈外动脉前壁发出，行于二腹肌后腹与茎突舌骨肌深面，穿下颌下腺鞘达腺体上缘，继而急转向外，在咬肌前缘绕过下颌骨下缘进入面部，经口角时发出上、下唇动脉，在唇部内侧黏膜下层形成动脉环，后行于笑肌及颧肌深面迂曲向前上，经口角及鼻翼外侧至眼内眦，发出终末支内眦动脉。

下唇动脉出现率达90%，在口角外下方约3.3 cm处起于面动脉，后多在下颌下缘和下唇之间的上1/4段横行向内侧穿过肌肉，行于肌肉和下唇黏膜之间，两侧下唇动脉或来自颏支的副下唇动脉，多在左侧口角与中线之间吻合。上唇动脉出现率为96%，多在口角外上方约1.1 cm处起于面动脉，后横行向内侧，行于上唇和鼻翼下缘之间下1/3的肌肉和上唇黏膜之间，两侧上唇动脉多在中线左侧吻合。静脉分支多而细小，多与同名动脉伴行，且相互吻合形成网状。

颏下动脉位置较为恒定，在距颈外动脉起点约5.7 cm处由面动脉发出，向前走行于下颌下腺的上缘，距离下颌骨下缘1 cm左右，后位于下颌舌骨肌的浅面，穿行于二腹肌前腹深面。其有1～2条较为恒定的伴行静脉，汇入面静脉。

面静脉又称面前静脉，起始于内眦静脉，于面动脉后方斜向后外下行至咬肌前下角，穿颈深筋膜浅层，斜向后下进入下颌下三角，经下颌下腺、二腹肌后腹及茎突舌骨肌浅面，于下颌角后下方处同后上方来的下颌后静脉前支汇合为面总静脉，并于舌骨大角附近注入颈内静脉。

2. 注意事项

面动脉行程迂曲,因而切口应避开面动脉干,在距鼻翼下缘外侧1.5 cm以外做切口。面动脉少数在下颌下缘之上约4.09 cm处分为前后两支,后支与面前静脉平行。

面动脉在绕过下颌底部时其前面有面神经下颌缘支通过,手术中应避免损伤面神经下颌缘支。

四、枕动、静脉

枕动、静脉可为枕部筋膜皮瓣提供血供及回流,可用于修复颞顶部头皮缺损及下颌和颈部后外侧缺损。

1. 应用解剖

枕动脉是颈外动脉的主要分支,大多于下颌角平面以上起自颈外动脉后外壁,在二腹肌后腹深面行向后上,经颞骨乳突根部内侧向后,自胸锁乳突肌和斜方肌在头部的附着点之间穿出深筋膜至枕部皮下,该段为枕动脉深段。其浅出后迂曲行向内上方达顶部,该段为枕动脉浅段。枕动脉行径乳突下方时发出胸锁乳突肌支,后者可发出深、浅两支,分别与颈横动脉升支及颈深动脉吻合。枕静脉与枕动脉伴行,但变异较多,多以静脉血管网的形式汇入耳后静脉。

2. 注意事项

枕动脉在头皮可分为主干型和内、外侧主支型,两者约各占一半。但其动脉主干或主支在头皮的走行方向不尽相同。

枕动脉及其分支胸锁乳突肌支可为胸锁乳突肌肌皮瓣提供血供,临床制备皮瓣时应注意其走行及吻合,避免损伤。

五、耳后动、静脉

耳后动、静脉可为耳后皮瓣提供血供及回流,用以修复耳前、颧弓下面颊部组织缺损。

1. 应用解剖

耳后动脉在下颌角平面上方两横指处起始于颈外动脉后壁,在腮腺深面沿茎突舌骨肌上缘行向后上,至外耳道软骨与乳突之间在耳后肌深层沿颅耳沟上行,其后分为耳支及枕支,分别与颞浅动脉及枕动脉相吻合。耳后静脉于动脉后方伴行。

2. 注意事项

耳后静脉在乳突和胸锁乳突肌处走行于耳后动脉后方伴行,但在颅耳沟处两者不相伴行。

六、颞浅动、静脉

颞浅动、静脉可为额部皮瓣、顶部皮瓣、颞顶部筋膜皮瓣及耳后皮瓣提供血供及回流,可分别用于修复咽侧壁、舌、口底、颊部、上唇、颏部及颧部等部位缺损。

1. 应用解剖

颞浅动脉为颈外动脉的一终支,在下颌骨髁突颈平面,于腮腺深面,发自颈外动脉,起始段后经外耳道软骨前上方,于腮腺上缘浅出,越过颧骨颧突根部表面,于其上方约3 cm处发出额、顶两终支。

颞浅动脉穿出腮腺前发出面横动脉，位于咬肌浅面，经颧弓和腮腺导管间水平前行，其分支可供应咬肌和邻近皮肤，为面部皮瓣提供血供。

颞浅动脉额支斜向前上，迂曲行于额部皮下组织内，以其走行方向分为平部和升部两段。平部走行于额肌浅面，斜向前上，行至眶外上角后上方，转向上变成升部走向颅顶。其分支营养额部，可为额部皮瓣提供血供。

颞浅动脉顶支行程在发际内，经颞筋膜浅面行向上后，与对侧同名动脉、耳后动脉、枕动脉以及同侧额支吻合。根据分支情况可分为干线型和两分支型。干线型约占83.3%，管径较粗，迂曲走向颅顶中央；两分支型约占16.7%，上行约6.1 cm后又分为大致相等的前、后两支，前支经顶结节前方上行，后支行向顶结节。顶部静脉与动脉伴行，多位于动脉后方，粗大、位置恒定，在汇入静脉主干处管径为2 mm左右。其分支营养颅顶部，可为顶部皮瓣提供血供。

颞浅动脉于颧弓平面发出颞中动脉，起始后贴颞深筋膜的深面走行，在颞肌后缘分为浅支和深支。其分支营养颞顶部，可为颞顶部筋膜皮瓣提供血供。

颞浅静脉自外耳道软骨前上方，始与颞浅动脉伴行，位于动脉后方，于颧弓上方有额支、顶支汇合而成，后于颧弓根部浅面穿入腮腺，沿途接纳耳廓小静脉，于下颌骨髁突颈后方注入下颌后静脉。颞中静脉为颞浅静脉属支，自眉弓外侧上方呈弓形走向外下，行于颞深筋膜两层之间的脂肪组织内，至腮腺上缘的深面注入颞浅静脉。颞浅静脉可用于为额部皮瓣、顶部皮瓣、颞顶部筋膜皮瓣及耳后皮瓣建立回流通道。

2. 注意事项

颞浅动脉起始段走行方向与颈外动脉的关系可分为两型，Ⅰ型：与颈外动脉成一直线，约占62%；Ⅱ型：两者成110°～170°角度，约占38%。

年龄较大者头皮头顶区动脉供应尤其是交叉型的动脉供应减少，静脉网更少，制备顶部皮瓣时应注意。

颞浅动脉在颞部供应3层各自独立的颞浅筋膜层、颞深筋膜层和腱膜下疏松结缔组织层；颞浅静脉壁薄，内无静脉瓣膜，顺、逆向血流均较流畅。

七、锁骨下动、静脉

锁骨下动脉可为颈部及背部肌肉提供血供及回流，可用以修复包括乳突和颞区、眶颊区、面中部和唇区、面下部、口内区、颈区，尤其是面颊、磨牙后区和下颌角区等缺损区域。

1. 应用解剖

左侧锁骨下动脉起自主动脉弓，右侧起自头臂干，均沿肺尖的前内侧上行出胸廓上口，至颈根部斜行跨过胸膜顶的前面，向外走行，穿斜角肌间隙至第1肋外侧缘，移行为腋动脉。其与口腔颌面–头颈部缺损修复相关的分支主要为颈横动脉。颈横动脉起自甲状颈干，向外走行经前斜角肌和膈神经的前面，颈内静脉和胸锁乳突肌的深面，并发出升支与枕动脉分支吻合。

锁骨下静脉为腋静脉的延续,起自第1肋外侧缘,在胸锁关节后方、前斜角肌内侧缘,与颈内静脉汇合成头臂静脉。

2. 注意事项

颈横动脉升支行向头侧至斜方肌锁骨附着部,在胸锁关节附近有直接皮动脉,穿过斜方肌,向外下伸至肩和上臂外侧,这是颈肱皮瓣血供的解剖学基础。

锁骨下静脉与颈内静脉汇合处形成的夹角称颈静脉角,左侧颈静脉角有胸导管注入,右侧有右淋巴导管注入。

八、颈外静脉及颈前静脉

在游离组织瓣修复过程中,受区吻合静脉的选取十分重要,临床常选取面静脉、颈外静脉及颈前静脉作为回流静脉。

1. 应用解剖

颈外静脉位置表浅,由前后两支合成,前后两支在下颌角附近汇合,沿胸锁乳突肌表面向下后行,至该肌后缘,距锁骨中点上方约2.5 cm处,穿过颈深筋膜浅层至深部。

颈前静脉起于颏下部的浅静脉,沿颈前正中线两侧下行,在颈下部附近呈直角转向外行。

2. 注意事项

若手术前已决定切除或结扎颈内静脉,手术中应注意保护颈外静脉,并尽可能在其上端近下颌角处结扎。

第四节 口腔颌面-头颈部神经

在口腔颌面-头颈部缺损修复过程中,常涉及重要感觉及运动神经的保护。此外,还可利用受区神经吻合以恢复缺损部位皮瓣痛、温、触、压觉及语言和吞咽功能,称为感觉性游离组织瓣。口腔颌面-头颈部的神经与缺损修复关系密切,主要包括面神经、舌下神经、舌咽神经、迷走神经、副神经、下牙槽神经、舌神经和耳大神经。

一、面神经

面神经为一混合性神经,含有运动纤维、副交感纤维、味觉纤维和一般躯体感觉纤维4种纤维。其经茎乳孔出颅,以此为界分为面神经管段及颅外段。与口腔颌面-头颈部缺损修复关系密切的是面神经颅外段及其分支。

1. 应用解剖

面神经主干长约2 cm,直径约2.5 mm,出茎乳孔后位于茎突与乳突间的间隙内,距乳突前缘中点深侧约2 cm处,向前外下经外耳道软骨与二腹肌后腹之间,前行越过茎突根部浅面进入腮腺,后横过颈外动脉和下颌后动脉外侧。

面神经进入腮腺后常可分为5支：颞支、颧支、颊支、下颌缘支及颈支。颞支发出后经髁突浅面或前缘距耳屏前10～15 mm出腮腺上缘，紧贴骨膜越过颧弓后端浅面行向前上，分布并支配额肌。颧支发出后自腮腺上缘穿出，行向前上，分为上下两部分，其中下部分较粗，沿颧弓下方向前，分布并支配颧大肌、颧小肌、提上唇肌和提上唇鼻翼肌等。颊支发出后出腮腺前缘，行于咬肌筋膜表面，根据与腮腺导管的位置关系可分为上颊支和下颊支，上颊支较粗且位置较恒定，与腮腺导管平行前行，下颊支位置不恒定，多位于口角平面或其稍上方，两支分布并支配颧小肌、提上唇肌和提上唇鼻翼肌等。下颌缘支自腮腺下前缘穿出，在下颌角下方前行于颈阔肌深面与颈深筋膜浅层浅面之间，起初行于下颌下三角上部，后转向上前跨过下颌体行于降口角肌深面，分布并支配降口角肌、降下唇肌、笑肌及颏肌等。颈支为面神经主干终支，出腮腺下缘，于颈阔肌深面行向前下至下颌下三角，并支配颈阔肌。

2. 注意事项

下颌缘支于下颌下缘平面处，由后向前以此越过下颌后静脉、下颌角和面静脉浅面，紧贴下颌后静脉表面，因此下颌后静脉是寻找下颌缘支的一个重要标志，进而寻找面神经主干。

行下颌下区切口时，应在下颌骨下缘15 mm作切口，切开颈深筋膜浅层，在其深面向上翻瓣，可保护下颌缘支。

二、舌下神经

舌下神经属运动神经，可支配除腭舌肌以外的舌部肌肉。

1. 应用解剖

舌下神经经舌下神经管出颅，下行于颈内动、静脉之间，于下颌角水平，呈弓形弯曲向前，越过颈内、外动脉浅面，行于二腹肌肌腱、茎突舌骨肌、下颌舌骨肌与舌骨舌肌之间，于舌骨舌肌浅面发出分支，后于颏舌肌外侧面前行至舌尖。

2. 注意事项

舌下神经勾绕枕动脉时发出舌下神经降支，与第2、3颈神经分支组成的降支结合，形成舌下神经襻，其发出分支支配肩胛舌骨肌、胸骨甲状肌和胸骨舌骨肌。

三、舌咽神经

舌咽神经为混合性神经，含有运动纤维、副交感纤维、味觉纤维和一般躯体感觉纤维4种纤维。

1. 应用解剖

舌咽神经自颈静脉孔出颅，主干在茎突及茎突诸肌深面，于颈内动、静脉之间下行，继而在颈内、外动脉之间向前下行，跨过茎突咽肌浅面，于舌骨舌肌深面前行至舌根及腭扁桃体区。

2. 注意事项

舌咽神经行至颈内、外动脉之间处，于茎突咽肌下缘的内侧面很容易找到该段神经。

四、迷走神经

迷走神经为混合性神经,含有副交感纤维、运动纤维、一般躯体感觉纤维、一般内脏感觉纤维和味觉纤维5种纤维。

1. 应用解剖

迷走神经自颈静脉孔出颅,向下于舌咽神经的后方、副神经和颈内静脉的前下方下行,在颈部被包绕在颈鞘内,垂直下行于颈内动、静脉之间的后方,后经胸廓上口进入胸腔。左右迷走神经走行各异,右迷走神经下行经右锁骨下动脉前方,沿气管右侧下行至右后纵隔,经右肺根后方到达食管后面;左侧迷走神经在左颈总动脉与左锁骨下动脉之间,跨主动脉弓至左侧纵隔下部的纵隔胸膜走行。其分支与口腔颌面-头颈部缺损修复关系密切的有喉返神经,左右侧神经行走各异,左侧绕主动脉弓,右侧绕锁骨下动脉,后回返向上。

2. 注意事项

喉返神经支配喉部肌群,在入喉前与甲状腺下动脉交错伴行。因此,制备舌骨下肌群皮瓣时应注意避免损失喉返神经及其他分支,以免造成声音嘶哑、失声及窒息等一系列症状。

五、副神经

副神经为运动神经,由颅根和脊髓根汇合经颈静脉孔出颅,出颅后分为内支(颅根的纤维)和外支(脊髓根的纤维)。与口腔颌面-头颈部缺损修复关系密切的主要是外支。

1. 应用解剖

副神经外支又称为脊副神经,出颅后向后外行,经颈内静脉后方或前方,于茎突、茎突舌骨肌及二腹肌后腹深面下行,在乳突下方3.5 cm处穿入胸锁乳突肌上部的深面并支配该肌。后自胸锁乳突肌后缘中点稍上方穿出,经颈深筋膜浅层深面斜向外下,穿过颈后三角上部的蜂窝组织,至斜方肌前缘中、下1/3交界处,进入斜方肌深面并支配该肌。

2. 注意事项

副神经越过颈后三角时位置表浅,其周围排列大量淋巴结,手术时易受损伤。

六、下牙槽神经

下牙槽神经为混合性神经,发出颏神经及下颌舌骨肌神经,支配颏部皮肤、下颌舌骨肌及二腹肌前腹。临床常作为感觉性游离组织瓣受区吻合神经。

1. 应用解剖

下牙槽神经起初在翼外肌内侧下行,后于该肌下缘穿出,经蝶下颌韧带与下颌支之间与下牙槽动、静脉伴行经下颌孔入下颌管。

2. 注意事项

下颌骨缺损及颌面部缺损修复术中极易导致下牙槽神经损伤,术中应注意其走行,避免损伤并及时吻合修复。

七、舌神经

舌神经为感觉性神经,内有面神经鼓索的加入。临床常作为感觉性游离组织瓣受区吻合神经。

1. 应用解剖

舌神经行于翼外肌与腭帆张肌之间,自翼外肌下缘穿出后,向前下行进入翼颌间隙,位于下牙槽神经的前方稍深处。经咽上缩肌在下颌骨附着点下方、紧贴于近下颌第3磨牙牙根的下颌骨内面走行,此处位置表浅。继经下颌舌骨肌与茎突舌肌、舌骨舌肌之间进入舌下区。在舌下腺与颏舌骨肌间,自上外方行向下颌下腺管的下内方,继而在导管内侧前行,与舌深动脉伴行至舌尖。

2. 注意事项

舌神经在下颌第3磨牙远中及舌侧,位置表浅,在行该区手术时,应注意防止损伤舌神经。

八、耳大神经

耳大神经是颈丛最大的皮神经,为感觉神经,位置表浅、恒定,且其分布区域周围有耳颞神经、舌咽神经和迷走神经的皮支,故临床常作为感觉性游离组织瓣受区吻合神经。

1. 应用解剖

耳大神经起自第2及第3颈神经,自胸锁乳突肌后缘中点的深层穿出,位于副神经下方,跨胸锁乳突肌表面向上行走于颈外静脉的后方。

2. 注意事项

耳大神经浅段位于胸锁乳突肌浅面,颈阔肌深面,位置表浅,在颈外静脉后方,可用于面神经移植。

（徐袁瑾）

参 考 文 献

1. Baker DC, Conley J. Facial nerve grafting: a thirty year retrospective review［J］. Clin Plast Surg, 1979, 6(3): 343－360.

2. Floch H, Naux E, Pham Dang C, et al. Computed tomography scanning of the sciatic nerve posterior to the femur: practical implications for the lateral midfemoral block［J］. Reg Anesth Pain Med, 2003, 28(5): 445－449.

3. Larson TC 3rd, Aulino JM, Laine FJ. Imaging of the glossopharyngeal, vagus and accessory nerves［J］. Semin Ultrasound CT MR, 2002, 23(3): 238－255.

4. Lee SK, Park K, Kong DS, et al. Surgical tactics and outcome of treatment in jugular foramen schwannomas［J］. J Clin Neurosci, 2001, 8(Suppl 1): 32－39.

5. Spickler EM, Govila L. The vestibulocochlearnerve［J］. Semin Ultrasound CT MR, 2002, 23(3): 218－237.

6. 侯春林,顾玉东.皮瓣外科学［M］.2版.上海:上海科学技术出版社,2013.

7. 皮昕.口腔解剖生理学［M］.7版.北京:人民卫生出版社,2012.

8. 王伯钧.口腔医学美学［M］.北京:高等教育出版社,2006.

9. 郑和平,徐达传,李汉秀,等.胸锁乳突肌锁骨头蒂半片锁骨瓣转位颈椎融合术的应用解剖［J］.中国临床解剖学杂志,1996,14（2）:115－117.

第三章

穿支皮瓣解剖学基础

第一节 穿支皮瓣的解剖

一、穿支皮瓣的定义

穿支皮瓣系 Koshima 于 1989 年首先提出，狭义概念是指仅以管径细小的皮肤穿支血管（穿过深筋膜后管径 ≥ 0.5 mm）供血的皮瓣，包括皮肤和皮下组织的一种轴型皮瓣，其轴心血管为穿支血管，即穿支动脉和穿支静脉，穿支皮瓣其结构组成中一般不带深筋膜。随着在临床实践中的不断推广和应用，穿支皮瓣的概念获得了很多扩展，广义概念是指由穿支血管供养的一切皮瓣均属于穿支皮瓣的范畴。只要皮瓣的直接供血蒂部为穿支动脉，术中解剖分离到了穿支血管（带或不带上级源动脉由临床实际需要决定）临床上均应称为穿支皮瓣。而解剖学概念的穿支皮瓣是指从源动脉发出的向浅层走行的一小段穿支血管所供养的皮瓣，其概念局限且严格。

二、穿支皮瓣的解剖学特征

（1）在深筋膜浅面切取皮瓣（即皮瓣只含皮肤和浅筋膜组织），除蒂部外不涉及深筋膜或其他深部组织。

（2）原则上不切断肌肉和运动神经，不牺牲重要的皮神经和浅静脉干。

（3）原则上不牺牲皮瓣供区主干动脉。

（4）仅以穿支为蒂取瓣，穿支向深部解剖能获得足够的血管蒂长度，必要时可携带一级源动脉（非主干动脉）。

（5）原则上不牺牲第 2 供区（即皮瓣供区不植皮）。

三、穿支皮瓣的血管分布

穿支皮瓣由表皮、真皮、皮下组织（浅筋膜）及深筋膜等组成，其血供来源于深层的动脉干,穿过深筋膜后至皮下组织,沿途发出分支。沿途彼此相互吻合,形成不同层次的血管网。

1. 皮下动脉

进入穿支皮瓣的皮下动脉有两种主要类型。① 主干型皮下动脉:此类型皮下动脉系有一明确主干,血管管径较粗,行程长,逐渐浅出,沿途发出许多穿支供养皮瓣。② 非主干型皮下动脉:此类型皮下动脉没有一条较长的主干,多数是肌皮动脉的穿支,血管管径较细,分布范围小,临床一般不选用其为穿支皮瓣。深浅筋膜血管网如**图3-1-1和图3-1-2**所示。

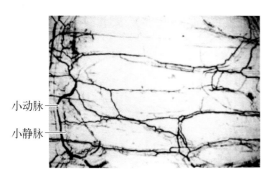

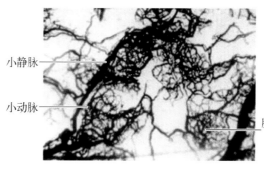

图3-1-1　**深筋膜血管网(透明标本)**

图3-1-2　**浅筋膜血管网(透明标本)**

2. 真皮下血管网

真皮下血管网位于真皮与皮下组织交界处,由皮下动脉发出的上行支进入真皮而形成。真皮下血管网位于真皮网状层内,真皮网状层致密而其下面的皮下脂肪层结构疏松。如需修薄皮瓣,去除皮下脂肪组织和疏松结缔组织,一般不致损伤真皮下血管网**(见图3-1-3)**。

3. 真皮血管网

真皮血管网位于真皮网状层与乳头层交界处,由真皮下血管网发出的上行支相互吻合构成,也是较为稠密的血管网,但管径较细小,血供的代偿能力也不及真皮下血管网**(见图3-1-4)**。

4. 乳头血管网

乳头血管网位于真皮乳头内,随乳头层与表皮基膜的形状呈波浪状起伏,每个乳头有一支乳头动脉供应,再分支形成细小而稠密的乳头血管网。表皮层没有血管分布,其营养物质

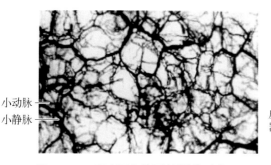

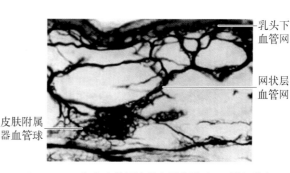

图3-1-3　**真皮下血管网(透明标本)**

图3-1-4　**真皮血管网(碳素墨水灌注,石蜡切片)**

由乳头血管网以向表皮层基膜渗透的方式进行提供(见图3-1-5)。

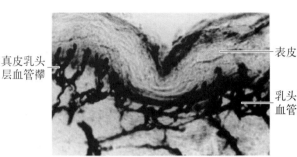

图 3-1-5　**真皮乳头层血管襻(碳素墨水灌注,石蜡切片)**

真皮乳头层血管襻　表皮　乳头下血管网

四、穿支皮瓣的血供类型

皮瓣移植成功的关键,是把皮瓣供区内的血液循环重新建立起来,因此皮瓣供区应用解剖学的研究重点是了解并找到可供吻合的轴心血管。轴型皮瓣是以直接皮动脉或深部动脉干为轴心血管形成的皮瓣,所切取的皮瓣基部皮肤可形成仅包含供养血管的岛状皮瓣,皮瓣切取范围不受长宽比例限制,转移方便,应用范围广。轴型血管皮瓣的主要条件就是在皮瓣供区内,必须有与皮瓣纵轴平行的轴心动脉和轴心静脉(1条或2条伴行静脉),轴心血管在皮瓣内,组成以轴心动脉供血,而通过轴心静脉返回的一套完整的区域性循环系统。在游离皮瓣移植时,其轴型血管可以通过显微外科技术把皮瓣的轴型血管与受区的血管予以吻合,使皮瓣得到受区的血液营养供应。

穿支皮瓣属于轴型皮瓣,是传统轴型皮瓣的新发展,指仅以管径细小的皮肤穿支血管供血,包括皮肤和皮下组织的皮瓣。任何皮瓣解剖分离到仅以穿支血管为蒂时,均应称为穿支皮瓣。穿支皮瓣主要分为肌皮穿支皮瓣、肌间隔穿支皮瓣(septocutaneous perforator flap)与直接皮穿支皮瓣(direct cutaneous perforator flap)(见图3-1-6和表3-1-1)。

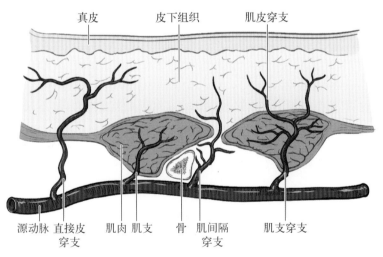

真皮　皮下组织　肌皮穿支

源动脉　直接皮穿支　肌肉　肌支　骨　肌间隔穿支　肌支穿支

图 3-1-6　**穿支动脉分类**

表 3-1-1　**常用穿支皮瓣归类**

肌皮穿支皮瓣	肌间隔穿支皮瓣	直接皮穿支皮瓣
腹壁下动脉穿支皮瓣	颈肩部皮瓣	侧胸部皮瓣
臀上动脉穿支皮瓣	胸三角部皮瓣	腹下部皮瓣

（续表）

肌皮穿支皮瓣	肌间隔穿支皮瓣	直接皮穿支皮瓣
胸背动脉穿支皮瓣	肩胛部皮瓣	外阴部皮瓣
腓肠肌内侧头穿支皮瓣	臂内外侧皮瓣	腹股沟部皮瓣
阔筋膜张肌穿支皮瓣	臀上部皮瓣	小腿后部皮瓣
	臀下股后上部皮瓣	颞部皮瓣
	股前内外侧部皮瓣	
	足底内外侧皮瓣	

1. 肌皮穿支皮瓣

肌皮血管分支穿出肌肉后立即穿过深筋膜以接近垂直的方向进入皮下组织及皮肤,是供养肌肉浅面覆盖皮区的血管。管径相对粗大的肌皮穿支血管可作为小型皮瓣的轴心血管,切取皮瓣时沿血管蒂向肌肉深层解剖可增加血管蒂的管径和长度。肌皮穿支皮瓣主要位于人体躯干部,常用的肌皮穿支皮瓣包括腹壁下动脉穿支皮瓣、臀上动脉穿支皮瓣、胸背动脉穿支皮瓣、腓肠肌内侧头穿支皮瓣、阔筋膜张肌穿支皮瓣等。

2. 肌间隔穿支皮瓣

肌间隔穿支皮瓣主要位于四肢,穿支血管由四肢深部动脉干发出,分支经肌间隔进入皮下组织及皮肤。行经肌间隔的分支血管起于深部源血管后,走行于肌群之间的疏松结缔组织间隙,穿深筋膜浅出,供养皮肤及皮下组织。不带源动脉以肌间隔穿支血管为蒂形成的皮瓣称肌间隔穿支皮瓣。常见的肌间隔穿支皮瓣包括颈肩部皮瓣、胸三角部皮瓣、肩胛部皮瓣、臂内外侧皮瓣、臀上部皮瓣、臀下股后上部皮瓣、股前内外侧部皮瓣和足底内外侧皮瓣等。

3. 直接皮穿支皮瓣

直接皮穿支来源于深筋膜深面的血管主干,由于血管主干的位置较浅或居于肌腔隙内,皮动脉从主干发出后,没有经过肌肉的间隙,也没有发出肌支,穿出深筋膜后,在皮下组织内行程较长,走行的方向与皮肤表面平行,逐渐浅出,沿途分支供养皮下组织和皮肤。这种类型的皮下血管位置较浅,往往居于范围较为宽阔的肌腔隙内,其分支数量和行程的变异性均较大。直接皮穿支皮瓣因轴心动脉不同分为侧支型和末梢型两种。① 侧支型:这类直接皮血管是主干血管的旁支分支,如侧胸部皮瓣,其皮穿支是腋动脉、肱动脉发自其分支的侧支;腹下部皮瓣、外阴部皮瓣和腹股沟部皮瓣,其皮穿支是股动脉的侧支;小腿后部皮瓣,其皮血管是腘动脉的侧支等。② 末梢型:这类直接皮血管是主干血管的终末支,如颞部皮瓣以颞浅动静脉为蒂。

五、穿支皮瓣的优势和局限性

1. 穿支皮瓣的优势

（1）穿支皮瓣仅取供区源动脉的穿支血管及皮肤,保留了供区的肌肉、深筋膜和神经,从而减少了对供区的伤害以及并发症。

（2）皮瓣设计更加灵活,顺应性好。

（3）对组织量的需求更加具有随意性,受区皮瓣不再那么臃肿,不但美观,而且也更有利于受区的功能活动,符合"相似组织替代"原则,使修复更加完美。

（4）供区较隐蔽一般可直接关闭,术后患者恢复较快。

2. 穿支皮瓣的局限性

（1）穿支血管的解剖位置和管径变异较大。

（2）由于穿支血管变异较大,术中制备皮瓣时穿支血管易受到损伤,可能会出现血管的痉挛、栓塞,不利于皮瓣的存活。

（3）由于穿支血管细小,将穿支动脉从肌肉中分离出来需要精确和轻巧的解剖技术。另外,由于血管蒂吻合口相对较细,因此对术者的显微外科技术要求较高。

第二节　头面部穿支皮瓣的应用解剖

头面部是人体最显露的部分,一般能作为皮瓣供区的部位很少,而作为接受修复的受区较多。头面部血管较为丰富,相互交通吻合成网状（见图3-2-1和图3-2-2）,每侧头面部有5根较为重要的血管,分别为滑车上动脉、眶上动脉、颞浅动脉、耳后动脉和枕动脉,以这些轴型血管可制备出相应的穿支皮瓣。

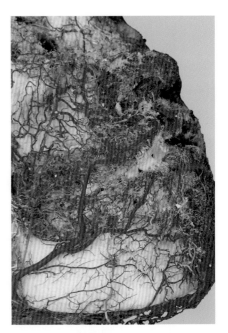

图3-2-1　头面部血管较为丰富,相互交通吻合成网状

一、滑车上动脉

滑车上动脉是眼动脉的终支之一。它与滑车上神经伴行,从眼眶的内上角穿眶隔上行,分布于额部的肌肉和皮肤,是额部皮瓣的轴心动脉之一。滑车上动脉标志点是在距正中线1.5 cm处跨越眶上缘,由此呈垂直线上行至额肌下份,行程约2.5 cm处浅出分布至皮肤。动脉根部平均管径1 mm左右,动静脉一般很少变异,动静脉伴行（见图3-2-3）。

二、眶上动脉

眶上动脉是眼动脉的另一终支,与眶上神经伴行。于眶上孔（或眶上切迹）处,过眶上缘到达额部,眶上动脉的标志点是在距中线约2.5 cm处出眶上孔;由此呈垂直线上行,到达眶上缘上方约2.4 cm处浅出到皮下。眶上动脉根部管径平均0.7～0.8 mm,眶上动脉出现率为72%,动静脉一般伴行(见图3-2-3)。

三、颞浅动脉

颞浅动脉是颈外动脉终支之一,起于下颌颈后方,与颈外动脉另一终支上颌动脉呈直角关系。颞浅动脉穿过腮腺,在耳屏前可以扪及其搏动点,在耳屏上方3～4 cm处,其主干可以分为额支和顶支。颞浅动脉起始处平均管径2.6 mm,额支管径1.8 mm,顶支管径1.7 mm。在耳屏前动脉与静脉紧密伴行,上行过程中两者逐渐分离,到颅顶区两者没有伴行关系(见图3-2-4)。

四、耳后动脉

耳后皮瓣是一个质地很好的供血区,轴心动脉是耳后动脉,起源于颈外动脉,起始处是下颌角上方约2 cm,距离皮肤深度约2 cm,起始处管径约1.2 mm。耳后静脉是皮瓣的轴心静脉,经耳廓后上方下降,注入颈外静脉,管径约1.3 mm(见图3-2-5和图3-2-6)。

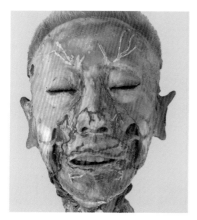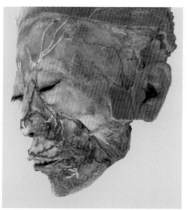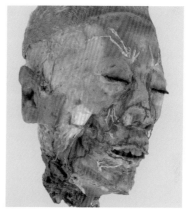

图3-2-2　头面部面动静脉于中线区域相互吻合

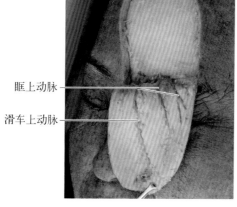

眶上动脉
滑车上动脉

图3-2-3　眶上皮瓣

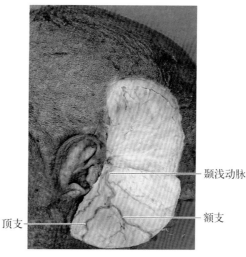

颞浅动脉
额支
顶支

图3-2-4　颞区动脉

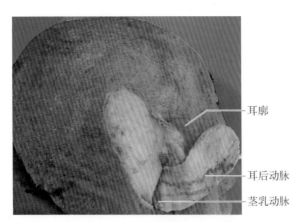

图 3-2-5　**耳后动脉**

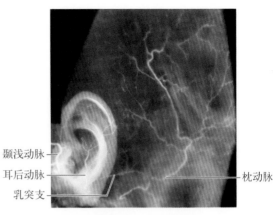

图 3-2-6　**左耳后皮瓣**

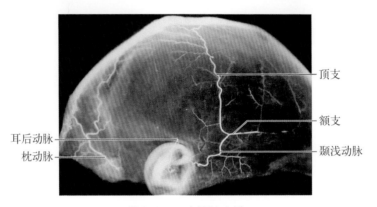

图 3-2-7　**右颞枕皮瓣**

五、枕动脉

枕动脉发自颈外动脉后壁,经乳突下的枕动脉沟,浅出"点"在胸锁乳突肌与斜方肌附着点之间,相当于枕外隆凸下方 1～2 cm,距后正中线 3～4 cm 处。枕动脉恒定,浅出点的管径平均 2.0 mm。在浅出点处动脉与静脉紧密伴行,上行过程中,两者逐渐有所分离(见图 3-2-7)。

第三节　颈部穿支皮瓣的应用解剖

一、颈前部穿支皮瓣

颈前部一般多数是利用较为知名的血管分支为蒂,作为移位修复邻近缺损的带蒂穿支皮瓣(pedicled perforator flap)。动脉浅出的部位是带蒂穿支皮瓣设计中的旋转点。与颈前部穿支皮瓣设计有关的穿支血管主要有颏下动脉、面动脉分支和枕动脉分支、甲状腺上动脉分支、甲状颈干或颈横动脉分支。

1. 颏下动脉

颏下动脉(见图3-3-1)是由面动脉即将转至面部前发出，发出"点"在下颌骨下缘咬肌前缘相交处下方，起始处管径平均1.8 mm，沿下颌骨下缘下方直达正中的颏下部，蒂长约4.5 cm，供皮区面积为6 cm×8 cm。颏下静脉与动脉伴行，管径平均2.3 mm，向后汇入面静脉。

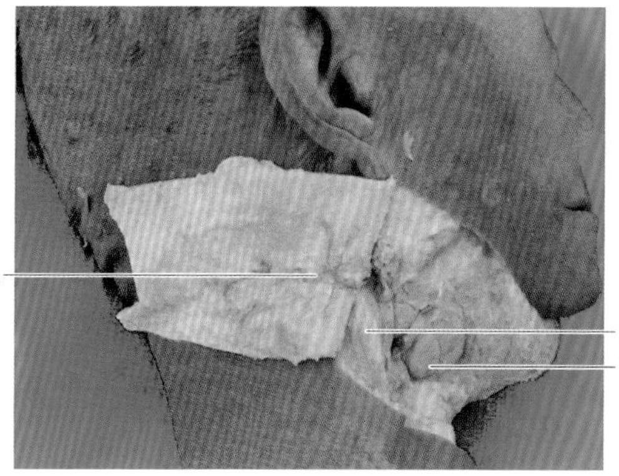

图3-3-1　颏下皮瓣

2. 面动脉分支

面动脉主干(见图3-3-2)通常在其刚穿过下颌下腺处发出一分支至颈部皮肤，此分支贴于颈阔肌的内表面，走向下方，分布于颈前部皮区的中上部。该分支的起始点管径平均1.0 mm，蒂长4.5 cm。在面静脉内，没有静脉瓣的构造，不影响静脉血的回流。

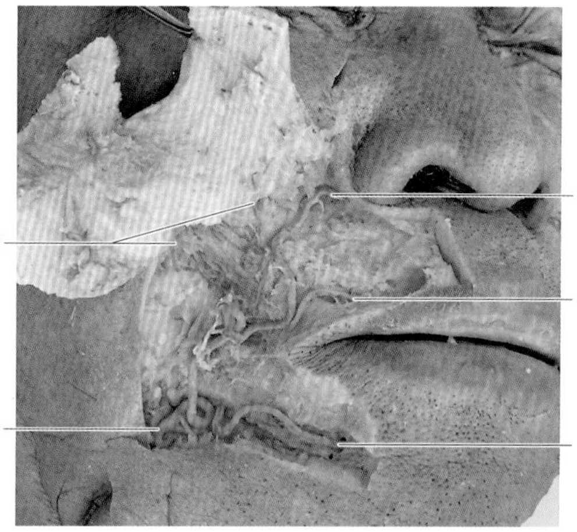

图3-3-2　面动脉分支

3. 枕动脉分支

枕动脉分支系枕动脉发往颈前部的分支，在下颌角下方与胸锁乳突肌前缘之间是其浅出"点"，分布于颈前部上、中份后部皮肤。枕动脉支平均管径0.9 mm，蒂长约4.0 cm。

4. 甲状腺上动脉分支

甲状腺上动脉发出数个颈前部皮肤的分支，常从甲状腺上动脉胸锁乳突肌支上发出，浅出"点"在胸锁乳突肌前缘中点，分布于颈前部中、前份。该分支根部的平均管径1.2 mm，蒂长约3.5 cm。

5. 甲状颈干或颈横动脉分支

甲状颈干是锁骨下动脉发出的粗大动脉干，通常再分出甲状腺下动脉、肩胛上动脉和颈横动脉三大分支，但约有1/3的个体颈横动脉为锁骨下动脉发出的独立分支，这些动脉干发往颈前部的分支，浅出"点"均在锁骨上窝处胸锁乳突肌后缘，皮支管径细小，约0.5 mm，蒂长仅2.0 cm。

二、颈肩部穿支皮瓣

颈肩部前界为胸锁乳突肌后缘，下界由锁骨上缘、肩峰至肩胛冈，上界至发际，后界至后正中线。此皮瓣的轴心动脉为颈浅动脉，其起始变异较多(可发自颈横动脉、甲状颈干、肩胛上动脉或锁骨下动脉），颈浅动脉起始处平均管径1.7 mm，在锁骨上窝由前向后走行，在斜方肌前缘的中、下份交界处发出1～3个皮支浅出，是穿支皮瓣的轴心动脉。此穿支皮瓣血管蒂的远侧部分，颈浅动脉与伴行静脉关系紧密；但是血管蒂的近侧部分，颈浅静脉往往与动脉伴行并不紧密。颈肩部典型穿支皮瓣：左锁骨上皮瓣如**图3-3-3**所示。

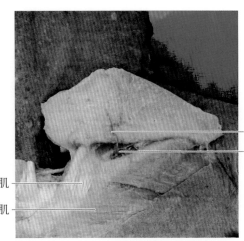

颈横动脉浅支
颈横动脉
胸锁乳突肌
胸大肌

图3-3-3　左锁骨上皮瓣（翻向上）

第四节　胸部穿支皮瓣的应用解剖

一、胸前部穿支皮瓣

胸前部穿支皮瓣因其与面颈部相邻，可直接转至颈部、下颌部、口内、颊部修复软组织缺损，且术后色泽、质地、弹性优于其他远位皮瓣，可以作为面颈部缺损修复与再造常用的皮瓣供区。

胸前部穿支皮瓣的血液供应主要是来自胸廓内动脉的前胸穿支。这些前胸穿支在胸骨旁1.0 cm处穿出肋间隙，沿肋间平面走行，再穿过胸大肌进入筋膜皮下组织，向外与皮肤平行走行，在皮下组织内可长达10～12 cm，止于胸肩峰内侧，供应该区皮下及皮肤，属于直接皮肤动脉。解剖学研究见该动脉与胸肩峰动脉的肌间隙筋膜皮支及颈横动脉颈段皮支间有丰富的吻合支，使其可以跨胸廓内动脉穿支供应的范围供血。一般以第2、3肋间穿支出现率较高，管径也较粗，平均约1.2 mm。胸前部穿支皮瓣的静脉为胸前穿支动脉的伴行静脉，回流入胸廓内静脉。右胸廓内动脉穿支皮瓣如**图3-4-1**所示。

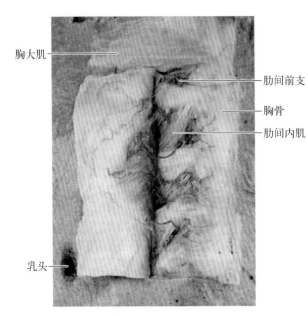

胸大肌
肋间前支
胸骨
肋间内肌
乳头

图3-4-1　右胸廓内动脉穿支皮瓣（翻向外）

二、胸外侧部穿支皮瓣

胸外侧部穿支皮瓣是多源性血供分

布的,其轴心动脉是胸外侧筋膜皮肤穿支,除了胸背动脉肌皮穿支外,其他类型都属于直接皮肤血管类型。

胸外侧部穿支皮瓣位于腋下侧胸部,其营养血管来源广泛,多数直接发自腋动脉或肱动脉主干,也可发自腋动脉的分支血管,如胸外测动脉、胸背动脉、肩胛下动脉、胸肩峰动脉等。这些不同起源的胸外侧筋膜皮肤穿支均经过腋前后襞上端连线这个肌腔隙"门户"进入皮瓣。

根据血管来源不同,皮瓣可予以分类,包括:① 胸背动脉肌皮穿支为蒂的胸外侧穿支皮瓣;② 胸背动脉直接皮肤穿支为蒂的胸外侧穿支皮瓣;③ 腋动脉直接皮肤穿支为蒂的胸外侧穿支皮瓣;④ 肩胛下动脉直接皮肤穿支为蒂的胸外侧穿支皮瓣;⑤ 胸外侧动脉直接皮肤穿支为蒂的胸外侧穿支皮瓣。

皮瓣的轴心静脉是其伴行静脉和（或）浅层的胸腹壁静脉,伴行静脉有1～2条。胸外侧部典型穿支皮瓣:左侧胸穿支皮瓣如图3-4-2所示。

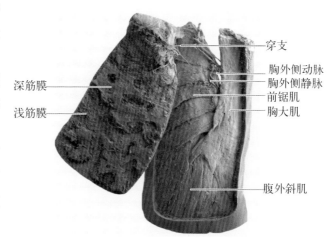

图3-4-2　侧胸穿支皮瓣

三、胸三角部穿支皮瓣

胸三角部穿支皮瓣的轴心动脉是胸肩峰动脉的肌间隙皮支,轴心静脉是汇入头静脉的一些小属支。传统临床上常应用以胸肩峰动脉为血管蒂带胸大肌的肌皮瓣修复缺损创面;而胸三角部穿支皮瓣系不带胸大肌的皮肤穿支皮瓣保留了胸大肌的外形和功能,减少了供区损伤。

胸肩峰动脉多起于腋动脉第2段,少数起于第1段,是粗而短的动脉干(平均管径3.3 mm,长1 cm)。穿过锁胸筋膜后,沿途分出胸肌支、锁骨支、肩峰支和三角肌支等。在上述胸肩峰动脉的分支中,肩峰支与三角肌支常共干,相当于胸肩峰动脉的两个终支。胸三角部皮瓣范围的供血动脉主要是由上述两个终支发出的肌间隙皮支。这类肌间隙皮支是通过胸肌三角肌间隙浅出,较粗大的肌间隙皮支平均管径为0.8 mm。

胸三角部穿支皮瓣回流的轴型静脉,是头静脉和胸肩峰静脉。胸肩峰静脉没有完全与动脉伴行,其中来自胸肌深部的静脉通常直接汇入腋静脉,来自肩峰及三角肌部的静脉常汇入头静脉。胸三角部典型穿支皮瓣:右胸肩峰动脉穿支皮瓣如图3-4-3所示。

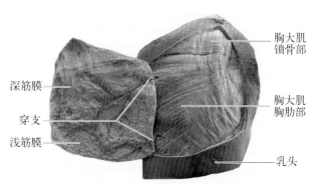

图3-4-3　右胸肩峰动脉穿支皮瓣

第五节　腹部穿支皮瓣的应用解剖

一、中腹部穿支皮瓣

腹壁下动脉穿支皮瓣由 Koshima 于 1989 年首先报道,主要用于乳房再造,无须牺牲腹直肌及其筋膜,是临床研究和应用最多的穿支皮瓣之一。腹壁下动脉穿支皮瓣是在腹直肌皮瓣和脐旁皮瓣基础上发展而来的新型皮瓣,皮瓣切取层面只包括皮肤和浅筋膜组织,将腹壁下动脉穿支从腹直肌中分离出来,从而保留了腹直肌前鞘和腹直肌的完整,避免损伤支配腹直肌的运动神经,减少了腹壁疝、腹壁薄弱等术后并发症。

腹壁下动脉在近腹股沟韧带中点内侧上方约 1.5 cm 处发自髂外动脉,在腹膜外组织内斜向上内,在腹直肌鞘后壁弓状线下缘处进入腹直肌深面,于腹直肌的中 1/3 段分成内、外侧支。后两者分别发出内、外侧多支穿支,穿腹直肌及其前鞘后分布于下腹壁皮肤及浅筋膜。腹壁下动脉最后在脐上一个腱划水平与腹壁上动脉相吻合。腹壁下动脉血管穿出腹直肌前鞘时多纵向排列成两列,其中内侧列穿支位于腹直肌的内 1/3,外侧列穿支位于腹直肌的外 1/3。其直接皮肤供应区约为脐至剑突区域的下 1/3 和脐至耻骨联合区域的上 2/3 的脐周区域。解剖中发现,外侧列穿支在腹直肌内走行的距离通常较短,相对容易解剖;而内侧穿支在腹直肌内走行的距离通常较长而曲折,游离起来相对困难,但内侧穿支管径总体较外侧穿支粗,腹壁下动脉通常有两条伴行静脉。腹壁下动脉的主干分支,文献报道分 3 型:单支型、两支型和三支型。腹壁下动脉穿支为蒂主要制备两种皮瓣:脐旁穿支皮瓣和胸脐穿支皮瓣。

脐旁穿支皮瓣临床解剖要点

脐旁穿支皮瓣主要来自腹壁下动脉的脐旁穿支。腹壁下动脉所发各个穿支的间隔距离,与肋间动脉和腰动脉的节段性分布相似。腹壁下动脉从起点至腹直肌外缘平均 11 cm,至脐旁的穿支为 16 cm。多伴行两条静脉,可提供面积约 8 cm × 10 cm。手术时,对腹壁下血管的肌内段宜留有肌袖,为了更加好地保护脐旁穿支,也应尽量切取部分腹直肌前鞘以保护穿支。脐旁皮瓣如图 3-5-1 所示。

胸脐穿支皮瓣临床解剖要点:胸脐穿支是腹壁下动脉最上方,也是最粗大的皮穿支,与腹部正中线约成 45° 角斜向肩胛骨下角,在走向腋下时与第 8 肋间隙出来的肋间后动脉外侧皮支相吻合,腹壁下动脉起点至胸脐穿支皮瓣约 20 cm。术中如果遇到腹壁下动脉双支变异时,可结扎细小一支,如果是等粗,建议可行裤型吻合。

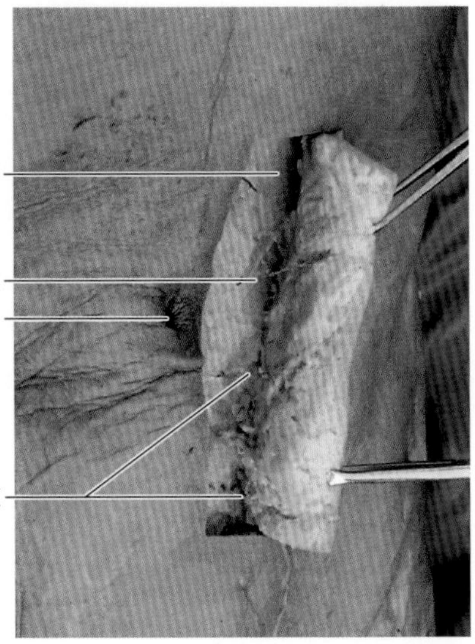

腹直肌鞘前层

腹壁上动脉穿支

脐

腹壁下动脉穿支

图 3-5-1　**脐旁皮瓣**

二、下腹部穿支皮瓣

1989年，Koshima 和Soeda提出"穿支皮瓣"的概念，并于2004年首次报道了旋髂浅动脉穿支皮瓣修复下肢缺损的临床应用成功。腹壁浅动脉于1973年由杨东岳和Daniel率先报道吻合血管游离移植获得成功。随后国内外学者们开始对其进行解剖学研究，并以游离皮瓣形式修复创面。两者与阴部外浅动脉皮瓣合称下腹部穿支皮瓣。

1. 旋髂浅动脉

旋髂浅动脉（管径0.8～1.8 mm）及其伴行静脉在腹股沟韧带下方约2.5 cm处起自股动脉，少数从腹壁浅动脉发出。在股动脉外侧1.5 cm分深、浅两支，浅支随即穿深筋膜，向髂前上棘走行，经过腹股沟淋巴结，浅出供应腹股沟区皮肤，浅支变异大并不恒定存在。深支继续在深筋膜下方、缝降肌表面走行，其主干并不进入缝匠肌内，沿途发出淋巴结支、肌支、穿支（管径0.5～0.8 mm）等多个分支，穿支可在缝匠肌内侧缘、中段或外侧缘发出，存在密集区域，主要穿支行于腹股沟韧带下方，供应髂前上棘外下方区域；主干于缝匠肌中段或外缘穿出深筋膜，向髂前上棘走行，并发出皮支营养髂前上棘周围皮肤、同时发现骨膜支营养髂峰前区，止于髂腰部真皮下血管网。腹股沟区域血管解剖如图3-5-2所示，旋髂浅动脉及腹壁浅动脉为该区域穿支皮瓣及其组合皮瓣的血管解剖学基础。腹股沟区域临床解剖如图3-5-3和图3-5-4所示。

2. 腹壁浅动脉

腹壁浅动脉属于腹壁浅血管系统，起自股动脉上段的腹侧，越过筛筋膜后，自腹股沟韧带表面越过，走行于Scarpa筋膜浅层的前腹壁皮下组织中。起源多与旋髂浅动脉、阴部外动脉共干，沿途可分为内侧支和外侧支，其起始部的管径平均1.3 mm，内侧支1.0 mm，外侧支0.9 mm。要点：① 皮瓣区的轴心动脉不甚理想，动脉变异较大，如其内侧支可以与阴部外浅动脉的上支共干，其外侧支也可与旋髂浅动脉浅支共干；② 皮瓣供区的动脉管径可能过

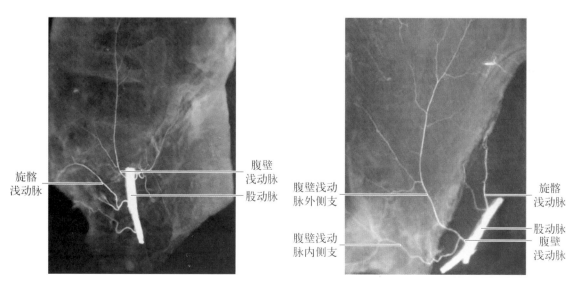

图3-5-2 腹股沟区域血管造影

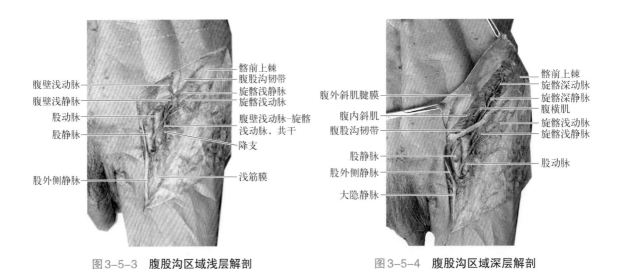

图 3-5-3　腹股沟区域浅层解剖　　　　　图 3-5-4　腹股沟区域深层解剖

细,不利于吻合;③ 与同名静脉没有伴行关系。

3. 阴部外浅动脉

起自股动脉上段的腹内侧,本干长 1.0～2.0 cm,穿过筛筋膜进入浅层。在大隐静脉的末端附近穿出,一般分为上下两支,上支进入上腹部,下支水平进入股内侧部,分布于阴囊或阴唇皮区。其起始部平均管径 1.5 mm,上支 1.0 mm,下支 1.1 mm。阴部外浅静脉一般与动脉伴行,管径约 2.0 mm。

总之,下腹部穿支皮瓣血管变异较大:一般髂外动脉发出旋髂浅、腹壁浅以及阴部外浅动脉 3 条分支。其中旋髂浅动脉发出深支、浅支;腹壁浅动脉发出外侧支、内侧支;阴部外浅动脉发出上支、下支。当三者分支发生互相共干的时候,既可能形成两支型有利于血管吻合,也可能形成 4、5、6 支型,管径相应变细,找不到理想的轴心血管。因此,术前尽可能应用多普勒超声明确供区的穿支血管走行。

三、腹外侧区穿支皮瓣

腹外侧区穿支皮瓣位于腹上外侧部,其动脉蒂为第 10、11 肋间后动脉和肋下动脉外侧皮支的前支,静脉为相应的伴行静脉。

第 10、11 肋间后血管和肋间神经以及肋下血管神经,在肋间肌之间走行,至腋中线附近,发出外侧皮支。外侧皮支由肋骨下缘穿出肋间外肌,再分为前支和后支,血管和神经外侧皮支的前支在背阔肌前缘穿出深筋膜,贴在腹外斜肌及其腱膜的表面斜向前下走行。动脉外侧皮支的前支沿途分成许多小支,供养腹前外侧壁的皮肤,其供养皮肤面积约为 14 m×9 cm。腹外侧区典型穿支皮瓣:肋间皮瓣如图 3-5-5 所示。

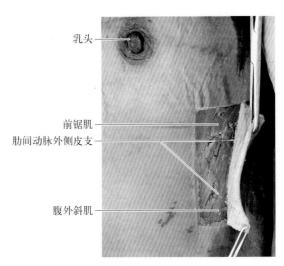

图 3-5-5　**肋间皮瓣**

第六节　腰背部穿支皮瓣的应用解剖

一、腰动脉后支穿支皮瓣

此皮瓣部位隐蔽,皮肤较厚,浅筋膜发达。其血供主要为第4腰动脉后支。腰动脉自腹主动脉发出后,经腰椎横突间发出后支和后外侧支,进入骶棘肌及其浅层的筋膜皮肤。两侧腰动脉的后支和后外侧支之间有丰富的交通吻合。切断一侧后支血管时,血流可通过对侧腰动脉的后支,经两者之间的吻合支供应皮瓣。

第4腰动脉后支在骶棘肌与腰方肌之间斜向外下,行于腰背筋膜中层内,在骶棘肌外侧缘与髂嵴形成的交界处、髂嵴上方穿出深筋膜,分布于臀上部皮肤。腰部皮瓣如**图3-6-1**所示。

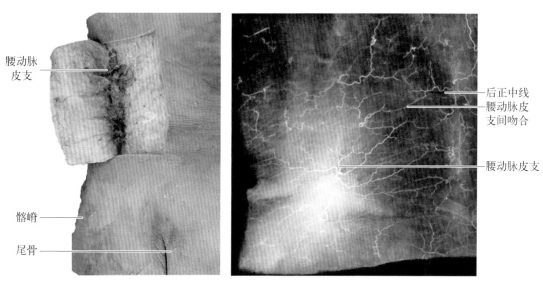

腰动脉
皮支

髂嵴

尾骨

后正中线
腰动脉皮
支间吻合

腰动脉皮支

图3-6-1　左腰部皮瓣

二、斜方肌穿支皮瓣

斜方肌穿支皮瓣位于颈后胸背的肩胛脊柱旁,是斜方肌下部肌皮瓣的改良,其血供主要来自颈浅动脉。

颈浅动脉又称颈横动脉浅支,多起自颈横动脉,少数起自甲状颈干或肩胛上动脉。颈横动脉多起于甲状颈干,向外经前斜角肌前方、颈内静脉和胸锁乳突肌的后方,从臂丛前方越过,在锁骨上3 cm越过斜方肌前缘后,在其后走行1.4 cm至肩胛提肌外缘分深浅支,后其浅支(即颈浅动脉)走行于斜方肌深面,沿脊柱旁开4～5 cm处垂直下降。沿途发出分支到斜方肌内,并通过向浅层的筋膜皮支营养表面的皮肤。颈浅动脉干起始处动脉管径约为2.0 mm,颈横静脉在斜方肌深面与动脉紧密伴行,在颈段与动脉逐渐分开,至锁骨上多数汇

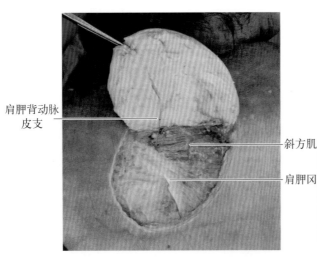

图3-6-2　斜方肌皮瓣

入颈外静脉,汇入端管径3.0 mm。斜方肌皮瓣如**图3-6-2**所示。

另外斜方肌的筋膜皮肤穿支与内侧的肋间动脉后支和外侧的旋肩胛动脉分支均有丰富的吻合,形成筋膜皮肤血管网,极大地扩大了颈浅动脉筋膜皮支的供血范围。

三、旋肩胛动脉穿支皮瓣

旋肩胛动脉穿支皮瓣是以旋肩胛血管为蒂的轴型皮瓣,旋肩胛动脉恒定,部位表浅,易于显露。旋肩胛动脉穿支皮瓣切取较容易,切取后无供区功能影响。肩胛区皮肤无毛,真皮较厚,质地良好,皮下脂肪厚薄适中,是临床上应用较为广泛的皮瓣供区。

肩胛下动脉自腋动脉发出后分为旋肩胛动脉和胸背动脉。其中旋肩胛动脉沿小圆肌下缘走行,经由小圆肌、大圆肌和肱三头肌长头构成的三边间隙到达冈下肌表面,在该处其发出较粗大的冈下窝支、下角支和皮支。上述两个较粗大的冈下窝支、下角支在皮瓣移植时均应结扎切断,只保留皮支的血管束。皮支是旋肩胛动脉穿支皮瓣的主要供血动脉,穿出深筋膜后,在皮下组织中分为3～5条小支:升支细小,向上分布至肩胛冈附近皮区;横支细小,向内分布至肩胛骨内侧缘附近皮区;降支粗大,是皮支的主要延续,向下分布可达肩胛骨下角下方3～4 cm处皮区。同名静脉与动脉伴行。肩胛皮瓣如**图3-6-3**所示。

四、胸背动脉穿支皮瓣

1995年,Angrigiani等首次描述了不携带肌肉的背阔肌肌皮瓣,并详细介绍了皮瓣的设计和制备方法。与传统的背阔肌皮瓣不同,该皮瓣由胸背动脉穿过背阔肌的至少一个穿支供血,但是不包含背阔肌。与其他常用的穿支皮瓣相比,胸背动脉穿支皮瓣相对较薄,该皮瓣更适合四肢及头面部的修复。

胸背动脉解剖:胸背动脉从肩胛下动脉发出,胸背动脉有2条伴行静脉,其向下越过大圆肌,沿着背阔肌的前缘深面与前锯肌之间下行,在肩胛角稍上方分为内、外侧两支。胸背动脉在肩胛下角平面以下分出皮动脉、肋间动脉、腰动脉以及外侧皮支供养,它们在皮下互

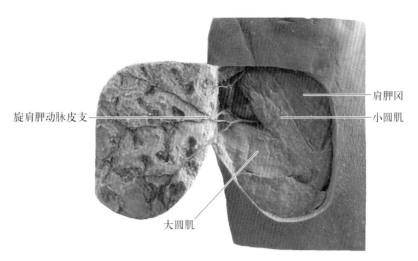

图 3-6-3　**肩胛皮瓣**

相吻合成网。另外,胸背动脉有时还发出侧胸皮动脉分布于背阔肌以前的皮肤。胸背动脉的内外侧支均有许多肌皮动脉穿支分布于肩胛线以外的肌表面皮肤。根据其血管规律,上自肩胛下角平面稍上,下至髂嵴,内侧为后正中线,外侧可超越背阔肌前沿至腋中线,整个背阔肌均可作为穿支皮瓣。因为胸背动脉走行路径较长,它可以发出穿支至背阔肌、前锯肌等,穿过肌肉后,再发出分支分布到皮肤及皮下组织。

五、背阔肌穿支皮瓣

背阔肌表面的皮肤,除肩胛下角平面以上由旋肩胛动脉的皮动脉分支分布以外,其余的皮区由胸背动脉的肌皮动脉和节段性血管分布,在皮下相互吻合成网,得到充分的血液供养。因此,整个背阔肌区均可作为穿支皮瓣切取,而且可以根据需要设计各种纵行、横行或斜行的皮瓣用于游离移植。

六、前锯肌穿支皮瓣

营养前锯肌的主干动脉来自胸背动脉,多数为1支,距离胸背动脉起始处向下5cm处分出,管径约2mm。节段性动脉在每个肌齿的起始处,还有胸外侧动脉以及肋间动脉分布,肌肉的动脉和静脉伴行。

第七节　上肢穿支皮瓣的应用解剖

一、臂外侧上部穿支皮瓣

臂外侧上部穿支皮瓣的轴心动脉由旋肱后动脉和臂外侧上皮动脉组成。这个皮瓣的血供属于肌间隙皮血管类型(旋肱后动脉由四边间隙穿出)。

旋肱后动脉是腋动脉发出的分支,穿过四边间隙到达三角肌深面时,本干的平均管径为3.8 mm,两条伴行静脉管径约3.4 mm。在四边间隙后方,旋肱后动脉分出许多较粗大的肌支伴随腋神经的肌支进入三角肌。旋肱后动脉最下方的1～2支较细小的皮支伴随臂外侧上皮神经出三角肌的下后缘,分布至臂外侧上部皮区,这些与臂外侧上皮神经伴行的皮动脉可称为臂外侧上皮动脉,出三角肌下后缘处,动脉管径为0.8～1.0 mm,伴行静

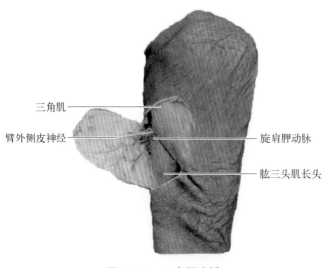

图3-7-1 **三角肌皮瓣**

三角肌

臂外侧皮神经

旋肩胛动脉

肱三头肌长头

脉两条,管径略粗于动脉。臂外侧上部典型皮瓣:三角肌皮瓣如**图3-7-1**所示。

二、臂外侧中部穿支皮瓣

臂外侧中部穿支皮瓣的轴心动脉是肱动脉或其肌支发出的肱外侧皮动脉,这个皮瓣的血供属于肌间隙皮血管类型。

肱外侧皮动脉发自肱动脉主干或肱动脉的肱二头肌支,在腋前襞下方约2 cm处发出。肱外侧皮动脉走行于肱二头肌与肱肌之间,其经过三角肌止点下方,分布于臂外侧中部皮区。皮动脉浅出深筋膜处管径0.8～1.0 mm,蒂长3～4 cm,靠近肱动脉起始处管径约1.5 mm。皮瓣区的静脉回流去向有两套:一套是与皮动脉伴行的静脉,通常伴行静脉为两条,管径与皮动脉接近;另一套是经过皮瓣区的头静脉,是没有动脉伴行的浅静脉类型,管径粗达3.2～4.0 mm。

三、臂外侧下部穿支皮瓣

臂外侧下部穿支皮瓣的轴心动脉由肱深动脉和桡侧副动脉后支组成,属于肌间隔皮血管类型。

桡侧副动脉伴桡神经干行于桡神经沟内,至三角肌止点平面下方约4 cm处分出前支和后支。桡侧副动脉前支由后向前穿过臂外侧肌间隙,进入肘前部,一直与桡神经伴行,位置较深,其发出的分支主要是肌支、神经营养支和关节支,与臂外侧下部皮瓣的血供无关。桡侧副动脉后支贴附着臂外侧肌间隔后方,在肱桡肌与肱三头肌之间下行,位置逐渐浅出,除有肌支进入肱桡肌和桡侧腕长伸肌外,大部分陆续进入皮下,是臂外侧下部皮瓣的主要血管蒂,分布于臂外侧下部和前臂外侧上部的皮区。以三角肌止点为测点,桡侧副动脉及其后支在臂外侧肌间隔内长6～8 cm,动脉管径1.3 mm。

皮瓣区的静脉回流去向有两套:一套是与皮动脉伴行的静脉,通常伴行静脉,一条或两条,平均管径1.9 mm;另一套是经过皮瓣区的头静脉,是没有动脉伴行的浅静脉类型,

管径粗达3.2 mm。

四、臂内侧穿支皮瓣

臂内侧皮肤纹细、皮薄、皮下脂肪组织较少,富有弹性部位较为隐蔽,是修补颌面部较为理想的供区。

臂内侧穿支皮瓣区的血供是多源性的,皮动脉的来源相当分散,可分别来自尺侧上副动脉、肱动脉、肱深动脉、腋动脉、浅肱动脉、尺侧下副动脉、肱三头肌肌支、肩胛下动脉、旋肱后动脉、肱二头肌肌支和大圆肌肌支。目前,吻合血管的臂内侧皮瓣移植术常切取尺侧上副动脉为蒂,这个供血动脉属于肌间隔皮血管类型。但是尺侧上副动脉多数分支是肌支和神经营养支,而分布至皮肤的皮支均比较细小,因此臂内侧皮瓣的血供不是十分令人满意。

尺侧上副动脉多数发自肱动脉,少数发自肱深动脉或肩胛下动脉。尺侧上副动脉平均管径为1.7 mm,蒂长9 cm。尺侧上副静脉两条,平均管径为1.9 mm,注入肱静脉。臂内侧皮瓣如图3-7-2所示。

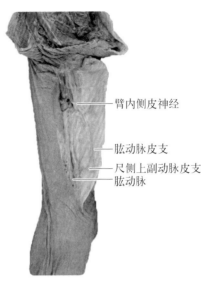

图3-7-2 **臂内侧皮瓣**

五、臂后部穿支皮瓣

皮瓣部位较隐蔽,纹细、皮薄、无毛、富有弹性,皮下脂肪少,色泽较接近颌面部,不失为颌面外科缺损修复的较理想的供区。

臂后部穿支皮瓣的轴心血管是臂后皮血管,属于由腋窝出来的直接皮血管类型。臂后皮动脉的起源变异虽多(大部分起自肱动脉),但行程十分稳定,有利于手术操作。臂后皮动脉发出后,在腋后襞的背阔肌及大圆肌附着处出腋窝,然后伴随桡神经发出的臂后皮神经,绕过肱三头肌长头的上后方,分布至臂后部皮区。臂后皮动脉起始处平均管径为1.5 mm;伴行静脉多数为2条,管径1.8~2.2 mm。臂后皮瓣如图3-7-3所示。

六、前臂桡侧穿支皮瓣

前臂桡侧有多源性供血的解剖学规律,除了骨间后动脉及桡侧副动脉发出分支供血外,主要供血来自桡动脉的穿支,前臂桡侧穿支皮瓣内部穿支相互吻合,营养皮下组织及皮肤。

桡动脉是前臂桡侧皮瓣(radial forearm flap)的主要动脉干,依其与肱桡肌的位置关系可以分

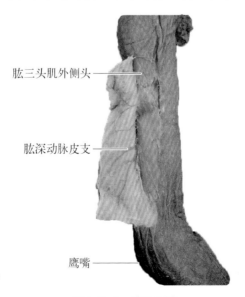

图3-7-3 **臂后皮瓣**

为两部。在前臂上部被肱桡肌覆盖的称为掩盖部,下部走行于肱桡肌与桡侧腕屈肌之间,位置较浅,只被浅、深筋膜覆盖称为显露部。在桡动脉的两侧各发出若干皮支和肌支。显露部的皮支数较多,平均9.6支;掩盖部的皮支较少,平均4.2支。掩、显两部的肌支数目接近。桡动脉皮支和肌支的管径皆较细小,可从0.1～1.0 mm不等,其中接近0.5 mm者最多。

前臂桡侧皮瓣(见图3-7-4)的静脉有深、浅两组,深组为与桡动脉伴行的桡静脉,浅组为在皮瓣区内的前臂头静脉。桡静脉在前臂中部和腕部,有与前臂头静脉的交通支,这些交通支较恒定,是沟通深浅两组静脉的重要通路。

目前,临床上应用的桡动脉穿支皮瓣类型主要有以下4类。① 桡动脉近侧穿支皮瓣(proximal radial perforator-based flap):桡动脉在前臂近段走行于肱桡肌与旋前圆肌和桡侧屈腕肌之间的前臂外侧肌间隔中。在肱骨内、外上髁连线下连线下4～6 cm,桡动脉有2～4支管径0.4～0.9 mm的穿支血管。皮瓣的静脉回流由肌间隔筋膜穿动脉的伴行静脉(一般2条)完成。② 桡动脉中部穿支皮瓣:桡动脉走行于肱桡肌与旋前圆肌和桡侧屈腕肌之间的前臂外侧肌间隔中,从桡动脉中部发出穿支1～3支,穿支经肱桡肌和桡侧腕屈肌腱两侧穿经深筋膜至皮肤。皮瓣的静脉回流由肌间隔筋膜穿动脉的伴行静脉(一般2条)完成。③ 桡动脉腕上分支穿支皮瓣:桡动脉在前臂下段为显露部,位置表浅,直接位于皮下。从桡动脉两侧发出众多的皮支与肌支,其中近腕部发往腕背侧的皮支较为粗大,称为桡动脉腕上皮支。该血管始于桡动脉桡侧,起点距桡骨茎突上2.5～6.0 cm,腕上皮支发出后经桡神经浅支深面,沿拇、长短伸肌表面向外后下走行,进入桡骨远段背外侧。④ 桡动脉茎突部穿支皮瓣(radial forearm perforator flap based on perforators around the radial styloid process):桡动脉显露段走行于肱桡肌(腱)与桡侧屈腕肌腱之间,在桡骨茎突上2～7 cm内,桡动脉发出5～8条肌间隙筋膜皮肤穿支,管径0.3～0.9 mm,这些穿支自深筋膜穿出后,在深筋膜表面的疏松组织中发出升支、横支和降支,相邻穿支血管的升支与降支在深筋膜表面和皮下组织中相互吻合,形成纵向的筋膜血管网。

七、前臂尺侧穿支皮瓣

前臂尺侧穿支皮瓣主要由尺动脉穿支供血,但在其近端有肱动脉部分穿支营养。其主要的穿支来源包括尺侧下副动脉、肱动脉、尺侧返动脉、尺动脉近段粗大皮支、尺动脉腕背支等。这些血管在前臂互相吻合形成链状血管丛,滋养前臂尺侧皮肤软组织。

尺动脉是前臂尺侧皮瓣的主要动脉。尺动脉在桡骨颈下方起自肱动脉,向内下行于前臂浅、深两层屈肌之间,至尺侧腕屈肌桡侧,继续下行于尺侧腕屈肌和指深屈肌之间,与尺静脉和尺神经伴行,至腕部豌豆骨的桡侧,终末支与桡动脉的分支吻合成掌浅弓。也同样分为掩盖部和显露部,行走于前臂浅、深屈肌之间的一段为掩盖部,位于尺侧腕屈肌与指深屈肌之间的一段,即为显露部。尺动脉全长约21.6 cm,显露部与掩盖部基本等长。尺动脉发出的皮支和肌支,皮支平均为7.9支,其中掩盖部较少为1.3支,显露部较多为6.6支。其分布区域为上髁平面中点至尺骨茎突平面中点连线的内侧。皮瓣的静脉有深、浅两组。深组为与尺动脉伴行的2条尺静脉,浅组为前臂贵要静脉。前臂尺侧皮瓣如**图3-7-4**所示。

目前临床上应用的桡动脉穿支皮瓣类型主要有以下3类。① 尺动脉近侧穿支皮瓣:在前臂近1/2段,尺动脉共发出3～5个肌间隙筋膜穿支血管,平均每2～3 cm即有一支,与桡动脉的近侧穿支一样,尺动脉发出穿支的数目和发出部位常不确定,这些穿支血管顺沿尺侧腕屈肌与指浅屈肌之间,斜行浅出深筋膜至皮下组织并发出上升支和下降支,相互吻合形成丰富的前臂尺侧纵向筋膜血管网。② 尺侧返动脉穿支皮瓣:尺侧返动脉发于尺动脉内侧,起始点在肱骨内上髁下方5 cm,动脉在肱骨与旋前圆肌之间上升,分为掌侧支和背侧支,其背侧支通常分出1～2支肌皮支,穿过尺侧腕屈肌近段部分到达皮下形成动脉网,分布于前臂上段尺侧皮肤。③ 尺动脉腕背支穿支皮瓣:尺动脉腕背支血管在腕上距豌豆骨3.7 cm出自尺动脉发出。起始处管径1.3 mm,为尺动脉中最粗的一支。该皮支向内以垂直尺动脉的方向或向内下行于尺侧腕屈肌腱下方,在尺侧腕屈肌与尺侧腕伸肌间隙穿出,进入皮下。尺动脉腕背支有2条伴行静脉,汇入尺静脉。

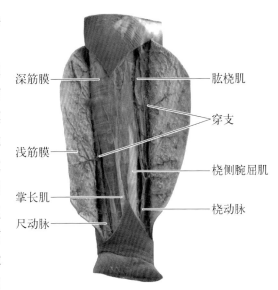

深筋膜　肱桡肌　穿支　桡侧腕屈肌　桡动脉　浅筋膜　掌长肌　尺动脉

图3-7-4　**前臂尺侧、桡侧穿支皮瓣**

第八节　下肢穿支皮瓣的应用解剖

一、臀部穿支皮瓣

1993年由Granzow等首先报道,主要用于骶尾部压疮的修复,这一皮瓣安全、可靠,现已成为部分患者乳房再造的首选方案。

1. 臀部穿支血管解剖

臀大肌的营养动脉主要是臀上动脉和臀下动脉。臀上动脉由髂内动脉发出后,经过梨状肌上孔穿出至臀部,分为浅支与深支,深支在臀中肌深面,供养臀中肌和臀小肌,浅支主要供应臀大肌的上份。臀上静脉大多数为2条,与动脉伴行。臀下动脉由髂内动脉发出后,经过梨状孔至臀部,分支至臀大肌的中、下部,伴行静脉多为两条。臀大肌除了臀上、下动脉分支供养外,还有股深动脉的第1穿动脉在股后部恒定的发出一升支,沿股骨大转子内侧上行,分布于臀大肌。近止端旋股外侧动脉(lateral femoral circumflex artery, LCFA)的阔筋膜张肌支也有分支至臀大肌。

2. 臀部穿支皮瓣的临床解剖要点

臀大肌肌腹大而厚,肌的主要功能是使大腿后伸并外旋,在下肢固定时,使盆骨向后倾斜，以维持直立姿势。在其他肌肉的代偿下切除部分不会产生明显影响。因为其有上下2条粗而规则的血管神经束，根据这2组神经血管束，可以制成臀大肌上或者下2个穿支皮瓣，修复大面积缺损。

二、股前外侧穿支皮瓣

股前外侧穿支皮瓣是由股前外侧皮瓣演变而来的，特点是皮瓣以旋股外侧动脉降支或横支穿支血管供血，是目前口腔颌面-头颈部软组织缺损修复应用最为广泛的穿支皮瓣。学者们对其进行了很多改良，可根据需要制备成皮瓣、肌皮瓣、筋膜瓣和脂肪筋膜瓣。该皮瓣供区无其他重要血管神经，无手术误伤的忧虑，同时创口隐秘，对患者功能影响较少。该皮瓣还具有如下特征：① 在阔筋膜以浅切取皮瓣；② 保留阔筋膜、不携带股外侧肌、不损伤股神经分支；③ 大腿供区直接缝合而不需植皮。

1. 皮瓣的血供

股前外侧区的血供主要来自旋股外侧动脉、股深动脉的穿动脉及膝上外侧动脉等。旋股外侧动脉起自股深动脉或直接从股动脉发出，旋股外侧动脉自股深动脉或股动脉发出后，分为升支、横支和降支，其中最粗最长为降支。股前外侧皮瓣的血管蒂通常为旋股外侧动脉降支，为一支动脉与两支静脉伴行共同包裹在结缔组织鞘内，降支通常是3支中最为粗大的支，切取时血管蒂长度可达8～12 cm，管径≥2 mm，有时候也可切取升支作为血管蒂。

2. 血供的体表投影

降支在股直肌与股外侧肌之间行向外下方，其体表投影为：由髂前上棘与髌骨外上缘连线中点与腹股韧带中点的连线，这一连线的下2/3段即为降支的体表投影。降支后于股直肌与股外侧肌之间分为内侧支和外侧支。内侧支继续下行并沿途分支供养邻近肌肉，外侧支行向外下分支供养股外侧肌及股前外侧部皮肤。

3. 血管蒂分型

（1）肌皮动脉穿支型，约占80%。股旋动脉降支进入股外侧肌后，除供应肌肉外，还发出皮穿支通过深筋膜分布至皮区，一般来说第1支肌皮穿支最为粗大，平均管径为0.6 mm。

（2）肌间隔皮型：约占8%。股旋外动脉发出肌间隙皮支，在下降过程中，在股直肌与股外侧肌间隙浅出，穿过深筋膜分布至皮区，手术视野清晰，简单易行。

（3）直接动脉型：在股旋外侧动脉根部，发出细长的直接皮动脉，穿过深筋膜进入皮下以及皮肤，爬行于股外侧肌表面，可直接作为皮瓣的轴心动脉。

（4）无皮动脉型：约占3%，无法利用旋股外侧动脉降支为血管蒂，这种情况只能放弃股前外侧皮瓣的制备。

三、股前内侧穿支皮瓣

股前内侧皮瓣的血管蒂不恒定，可来自股动脉发出的股浅动脉、旋股外侧动脉降支的内侧支或直接发自股动脉。股前内侧穿支皮瓣由该皮瓣演变而来，供血皮动脉均自解剖标志良好的股内侧肌三角穿出,易于解剖切取,供区隐蔽。

股前内侧分为上、中、下3个区来描述,尽管每个区的穿支来源、数目及其管径和蒂长的报道不一,但有以下几点是共同的:① 每个区至少有2支较大的穿支可用;② 中区穿支数目最多;③ 以缝匠肌作为寻找穿支之标志。Hupkens等报道,股前内侧穿支主要发自股动脉下段,其次是股深动脉、股动脉上段,分别占65.7%、23.5%和10.8%。其肌穿支分别穿经股内侧肌(49%)、缝匠肌(26%)、大收肌(14%)、长收肌(6%)和股直肌(6%)。股前内侧部皮肤的血供来源是多源性的,包括股动脉、股浅动脉、股深动脉、旋股外侧动脉降支、膝降动脉等发出的直接筋膜皮支、肌间隙筋膜皮支和肌皮动脉穿支,以下介绍几种常见的血管穿支来源类型。

1. 股浅动脉

直接来自股动脉,其走行于股中间肌与股直肌之间,与股动脉并行,沿途分支供养股中间肌、缝匠肌,在股直肌、缝匠肌及股内侧肌构成的三角间隙内浅出,发出2～3支皮支供养皮肤。

2. 旋股外侧动脉降支的内侧支

旋股外侧动脉降支在股直肌深面发出一内侧分支,向内下降于股直肌内侧面、缝匠肌与股内侧肌之间,皮支穿出点位于三角间隙内,发出皮支供养皮肤。

四、小腿后侧穿支皮瓣

小腿后侧穿支皮瓣是由小腿后侧皮瓣演变而来的,在小腿后部穿支皮瓣的基础上进一步减小供区损伤,而将深筋膜、腓肠神经和皮静脉保留于供区。小腿后侧体表组织的动脉血供主要来自腘窝,在下段尚得到胫后动脉和腓动脉穿支的补充和加强。腘窝表面无肌肉覆盖,腘动脉在此肌腔隙内发出数条直接皮肤动脉。与小腿后部血供有关的主要是腘窝外侧皮动脉、腘窝中间皮动脉和腘窝内侧皮动脉。由于它们的供养范围主要是腓肠肌,国外有学者将其统称为腓肠浅动脉。

1. 腘窝外侧皮动脉

腘窝外侧皮动脉主要起自腘动脉干,部分起自腓肠肌动脉,少数起于腘窝内侧皮动脉。该动脉起始点的体表投影位置,位于小腿后正中线外侧1.5～2.0 cm,平均管径1.5 mm,蒂长3 cm。动脉起始后行向外下,其浅出深筋膜的位置,位于小腿后正中线外侧平均1.1 cm,股骨内、外上髁连线,上、下方各1 cm范围内。腘窝外侧皮动脉穿出深筋膜后,常位于腓肠外侧皮神经的深面,与之伴行,沿途发细支分布于皮肤。

2. 腘窝中间皮动脉

腘窝中间皮动脉大部分直接发自腘动脉,部分发自腓肠肌动脉。在腓肠肌内外侧头汇合处、后正中线的外侧1 cm穿出深筋膜,发出升支、侧支和降支。降支与腓肠神经伴行,并与腓肠内外侧神经的营养动脉的分支共同形成腓肠神经营养动脉。腓肠神经营养血管在下降的过程中,得到3～5支腓动脉穿支的加强,这是形成小腿后方远端蒂筋膜皮瓣的血管解剖学基础。

3. 腘窝内侧皮动脉

腘窝内侧皮动脉均由腘动脉发出，多数为一条，少数为两条。动脉起始后，行于腘窝内侧壁、半膜肌和半腱肌深面。该动脉起始点位置较高，位于内、外上髁间线上方3 cm，管径约1.4 mm。血管蒂长约2.5 cm。穿出深筋膜后，发升支、侧支和降支。

4. 皮瓣静脉

皮瓣静脉有皮动脉的伴行静脉和小隐静脉。伴行静脉包括胸窝外侧中间和内侧皮静脉，各皮静脉通常有1～2条，均注入腘静脉。小隐静脉以后正中线为轴，呈S形上升。在小腿下1/3位于中线外侧，在小腿中1/3与中线重叠，在小腿上1/3位于中线内侧。

五、腓肠内侧动脉穿支皮瓣

腓肠内侧动脉穿支皮瓣以腓肠内侧动脉穿支供血，位于腓肠肌内侧头表面，只切取皮肤和薄层皮下组织，不涉及腓肠肌内侧头和深筋膜，供区损伤较小，适用于修复口腔颌面部中、小面积的软组织缺损。

腓肠内侧动脉自腘褶皱上方1.2～2.0 cm平面直接起源于腘动脉，起始部管径(2.58±0.44) mm，肌外血管长度为(2.9±2.1) cm，在腘褶皱远侧0.5～2.8 cm平面行入肌内，主干入肌后沿肌纤维长轴下行，分为内侧支和外侧支，纵向穿行肌纤维之间，发出多个肌支和1～4个肌皮穿支。腓肠内侧动脉肌皮穿支较为恒定，在深筋膜穿出点距后正中线0.5～5 cm，位于腘褶皱下6～17.5 cm节段内，穿深筋膜部位管径(0.82±0.14) mm，血管蒂长(11.6±2.5) cm。

静脉回流障碍是导致腓肠内侧动脉穿支皮瓣坏死的常见原因。腓肠内侧动脉伴行静脉管径粗大，与供区血管管径多不匹配，并且伴行静脉间有丰富的梯形静脉交通支，两伴行静脉之间不可过多分离。在临床中应注意在受区选择较粗大的浅静脉、静脉分叉口或颈内静脉行端侧吻合，保留皮瓣较粗的浅静脉以备吻合。如找不到匹配的吻合静脉，可将受区静脉吻合口修剪成鱼嘴状进行吻合，并尽可能重建2条静脉回流通路。

六、足底动脉弓足背穿支皮瓣

足底动脉弓足背穿支皮瓣以足底动脉弓足背穿支供血，足底动脉弓足背穿支出现率高，穿出点恒定，且与跗外侧动脉、远端跗外侧动脉和弓状动脉等某一血管体吻合，使皮瓣血供可靠，未累及主干血管，静脉回流通畅，适用于足背较小缺损的修复。

足底动脉弓由足底外侧动脉终末支与足背动脉足底深支吻合形成，位于足的跖侧，紧贴跖骨底与骨间肌，足底外侧神经深支的后方，介于第1跖骨间隙近端至第4跖骨间隙近端之间，动脉弓的凸侧朝向前外，沿途除发出5～7条肌支、骨支、足底皮支到足底肌肉、筋膜和皮肤外，还自动脉弓向足背发出3条穿支动脉，穿经第2～4跖骨间隙近端与足背的跗外侧动脉、弓状动脉、跖背动脉等某一血管体相吻合，参与足背动脉网的组成。

若将足背中间(内侧)皮神经设计在皮瓣内，形成感觉皮瓣，可通过发散的血管分支与皮神经旁血管网和皮神经干内血管网吻合沟通，增加其轴向血供，提高手术成功系数。但应注意足底动脉弓足背穿支皮瓣修复面积有限，仅适用于足背较小缺损的修复；足背供区皮下组织少，术中易损伤肌腱外膜致肌腱外露，植皮坏死，创面难以愈合。

（郭兵，韩煜，纪荣明）

参 考 文 献

1. Cavadas PC, Sanz-Giménez-Rico JR, Gutierrez-de la Cámara A, et al. The medial sural artery perforator free flap［J］. Plast Reconstr Surg, 2001, 108(6): 1609－1615.

2. Koshima I, Itoh S, Nanba Y, et al. Medial and lateral malleolar perforator flaps for repair of defects around the ankle［J］. Ann Plast Surg, 2003, 51(6): 579－583.

3. Koshima I, Yamamoto H, Hosodo M, et al. Free combined composite flaps using the lateral circumflex femoral system for repair of massive defects of the head and neck regions: an introduction to the chimeric flap principle［J］. Plast Reconstr Surg, 1993, 92(3): 411－420.

4. Koshima J, Soeda S. Inferior epigastric artery skin flap without rectusabdominis muscle［J］. Bri J Plast Surg, 1989, 42(6): 645－648.

5. Nasir S, Aydin MA. Reconstruction of soft tissue defect of lower extremity with free SCIA/SIEA flap［J］. Ann Plast Surg, 2008, 61(6): 622－626.

6. Song YG, Chen GZ, Song YL. The free thigh flap: a new free flap concept based on the septocutaneous artery［J］. Br J Plast Surg, 1984, 37(2): 149－159.

7. Wu LC, Bajaj A, Chang DW, et al. Comparison of donor-site morbidity of SIEA, DIEP, and muscle-sparing TRAM flaps for breast reconstruction［J］. Plast Reconstr Surg, 2008, 122(3): 702－709.

8. 董栋,章伟文,魏鹏.穿支皮瓣的发展及最新进展［J］.医学综述,2012,18(7):1057－1060.

9. 冯云,李文婷,唐平章,等.腹壁下动脉穿支皮瓣的局部解剖［J］.中国耳鼻咽喉头颈外科,2009,16(5):236－238.

10. 廖进民,钟世镇,徐达传,等.颏下皮瓣的应用解剖［J］.中国临床解剖学杂志,1996,14(4):255－257.

11. 鲁世荣,赵玲辉,王广宏,等.手及前臂皮神经营养血管蒂皮瓣的应用解剖［J］.中华手外科杂志,2002,18(4):251－253.

12. 马显杰,鲁开化,艾玉峰.颈横动脉颈段皮支皮瓣的显微外科解剖［J］.中国临床解剖学杂志,1994,12(1):81－84.

13. 沈鹏,高志强.胸背动脉穿支皮瓣的解剖研究和临床应用进展［J］.中国美容整形外科杂志,2009,20(6):369－372.

14. 王旭东,巫文强,王文刚,等.带肋间神经外侧皮支的上侧胸部穿支皮瓣的临床应用重点［J］.中华显微外科杂志,2016,39(4):380－382.

15. 徐达传,张世民,唐茂林.穿支皮瓣的发展和现状［J］.中国修复重建外科杂志,2011,25(9):1025－1029.

16. 徐军,李森恺,李养群,等.以旋肩胛动脉皮肤升支和降支为主轴血管的肩胛游离皮瓣［J］.中华整形外科杂志,1993(4):247－248.

17. 徐永清,朱跃良,梅良斌.上肢穿支皮瓣的临床应用［J］.中华显微外科杂志,2014,37(2):205－207.

18. 杨敏烈,朱宇刚,丁羚涛,等.胸三角区超薄双蒂穿支皮瓣游离移植整复颜面部严重烧伤后瘢痕12例［J］.中华烧伤杂志,2015,31(6):454－456.

19. 赵新,伍虹,陈伟良,等.去上皮逆行面动脉-颏下动脉颏下岛状瓣修复上颌术后缺损［J］.中国口腔颌面外科杂志,2014,12(1):61－64.

20. 周忠志,黄新灵,舒巍,等.臀部穿支皮瓣在褥疮修复中的应用［J］.中国美容医学,2010,19(8):1127－1129.

第四章

穿支皮瓣的显微外科学基础

第一节　穿支皮瓣的特征

穿支皮瓣是指仅以管径细小的皮肤穿支血管(穿支动脉和静脉)供血的轴型皮瓣,其重要特征是以肌肉或肌间隔来源的穿支血管为蒂。穿支血管是指源血管发出、穿经深筋膜为皮下组织和皮肤供血的营养血管,分肌皮穿支、肌间隔穿支和直接皮穿支。

一、穿支皮瓣的优点

穿支皮瓣是显微外科的新发展,开创了皮瓣小型化、精细化、薄型化、微创化的时代。在修复术区缺损时,其与传统皮瓣相比有如下优点: ① 供区外形影响相对较小,更为隐蔽; ② 不切取肌肉及相应的肌支神经,最大限度地保留了深筋膜的完整性,动力性损伤小; ③ 保留了供区皮神经和浅静脉主干,对供区的静脉回流及功能影响更小; ④ 设计更为灵活、经济。目前穿支皮瓣已广泛运用于乳房重建和头、颈、躯干及四肢创面的修复。近年来,在秉承穿支皮瓣核心理念的基础上,穿支皮瓣的运用方式得到了较大的发展,如为了不牺牲受区主干血管衍生了血流桥接穿支皮瓣,为了避免皮瓣臃肿衍生了显微削薄穿支皮瓣(microdissected thin perforator flap),为了修复超长创面衍生了联体穿支皮瓣,为了吻合一组血管同时修复多个创面衍生了分支穿支皮瓣,为了使合并深部骨骼或肌肉组织缺损的创面得到立体的美学修复效果衍生了穿支嵌合皮瓣等。这些特殊形式的穿支皮瓣的衍生和发展,丰富了穿支皮瓣的内涵,扩大了穿支皮瓣的适应证。

二、穿支皮瓣的特征

无论是间接穿支皮瓣,还是直接穿支皮瓣,都具有以下特征: ① 在深筋膜浅面切取皮瓣(即皮瓣只含皮肤和浅筋膜组织); ② 原则上不切断肌肉和运动神经,不牺牲重要的皮神经和浅静脉干; ③ 原则上不牺牲皮瓣供区主干动脉; ④ 穿支向深部解剖能获得足够的血管蒂长度,必要时可携带一级源动脉(非主干动脉);⑤ 原则上不牺牲第2供区(即皮瓣供区不植皮)。因此,穿支皮瓣被认为是在肌皮瓣和筋膜皮瓣的基础上发展而来的一种只包括皮肤和皮下组织的皮瓣,且已有研究表明,只要保留穿过肌肉或深筋膜的营养血管(穿支动脉和静脉),即便除去了作为载体的肌肉或深筋膜,皮瓣同样可以成活良好,从而保留了供区肌肉和深筋膜的完整,既改善了皮瓣受区外形与功能,又减轻了皮瓣供区外形与功能损伤。

第二节　穿支皮瓣的临床应用原则

一、临床应用基本原则

穿支皮瓣临床应用基本原则:穿支皮瓣技术使皮瓣移植实现了供区选择自由化、皮瓣切取微创化、皮瓣受区与供区美观化,达到了"成活、功能、外形和供区微创"的完美统一。传统的皮瓣阶梯选择原则已不能完全适用于目前皮瓣外科的发展。皮瓣移植不能仅以皮瓣成活、创面愈合为目标,应该充分考虑皮瓣移植的得失比(得:受区的功能与外形恢复;失:供区的功能与外形损害)。因此,穿支皮瓣应用的基本原则是:以最小的供区功能与外形损害获得最佳的受区功能和外形恢复,即最大得失比原则。例如,已育的女性乳腺癌患者在乳腺癌根治切除后采用腹壁下动脉穿支皮瓣移植同期或二期乳房再造,既重建一个接近正常的乳房,又可以去除腹部多余的脂肪达到瘦身、重塑腹部曲线的目的,最好地诠释了最大得失比原则。

临床应用须坚持:① 以次要部位修复主要部位原则;② 皮瓣高质量成活原则;③ 重视受区功能和形态重建原则;④ 尽可能减少皮瓣供区外观与功能损害原则。以次要部位修复主要部位是皮瓣移植永恒不变的原则,皮瓣高质量成活是穿支皮瓣应用的前提和基础,在此前提和基础上要重视皮瓣受区功能与形态的重建和减少供区外观与功能的损害。皮瓣移植既要考虑创面部位、大小、形态、深浅、是否合并无效腔与感染、局部感觉与运动功能重建要求、受区血管、创面周围软组织条件等情况,也要综合评估供区皮肤色泽、质地、弹性、移动度、松弛度、皮下脂肪厚度、失用性肌萎缩程度、供区血管、皮神经支配等,还应参考患者全身情况、年龄、性别、职业及本人特殊要求,尽可能做到"缺多少补多少,缺什么补什么",实现受区创面的三维立体美学修复和供区创面的直接闭合,创面修复不禁锢于先局部后远位、先带蒂后游离的传统创面重建阶梯原则,但创面修复获得同等得失比的前提下,应遵循能近勿远、先易后难、先简后繁的原则。穿支皮瓣的临床应用原则只是皮瓣移植领域的基本纲要,需要每一位显微重建外科医师在临床实践中去不断探索与完善,最终能够根据具体情况、权衡得失、灵活掌握,力求熟悉每一种皮瓣的最佳应用指证,掌握每一类创面的最佳修复方法,争取每一次手术的最佳效果,从而造福于每一位患者。

二、基于穿支血管的应用原则

Blondeel提出应用穿支皮瓣的6条规则，以减少失败的风险：① 术前试着确定穿支血管的位置和大小，如使用多普勒超声探测。② 先做皮瓣一侧的有限切口，将皮瓣向一侧提起，用肉眼观察和单向多普勒探测寻找主要的穿支血管。根据术中穿支血管的具体情况，再将皮瓣进行调整。如果不能切取穿支皮瓣，也可转为切取传统的肌皮瓣。③ 在发现更大的穿支血管前，保留每一个出现的穿支血管，即在遇到更大的一个穿支血管后，才切断电凝先前遇到的小穿支血管。这一原则在术前、术中没有多普勒定位的情况下更为重要。④ 选用最好的穿支血管，穿支的管径越粗越好。虽然动脉的管径可小些，但对大的穿支皮瓣，伴行静脉的管径应至少大于1 mm。另外，穿支进入皮瓣的部位也需考虑，最好位于皮瓣的中央。⑤ 选用最容易解剖的穿支血管。虽然穿支的管径和部位非常重要，但如果该穿支在肌肉内走行的距离长而曲折，则解剖将费时费力且容易损伤。而如果同时有一管径和部位略差，但在肌肉表面走行较长的穿支血管，因其解剖容易，应予以优选。这在切取腹壁下动脉穿支皮瓣解剖腹直肌的穿支血管时应予注意，因为其外侧穿支在肌肉内走行的距离很短，解剖容易；而内侧的穿支在肌肉内走行的距离长而曲折，解剖困难。另外，也需要考虑穿支血管与肌肉运动神经支的关系，臀下动脉穿支皮瓣因其血管与神经交叉或伴行紧密，解剖分离远不如臀上动脉穿支皮瓣容易。⑥ 仅在皮瓣完全掀起后才切断不需要的穿支血管，此乃留有后路，如在切取腹壁下动脉穿支皮瓣时，因血管变异或在肌肉内分离时意外损失了原先预计的一侧血管蒂，可采用对侧的腹壁下深动脉，或切取传统的腹直肌皮瓣。

第三节　穿支皮瓣显微外科学基础

一、穿支血管

穿支血管是指由源血管（source vessel）发出、穿经深筋膜为皮下组织和皮肤供血的营养血管。主要分为以下三类。① 肌间隔穿支：经肌间隔穿过深筋膜达到皮下组织和皮肤，多存在于肌肉细长的四肢肌间隙（功能相同的肌肉之间）或肌间隔（肌群与肌群之间）的部位，分开肌间隔可见到穿支血管起自深部主干动脉。肌间隔穿支供养的皮瓣称为肌间隔穿支皮瓣。② 肌皮穿支：经过深层的肌肉后再穿过深筋膜到达皮下组织和皮肤，切开深筋膜后可通过向肌肉深层追踪解剖获得较长、较粗的血管蒂。肌皮穿支供养的皮瓣称为肌皮穿支皮瓣。③ 直接皮穿支：来源于深筋膜深面的血管主干，由于血管主干的位置较浅或居于肌腔隙内，皮动脉从主干发出后，没有经过肌肉的间隙，也没有发出肌支，穿出深筋膜后，在皮下组织内行程较长，走行的方向与皮肤表面平行，逐渐浅出，沿途分支供养皮下组织和皮肤。直接皮穿支供养的皮瓣称为直接皮穿支皮瓣（见图4-3-1）。

皮肤穿支血管的分布有以下规律：① 躯干皮肤的血供主要来自肌皮穿支，这与躯干的扁

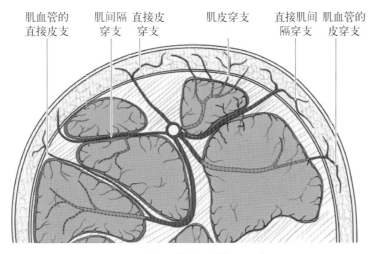

图 4-3-1　穿支血管分型横断面示意图

平肌数量多有关。这些肌皮穿支的管径在皮肤内的走行距离和分布范围明显大于肢体皮肤的穿支。在躯干相对疏松的皮肤区域,如胸大肌、髂嵴区和关节的深面,穿支呈扇形分布在皮肤内各层血管网。② 肢体皮肤的血供主要来自肌间隙穿支血管,这些穿支在皮肤内形成多层血管网,主要分布在深筋膜表面,皮神经和浅静脉周围的穿支之间形成链式血管吻合,与深部主干动脉的走向、肌间隙的排列方向以及皮神经和浅静脉的走行方向一致。头面部是全身血运循环最为丰富的部位之一,穿支血管数量极多,表现为互相吻合的血管网(见图 4-3-2)。③ 穿支血管的分布,遵循典型的"压力平衡"规律,即某一特定区域的正常血供量是基本稳定的,其供养血管在管径和间距方面互有代偿性,如果一条血管的管径细小,那么相邻的另一条血管的管径则相应地代偿粗大,间距则相应的代偿缩短。④ 单位面积的穿支数量与皮肤的移动程度成反比,即皮肤移动度大的部位穿支数量少,而皮肤与深部组织联系紧密的部位穿支数量较多(如手掌部)。⑤ 穿支管径的大小和穿支在皮肤内走行距离(长度)与皮肤移动度成正比,与穿支的供应面积成正比。例如,胸腹部和背部的穿支管径和穿支供应面积大于头面部和手足部,下腹部腹股沟区和臂内侧松弛皮肤内穿支走行距离较长等。

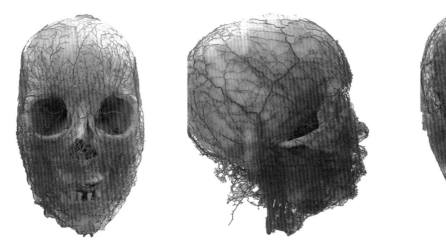

图 4-3-2　头面部穿支血管在皮肤内形成血管网,血运丰富

二、血管体

血管体是指某一源动脉呈树形分布的所有解剖学区域，包括体被组织及其深层的各种组织。血管体呈树形分枝，其管径逐渐变细并与周围邻近血管体的类似血管形成血管网相连接，这种逐渐减少管径而互相吻合的血管网称为"choke vessels"。解剖学资料显示：人体皮肤的每一支动脉均有一个明确的供血范围，即解剖学供区。其周围亦有其他动脉分布，这种紧邻原解剖学供区的部分称为动力学供区。若再继续向远邻的供区延伸，则称为潜力供区。这表明有可能将皮瓣从解剖学供区向紧邻的动力学供区扩张，得到较大的皮瓣，若再继续向远邻的潜力供区延伸，则可得到更大的皮瓣（见图4-3-3和表4-3-1）。

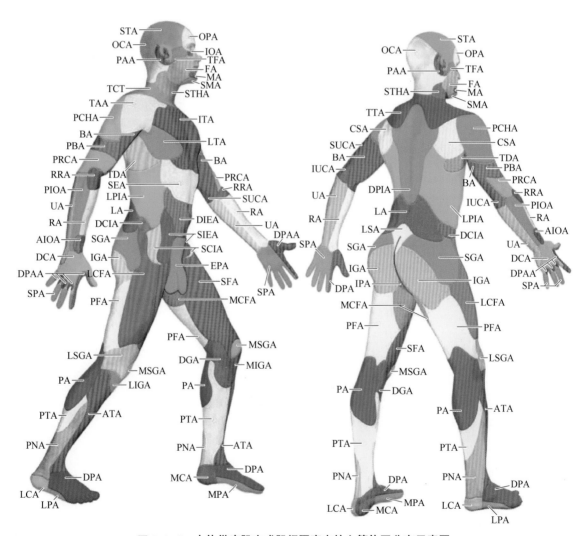

图4-3-3　人体供应肌皮或肌间隔穿支的血管体区分布示意图

引自Blondeel PN, Morris SF, Hallock GG, et al. Perforator flaps: anatomy, technique & clinical applications [M]. 2ed. St Louis: Quality Medical Publishing, 2013.

表 4-3-1　全身皮肤穿支血管名称

英 文 缩 写	中 文 名 称	英 文 缩 写	中 文 名 称
AIOA	骨间前动脉	OCA	枕动脉
ATA	胫前动脉	OPA	眼动脉
BA	肱动脉	PNA	腓动脉
CSA	旋肩胛动脉	PA	腘窝动脉
DCIA	旋髂深动脉	LSA	腓肠外侧动脉
DIEA	腹壁下深动脉	MSA	腓肠内侧动脉
DPAA	掌深动脉	PAA	耳后动脉
DGA	膝降动脉	PCHA	旋肱后动脉
DPIA	肋间后动脉背支	PIOA	骨间后动脉
DCA	背侧腕动脉网	PRCA	后桡侧副动脉
DPA	足背动脉	PTA	胫后动脉
EPA	阴部外动脉	PBA	肱深动脉
FA	面动脉	PFA	股深动脉
MA	颏动脉	RA	桡动脉
SMA	颏下动脉	RRA	桡侧返动脉
IGA	臀下动脉	SCIA	旋髂浅动脉
IUCA	尺侧下副动脉	SFA	股浅动脉
IOA	眶下动脉	SIEA	腹壁浅动脉
IPA	阴部内动脉	SPA	掌浅弓动脉网
ITA	胸廓内动脉	STA	颞浅动脉
LPIA	肋间后动脉外侧支	SEA	腹壁上动脉
LCA	跟骨外侧动脉	SGA	臀上动脉
LCFA	旋股外侧动脉	STHA	甲状腺上动脉
LIGA	膝下外侧动脉	SUCA	尺侧上副动脉
LPA	足底外侧动脉	TAA	胸肩峰动脉
LSA	骶外侧动脉	TDA	胸背动脉
LTA	胸廓外侧动脉	TCT	甲状颈干
LA	腰动脉	DSA	肩胛背动脉
MCA	跟骨内侧动脉	SSA	肩胛上动脉
MCFA	股内旋动脉	TCA	颈横动脉
MIGA	膝下内侧动脉	TFA	面横动脉
MSGA	膝上内侧动脉	UA	尺动脉

三、穿支体区

穿支体区是指每一穿支血管及其分支呈树形分布所能达到的最大解剖学区域。其对应的外科概念为该穿支皮瓣所能切取的最大范围,即在形态学上所能见到的穿支动脉的分布范围,是穿支皮瓣最基本的血管解剖学界限。

四、链式血管丛

穿支血管在经过深筋膜向浅层走行的过程中,相邻的穿支间发出分支,形成具有一定方向性的血管吻合,而使皮肤组织的血流"渠道"具有鲜明的方向性。皮肤链式血管丛(chain-linked vascular plexus)以深筋膜表面、皮神经、浅静脉周围和真皮下层最为密集。

五、穿支血管的动态界限

在相邻穿支供区的交界线上,存在着一个血流压力的平衡点,当一侧穿支血管闭塞或被阻断引起血流压力下降时,另一侧穿支血管内的血流就会跨越原来的吻合部位,向压力低的一侧供血,由此跨越了解剖学上的供区。在临床上即为皮瓣成活的面积。

六、穿支血管的潜在界限

临床医师根据修复缺损的需要,将皮瓣扩大切取,可以超出血流动力学范围的限制,到达远邻部位,而皮瓣仍可全部成活。

七、穿支皮瓣的外增压和内增压

临床切取超过一个血管体的大面积皮瓣时(如联体超大皮瓣),为保证其成活,必须在其最远侧进行血管吻合建立辅助的血液循环。如将远侧的穿支血管与皮瓣以外的受区血管进行吻合,称为外增压(包括动静脉、单独动脉、单独静脉吻合称为超引流);如与皮瓣近侧自身血管的另外分支进行吻合,称为内增压。

外增压、内增压和超引流都能扩大皮瓣的成活范围。首先,它们要么是增加了动脉管道中的压力,要么是减少了静脉内的压力,总之都是增加了压力差 ΔP。ΔP 增大,流量 F 就增大,皮瓣成活就更容易。另一方面,外增压、内增压和超引流改变了穿支皮瓣内各部分的血流通路,降低了皮瓣的阻力系统,以3个穿支体区的穿支皮瓣为例,蒂部在一侧时皮瓣内的阻力系统是1+3+5=9,外增压后变为1+3+3=7,超引流后为1+3+3=7,减少了皮瓣内总的阻力网络。

八、穿支皮瓣血流动力学

1. 三大阻力网络系统

血流阻力网络系统:Taylor等指出血管体之间的连接方式有两种:阻塞式(choke

vessel）连接和真行吻合式（true anastomoses）连接。choke vessel连接是管径逐渐减小，最后以细微的血管联通在一起，血流阻力较大；真行吻合式连接是指两个血管体区之间连接的血管管径没有减小，血流阻力较小。与之相似的，Saint-Cyr等提出了穿支体区的概念，并相应地提出了不同穿支体区之间的两种连接方式：间接血管（indirect linking vessel）连接和直接血管（direct linking vessel）连接。他们通过动物和尸体灌注实验及临床观察发现，皮瓣内的血流阻力主要来自阻塞式连接和间接连接的地方。一般穿支血管的半径＞0.25 mm，间接连接血管/choke血管半径一般为0.03 mm左右，动静脉之间的连接最大为0.003～0.007 mm。通常，穿支血管内的血供可以跨越第一choke区（choke vessel或间接血管所处的区域），很难跨越第二choke区。同样的，穿支体区之间的静脉连接区choke区、穿支动脉和穿支静脉之间的毛细血管部分也是阻力最高的地方。暂且将穿支动脉之间的choke区的阻力记作$R(a-a)$；穿支静脉之间的choke区的阻力记作$R(v-v)$；穿支动静脉之间的阻力记作$R(a-v)$，这就是穿支皮瓣内最主要的三大阻力网络系统。

一个皮瓣成活的难易程度，取决于血流需要跨越多少阻力网络。阻力越多，成活越难；反之则越容易。首先从最简单的穿支皮瓣开始分析，即此穿支皮瓣内只包含一个穿支体区，那么此皮瓣要想成活，血流只需要跨越一个阻力网络$R(a-v)$，跨越阻力网络总数为1；如果包含两个穿支体区，那么此要使皮瓣成活，第一个血管体区需要跨越$1R(a-v)$，第2个血管体区需要跨越$1R(a-a)+1R(a-v)+1R(v-v)=3$，跨越阻力网络总数为1+3=4；同理，如果包含3个穿支体区，则跨越阻力网络总数为1+3+5=9；如果血管蒂都是在最边上，都按此方式排列，则当包含n个穿支体区的时候，第n个穿支体区需要跨越阻力网络的数目为$(2n-1)$个，皮瓣内总的阻力网络数为$1+3+5+7+(2n-1)=n^2$。

2. 穿支皮瓣阻力网络的连接

阻力网络间串联与并联：血流通路系统与电路系统是非常相似的。血压相当于电路中的电压，血流相当于电流，流阻相当于电阻，当阻力网络系统以串联的方式连接时，总的阻力R_t为：

$$R_t=R_1+R_2+R_3+\cdots R_n$$

阻力网络系统以并联的方式连接时，则总的阻力R_t为：

$$1/R_t=1/R_1+1/R_2+1/R_3+\cdots 1/R_n$$

3. 不同穿支体区的血流阻力

（1）单穿支体区：当穿支皮瓣内只包含一个穿支体区时，此皮瓣内只有一个阻力网络$R_{(a-v)}$，构建其"电路图"，通过电路图写出其血流方程式：$F=\Delta P/R$。F和ΔP都是可测量的，所以$R=\Delta P/F$是可知的。这样，就可以把穿支皮瓣的血流动力学研究带入一个可测量或近似定量的阶段。

（2）双穿支体区：当穿支皮瓣内只包含两个穿支体区时，第一步将皮瓣分成两部分，即第1穿支体区和第2穿支体区，首先第1穿支体区的阻力为$R_1=R(a-v)$，第2穿支体区的阻力

为 $R_2=(R_{(a-a)}+R_{(a-v)}+R_{(v-v)})$，整个穿支皮瓣内总的阻力 R_1 为：

$$1/R_t=1/R_1+1/R_2=1/R_{a-v}+1/R_{a-a}+R_{a-v}+R_{v-v}$$

同样可将穿支皮瓣内各项参数进行运算，得出想要的结果。

（3）多穿支体区：当穿支皮瓣内包含多个穿支体区时，可按以下步骤进行分析及运算。① 将皮瓣按照穿支体区分成多个部分；② 数出每个穿支体区如果要成活需要跨越的阻力网络系统；③ 根据不同穿支体区间的并联或串联方式画出其"电路图"；④ 根据"电路图"及方程式计算各部分及总的阻力；⑤ 通过计算结果判断和评估各部分及整个皮瓣成活的难易程度。

一个穿支能营养多大范围的皮瓣，这个问题可以通过血流阻力模型加以阐述。从方程式 $F=\Delta P/R$ 发现，可以通过增大压力差 ΔP 或者减小血流阻力 R 来实现。增大 ΔP 有很多方法，如增加动脉端的压力、选择粗的穿支、外增压或内增压、延迟打通阻塞式连接等；或者减少静脉端的压力、超引流、延迟处理等。若要减小血流阻力 R，除了通过增大 ΔP 的方法能减小 R，其次就是通过改变血流通路减少皮瓣内总的血流阻力。

九、穿支皮瓣的血供

皮瓣的血供一般分为轴型和随意型，链型血供成为其中间过渡形式。作为对传统肌皮瓣的改进，穿支皮瓣体现了"创伤小、修复好"的优点，就其血供而言，穿支皮瓣仍属于轴型皮瓣。但即使在穿支皮瓣技术运用愈加广泛的今天，仍有两个难题未能得到有效解决：一是穿支皮瓣到底可以做多大？即穿支皮瓣的血流灌注问题；二是细小的穿支血管在哪里，走行如何？即穿支血管的定位问题。穿支皮瓣到底可以做多大，是由穿支血管的灌注来决定。陈雪松等应用彩色多普勒血流显像（color Doppler flow imaging，CDFI）技术测定腓动脉穿支皮瓣术前、术后供血穿支的收缩期峰值流速（peak systolic flow velocity，PSFV），认为彻底游离穿支血管蒂，结扎沿途无关分支，有助于获得最大的皮穿支血流压及流速，增加皮瓣供血量。这一结论的实质在于，结扎分支减少了无效的"动脉窃血"，用有限的血液进行集中灌注，从而增加了皮瓣的成活面积。

增加皮瓣成活面积的方法有外增压和内增压。当切取超过一个血管体的大面积皮瓣时（如联体超大皮瓣），为保证其成活，必须在其最远侧进行血管吻合建立辅助的血液循环。如将远侧的穿支血管与皮瓣以外的受区血管进行吻合，称为外增压。如与皮瓣近侧自身血管蒂的另外分支进行吻合，称为内增压。运用增压技术后，血流灌注可超出血流动力学范围的限制，达到远邻部位，使皮瓣全部成活。

穿支皮瓣断蒂后，应尽快重建血运。穿支皮瓣移植时，受区血管的选择与吻合与传统的筋膜皮瓣、肌皮瓣略有不同。由于穿支皮瓣的血管蒂管径相对细小，尽可能选择受区管径匹配的主干血管分支进行吻合，如穿支皮瓣携带了一级源血管，则受区选择主干血管做吻合，做到在重建穿支皮瓣血运的同时不牺牲受区主干血管。如受区创面局部一条主干血管已损伤，则选择该血管近端正常节段与源血管行近端吻合，源血管远端与该血管远端正常节段吻合，做到在重建穿支皮瓣血运的同时重建受区主干血管。

第四节　基于显微外科学的穿支血管处理

一、穿支血管解剖技术

穿支皮瓣既有轴型皮瓣的共性，又有其独特的个性；血管蒂的游离方式为逆向解剖，即从外周的穿支血管，追踪至近端的源动脉。相较于源动脉，穿支细小、难以发现而易于损伤。

穿支血管解剖技术要点主要是：① 应强调使用显微外科器械，佩戴手术放大镜（2.5～4.0倍）对穿支血管蒂进行仔细解剖，及时、准确、细致地止血。② 先行一侧切口探查，寻找优势穿支血管；在找到更佳的穿支血管前，保留已经找到的穿支血管。③ 选择肌内走行距离短、管径大、伴行静脉好的穿支血管作为皮瓣血管蒂，注意保护与血管蒂伴行的神经。④ 穿支血管束周围一般存在疏松结缔组织间隙，沿此间隙进行解剖，出血较少，操作简单。穿支血管束周围是否携带筋膜袖或肌袖，需根据实际情况，灵活决定。⑤ 最佳穿支血管的选择（"品相说"）：良好的穿支血管蒂应具有足够大的动脉穿支管径；肉眼可见的血管搏动；有足够大管径和数量的伴行静脉；距离缺损最近；肌内走行距离短；皮下组织内走行方向与皮瓣长轴一致；穿支血流动力学更佳；皮下分布广泛；有更多的穿支体区连接（即"品相"好）。

皮瓣解剖过程中，一旦不能找到合适的穿支血管，则需慎重从事，选择备用方案，确保手术继续进行。常见原因有：① 术前穿支血管探查不准，血管信号为假阳性；② 探查切口不够大，术中探查不充分；③ 术中误伤优势穿支血管；④ 穿支过于细小，难以满足皮瓣充分供血。

二、穿支血管蒂处理技术

穿支血管直径一般比较细小、管壁比较薄、脆弱，在扭曲等外力作用下很容易发生变形。血管蒂越短，在血管蒂发生扭转之后，加捻密度（twist density）（每单位长度上的扭转量）就越大，也更加容易影响到管腔内血流的通畅。对于发生扭曲的血管来说，患者的血压也是一个影响血管蒂血流量的一个因素。Wong等通过动物实验证实：通过增加血管管腔内压力，有可能防止血管发生变形。因此，血管蒂长度、张力及转移弧度等是术中处理的重要因素，与皮瓣血流动力学变化密切相关。

为避免血管蒂扭曲、打折，应尽量缩短血管蒂的设计长度。以穿支血管蒂螺旋桨皮瓣为例，其血管蒂旋转角度在0～180°之间。血管蒂的扭曲无疑会影响皮瓣的血液供应。如果血管蒂长度不足，那么在皮瓣旋转转移之后，血管蒂不但发生扭曲，还有可能承担过大的张力，两者有可能同时存在。而血管张力是导致血管内血栓形成的一个已知因素。为了避免由于血管蒂的扭曲导致皮瓣血运障碍，可以采用如下对策：在多数情况下，穿支血管蒂的长度在一定程度上可以予以调节。即可以通过在肌内、肌间隙内对穿支血管进一步解剖，以获得更长的血管蒂长度，甚至可以一直解剖到穿支血管的源血管，以增加血管蒂的长度。以腹壁下动脉穿支螺旋桨皮瓣为例，可以一直解剖到位于腹直肌后方的腹壁下血管主干，甚至可以切断血管主干的近心端或远心端，转而以腹壁下或腹壁上血管主干为蒂形成带蒂穿支皮瓣。

为避免血管痉挛，在穿支血管蒂解剖过程中，任何操作失误都可导致血管痉挛。需注意：① 整个手术过程中，保持血管蒂湿润，可以用肝素盐水间断冲洗血管蒂；② 血管外使用罂粟碱或利多卡因；③ 手术操作造成血管痉挛，可以放置一段时间，一过性血管痉挛一般可缓解；④ 如血管痉挛持续存在，则需解除皮瓣的旋转，放置回供瓣区，寻找造成痉挛的原因，并予以去除。

三、穿支皮瓣移植技术

皮瓣断蒂后，应尽快重建血运。穿支皮瓣移植时，受区血管的选择和吻合与传统的筋膜皮瓣、肌皮瓣略有不同。由于穿支皮瓣的血管蒂管径相对细小，尽可能选择受区管径匹配的主干血管分支做吻合，如穿支皮瓣携带了一级源血管，则受区选择主干血管做吻合，源血管近端与受区主干血管行近端吻合，源血管远端和主干血管行远端吻合，做到在重建穿支皮瓣血运的同时不牺牲受区主干血管。如受区创面局部一条主干血管已损伤，则选择该血管近端正常节段与源血管近端吻合，源血管远端与该血管远端正常节段吻合，做到在重建穿支皮瓣血运的同时重建受区主干血管。

第五节　基于穿支血管显微学基础的设计要领

皮瓣设计的基础是皮瓣的"点、线、面、弧"，穿支皮瓣的"点、线、面、弧"与传统皮瓣有所不同（见图4-5-1）。

一、"点"

游离穿支皮瓣的"点"是指供养穿支皮瓣血供的主穿支穿出深筋膜的体表位置；对于带血管蒂转移的穿支皮瓣而言，则存在两个"点"，其中一个"点"为皮瓣的旋转点，与传统的带血管蒂筋膜皮瓣无异，皮瓣切取后围绕该点旋转来修复受区创面；另一个"点"为供养穿支皮瓣血供的主穿支穿出深筋膜的体表位置，相当于游离穿支皮瓣移植的"点"。源动脉发出的相邻穿支穿出深筋膜后，在浅筋膜和真皮下分支并交通吻合，分别以皮瓣远、近两端穿支穿出深筋膜部位

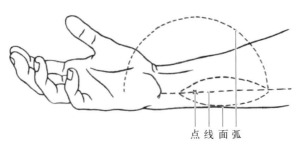

点　线　面　弧

图4-5-1　皮瓣"点、线、面、弧"设计示意图

为旋转点,如带血管蒂胫后动脉穿支皮瓣,以近侧穿支穿出深筋膜点为旋转点,顺行转移可修复膝及小腿上段创面;以远侧穿支穿出深筋膜点为旋转点,皮瓣可向远侧逆行转移修复小腿下段、跟后区及足踝部创面。而对于一级源血管为非主干血管的带血管蒂穿支皮瓣转移,旋转点可根据受区需要选择穿支穿深筋膜点至一级源血管发出点节段内的任意一点作为皮瓣的旋转点。

二、"线"

"线"是指穿支皮瓣设计的轴心线。游离穿支皮瓣的"线"是指穿支皮瓣的主穿支穿出深筋膜点(关键点)与同级源血管在其体表投影线邻近主穿支的副穿支穿出深筋膜点的连线。带血管蒂穿支皮瓣的"线"为穿支皮瓣邻近创面的主穿支穿出深筋膜点(旋转点)与同级源血管体表投影线邻近主穿支的副穿支穿出深筋膜点的连线;而一级源血管为非主干血管的带血管蒂穿支皮瓣转移时,其轴线设计与同体区游离穿支皮瓣一致。

三、"面"

"面"的概念有两层意思:① 穿支皮瓣的切取层面。穿支皮瓣切取层面不同于传统的筋膜皮瓣和肌皮瓣,筋膜皮瓣切取层面位于深筋膜深面,肌皮瓣切取层面在肌肉深面,而穿支皮瓣的切取层面位于深筋膜以浅,只包括皮肤和浅筋膜组织。② 穿支血管供养皮肤和浅筋膜组织的范围,即穿支皮瓣的最大切取面积,皮瓣设计仅限于这一范围内,超过此范围可能导致皮瓣部分坏死。目前每一穿支的供血面积尚不确定,临床更多情况是依靠术中逐一阻断主穿支以外的穿支,通过观察皮瓣血供情况来决定副穿支的去留,目标是保证整个切取的皮瓣安全成活。

四、"弧"

"弧"是指穿支皮瓣的旋转弧。此为平静带转移的穿支皮瓣所特有,是穿支皮瓣移位修复邻近创面,皮瓣围绕旋转点旋转时皮瓣远端所能到达的位置,将其连成弧形,称为穿支皮瓣的旋转弧。穿支皮瓣的旋转弧实为转移皮瓣的覆盖范围,在这一范围内任何组织缺损或创面均可用该皮瓣进行修复。

第六节　穿支皮瓣的血管吻合

穿支血管吻合,即相邻穿支血管的分支之间所形成的联系沟通。其吻合类型有3种:① 不减少管径的真性吻合;② 逐渐减少管径的阻力性吻合;③ 在正常情况下尚未开放的潜在性吻合。常见的穿支皮瓣血管吻合方式有端端吻合、端侧吻合、盘侧吻合、"T"型或"Y"型血管吻合及其他改良吻合方式。

一、常用吻合方式

1. 端端吻合

端端吻合符合血流的生理学方向，能保持血液最大的流速和流量，是当前血管吻合的最常用方式（见图4-6-1）。

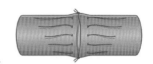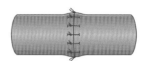

图4-6-1　端端吻合示意图

2. 端侧吻合

端侧吻合多用于血管一端不宜切断或者两断端管径相差过大的情况下，如皮瓣的血管和受区血管径相差2倍以上，或受区没有分支血管，只有颈外动脉或颈内静脉的主干等。端侧吻合可以减少吻合后血管痉挛的发生率，改善血流量（见图4-6-2）。

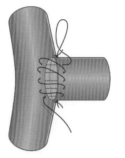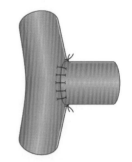

图4-6-2　端侧吻合示意图

很多时候，存在在术区难以找到与穿支血管管径接近的受区血管，而微血管吻合器可以提供的最小吻合管径为1.5 mm。当切取皮瓣穿支血管管径小于1.5 mm，且与受区管径相差较大时，可尝试选择端侧吻合。Albertengo等认为当端端吻合时被完全横切切断的动脉断端管口会收缩，血管也会向两端回缩。而行端侧吻合时的受区动脉血管壁椭圆形开孔则有扩张开大的倾向。完全切断的血管通常会迅速收缩并停止出血，而没有完全切断的血管会持续出血，甚至出血比较迅猛。这种情况下，行动脉端端吻合容易导致吻合动脉的回缩和收缩，特别是当血管在有张力的情况下行端端吻合时，血管向两端的回缩是非常不利的。端侧吻合后血管吻合部位的紊流可能会增加血栓形成的风险。也有学者认为端侧吻合后主干血管血容量大、速度快，会不停冲刷吻合部位的小血栓，从而大大降低吻合口血栓发生的概率。

端侧吻合法的突出优点就是不损伤受区主干血管，不影响受区远端组织的血液供应，特别当受区只有一条动脉血管时仍可以进行皮瓣游离移植。另外，行端侧吻合时无须对供区血管彻底分离，在一定限度上减少了创面准备时间。游离穿支皮瓣蒂部血管管径通常明显小于受区血管。

游离穿支皮瓣采用端侧吻合修复血管也存在一些缺点：① 端侧吻合一定程度上增加了供、受区血管的吻合难度，而且应用静脉移植也不像端端吻合一样容易操作。当受区只有一条动脉可供吻合时，手术的成功不仅关系到皮瓣的成活，也涉及远端肢体的成活，不允许反复操作。当患者存在动脉粥样硬化或者动脉管壁较厚时，端侧吻合的手术操作难度会明显增大。② 由于端侧吻合操作有一定的难度，其血管吻合时间通常较端端吻合法有所延长，端侧组平均血管吻合时间达21.3 min，较端端组平均增加了约7 min。

二、盘侧吻合

该方法是一种特殊的端侧血管吻合，即在普通光学显微镜下将皮瓣血管端修剪呈"盘"

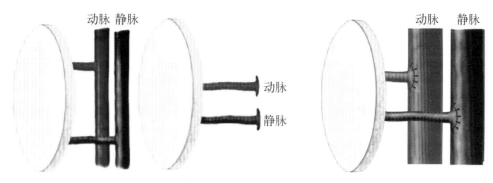

图4-6-3 盘侧吻合示意图

状,将修剪后的"盘状"结构与受区血管吻合,人为扩大穿支血管管径为原管径1.0～1.5倍,使得穿支血管与受区血管吻合更简单,同时可提高穿支血管的安全性(见图4-6-3)。Lim等报道在普通手术显微镜下采用端盘吻合方法行股前内侧皮瓣、腹股沟皮瓣等的游离移植,可将穿支血管直径扩大0.5～1.0倍,使得修剪后的"血管盘"直径达1.0～1.2 mm,提高术后皮瓣移植成活率,其结果支持"盘状血管吻合"提高皮瓣成活率的观点。

盘侧血管吻合方法的注意事项:① 穿支血管径细小,分离过程中易损伤血管蒂,术者需全程在手术显微镜或放大镜下仔细操作;② 穿支血管管壁薄,血管吻合过程中术者需要具备娴熟的小血管吻合技术。

三、"T"型或"Y"型血管吻合

以"T"型或"Y"型蒂部血管与受区血管吻合的一种特殊的组织移植方式,此种移植的皮瓣术式称为血流桥接皮瓣(flow-through flaps),可以旁流通的方式对远端组织供血,对肢体血运不良以及需要重建血管缺损的患者具有重要的意义。组织常见的吻合方式有4种:① 端端吻合;② "T"型或"Y"型吻合;③ 端侧吻合;④ 侧侧吻合。其中端端吻合应用最为广泛,但需要牺牲一条主干血管,对肢体远端的血运产生一定程度的影响,后两种吻合方式保留了主干血管的持续供血,而"T"型或"Y"型血管吻合方式可以同时桥接肢体主干血管的缺损,缝合也相对简单。皮瓣血流动力学证实,当蒂部血管远端畅通后,血流阻力下降,皮瓣的血流循环加快。蒂部血管的流通也起到了"压力分流阀"的作用,在一定程度上调节皮瓣的灌注压,有利于减轻皮瓣的肿胀。同时两个动脉吻合口增加了皮瓣存活的安全性,有利于提高皮瓣的存活率。

四、其他改良吻合方式

术中的血液吻合方式大部分采用传统的端端吻合,一动一静吻合方式,管径不匹配时采用此类吻合方式,由于管径的不匹配导致血流截面积改变,很容易在吻合口形成漩涡,导致血流减速、凝血因子集聚形成血栓,出现血管危象;同时进入皮瓣内血管的灌注量只能取决于受区动脉近端的血流量,如若进入皮瓣的血液无法得到很好的调节,一旦吻合的血管有危象,容易造成皮瓣坏死,手术失败。

近年来,随着对游离皮瓣血液循环的研究,对游离皮瓣的灌注量与回流量的平衡越来越重视,是移植皮瓣术存活的关键因素。有学者提出组织瓣对低灌注量的耐受较高,而对静脉回流不畅的耐受较低。当游离皮瓣移植术中皮瓣静脉损伤、变异或选择不当等多种原因导致静脉回流量相对不足时,可以考虑通过调整皮瓣的灌注量来改善灌流情况。徐立群等在桡静脉吻合方式对前臂皮瓣血流影响的计算流体力学分析中得出4种吻合方式(Ⅰ型:匹配吻合;Ⅱ型:水平残端吻合;Ⅲ型:成角吻合;Ⅳ型:端侧吻合)中Ⅲ、Ⅳ型是较理想的吻合方式,可有效减少皮瓣的循环阻力。通过对血管吻合方式的改良,将传统的血管端端吻合方式改良为侧支吻合、端侧吻合、嵌顿吻合方式,在保持游离皮瓣受区主干动脉(即源动脉)血流通畅的情况下,将皮瓣的供血血管吻合于受区主干动脉的分支上,可以使皮瓣的前负荷得到明显改善,实现了分流的目的,术后皮瓣的成活率及存活质量会得到明显提高。前负荷存在于向皮瓣的供血系统,受血液流量、流速、压力等诸多因素的影响。在皮瓣静脉回流无障碍的情况下皮瓣的前负荷越大,对皮瓣的存活越是有利;但在静脉回流不足的情况下,前负荷越大,皮瓣内淤积的血液就越多,引发静脉危象的概率就越高,最终皮瓣的成活率及存活质量就越低。

五、小血管吻合的原则及训练注意点

1. 血管显露清楚,术区注意整洁

在手术显微镜下缝合血管,血管的暴露一定要清晰。为此在平时训练中应该教育学生养成良好的习惯,注意术区整洁,术区血管吻合处避免有周围软组织遮挡,出血点应该细致结扎或用电凝止血,一般细小的渗血可用湿纱布压迫止血。术区要避免过多地显微器械或无用的拉钩、血管钳放置。注意清洗创面血迹,放置的缝合线粘上血迹会影响操作。

2. 血管吻合张力适当

血管断裂后会向两侧回缩,回缩程度与管径、解剖游离的长度和肢体位置有关。缝合前应将两端试着拉在一起了解缝合张力情况,张力过大或过小而扭曲都会影响吻合效果。尤其是在新手锻炼时保证恰当的张力尤其重要,张力过高会造成血管翻转困难影响操作,而且吻合口容易撕裂形成血栓。

3. 血管外膜的适当修剪与断口冲洗

血管断端部分的外膜会妨碍吻合,而且容易带入管腔内,因此对断端的外膜应做适当的修剪。要注意不必过多剥离外膜,只需要修剪断口周围过长和松散的外膜,血管镊子钳夹要注意不能损伤内膜。

4. 稳、准、轻、巧

在显微血管修复过程中,要强调必须做到稳、准、轻、巧。一针一线的操作不当都将造成不良后果,甚至导致手术失败。每一针的缝合都要准确无误,要求针距、边距均匀一致,避免反复针刺而增加血管壁的损伤。血管解剖分离和缝合打结时,必须强调动作敏捷、轻快、灵巧,不过度牵拉、夹捏、挤压血管,避免笨拙和不必要的重复,以及不顺手的动作。

5. 器械放置要合理,养成良好的习惯

术者应将缝合时常用的器械放在手边一定的位置。一般将显微镊子、剪刀放在术者左手侧湿纱布上,将持针器、线放在右手侧或胸前。而助手准备两把显微镊子、一把剪刀和冲洗器,随时向吻合口处滴注肝素生理盐水,保持血管断端湿润清洁。

第七节　血管缝合技术

缝合法是目前临床上最常用的血管吻合方法,适用于大血管和小血管。血管缝合的方法主要有两定点或三定点间断缝合、连续缝合、褥式缝合等。无论采用何种方法进行缝合,以下两个原则必遵循:① 要切除多余的外膜,避免外膜进入血管腔内引起血栓形成;② 要行全层缝合,不能漏掉血管内膜,缝合小血管应采取间断缝合。此外,儿童患者也应该行间断缝合以便于血管的生长。大多数动脉可采取连续缝合来关闭,除了大血管或血管壁特别厚的血管,一般间距和边距为1 mm。间断或连续水平褥式缝合可以使血管外翻,从而保持内膜光滑,减少血栓形成的概率,但因为会引起明显的血管缩窄,现已较少应用。血管缝合一般要求在达到不漏血的情况下尽量减少缝合针数,以期最大限度地减少对血管的损伤。

一、缝合线缝合方法

1. 间断缝合

间断缝合法被认为是端端显微血管吻合的"金标准"。20世纪60年代的研究证明了单纯间断缝合相对于连续缝合的优越性,并将连续缝合相对较低的通畅率归结于管腔狭窄、血管柔顺性降低以及搏动减少。

2. 定点缝合

第1针缝合助手侧壁(9点),第2针缝合术者侧壁(3点),第3针缝合成前壁的1、2针中点(12点),然后于第1、3针间和第2、3针间加针即缝合完成。将第1针定点牵引线从血管下引至术者侧,提起此线,再于第1、2针中间(6点)缝合第4针,最后于第1、4针间和第2、4针间加针即缝合完毕。

3. 改良定点缝合

改良定点缝合针序同上定点缝合,第1针缝合助手侧壁(9点),第2针缝合术者侧壁(3点),或第1针先缝合后壁(6点),第2针缝合前壁(12点),然后加针缝合前壁,翻转血管180°角,再缝合对侧壁。

4. 缠绕式缝合

缠绕式缝合是在单纯间断缝合法基础上改进提出的,集合了间断缝合与连续缝合的优点。连续缠绕式缝合前壁,每缝合一针缠绕线保持松度为剪断之后可以打结的长度。当缝合前壁完成后,剪断所有缝合线,逐条打结,翻转后同法缝合后壁。

5. 褥式外翻缝合

于9点、3点、6点、12点位置等距各以褥式缝合1针,四定点牵引线间加针行间断缝合。有研究表明该方法用于管径2 mm以上血管的吻合,一方面可以确保血管边缘绝对外翻,管腔光滑,针距均匀;另一方面,对于一些高龄患者(年龄＞55岁),血管内膜变性、管腔分层,褥式外翻缝合是较为适宜的吻合方法。

6. 套叠缝合

近年来,关于套叠缝合的报道较多,因为它具备明显缩短手术时间、不需反转血管吻合夹以显露后壁的优点。但是,它只适用于血管近断端管径小于或等于远断端的情况。因此,当血管管径存在差异时非常适合应用该方法。套叠缝合存在的主要缺点:吻合口狭窄的程度,当两断端管径接近时潜在的血流量减少。因此,在严格把握适应证的基础上,即缝合管径0.5～2 mm范围内的血管,该方法的吻合时间和通畅率都较好。

将吻合口血管充分显露,套端血管(动脉为近端,静脉为远端)可用显微镊扩张,套入端血管需修剪外膜,将套端血管一侧纵行剪开,长度相当于血管管径或略长,位置以术者操作方便而定。血管缝合时一般需缝4针:第1针将套端剪口顶部与相对应端(边距0.1～0.2 mm)行全层缝合:第2针在第1针对侧的套入端与套端重叠的位置,即距离相当于血管管径或略长的位置,套入端仅缝合外膜及中层,套端全层缝合打结;第3针、4针分别将套端剪开的相对应游离血管壁张开一定的角度后与套入端血管壁缝合在一起,此角度随套入端血管直径的大小而变化,以确保套入端血管在套接缝合后不引起狭窄,缝合时套入端血管仅缝合外膜及中层,套端行全层缝合。

二、机械性血管吻合

新血管吻合的方法,依靠物理或化学的方法实现血管吻合,目前已报道方法主要有套管法、黏合法、吻合夹法和吻合器法等,这些方法临床应用程度不一,效果相差很大。

1. 套管法

将血管断端之一穿入人工套管并外翻固定,扩大血管直径,将血管翻转到套管上用线结扎或用其他方法固定在右小齿上,然后另一血管断端套于前者固定。套管的材料主要是不锈钢、钒或银等金属,但近期也有用聚四氟乙烯等可溶性化合物作为套管。套管分为有齿套管和无齿套管两种。套管法进行血管吻合相对简化了操作过程,缩短了血管吻合的时间,吻合每条血管平均用时5～8 min。套管在一定程度上防止吻合口的扭转和狭窄,通畅率为92%～100%。金属套管组织反应小,利于吻合口愈合。套管法对装置要求不高,便于推广。但套管法不能满足显微外科手术微创的要求,吻合过程中的翻转操作容易造成管壁损伤,且有些装置在操作过程中还需耗费一段血管,目前主要应用于动物实验研究,临床运用甚少。

2. 黏合法

主要是通过医用黏合剂将紧密对合的血管两端黏合起来,从而达到吻合血管的目的。

一般将近端血管嵌套在远径血管,再利用黏合剂黏合,可适当避免黏合剂进入血管腔。理想的医用黏合剂应该具备以下性质:① 能被机体降解代谢,无异物残留;② 无细胞毒性和免疫排异反应,不影响或阻碍组织细胞正常生长代谢;③ 有一定的黏性和流动性,能暂时粘接或阻止吻合口两端缘的分离;④ 常温、常压下能迅速成膜、固化,形成不溶于水的膜状物;⑤ 成膜后表面光滑柔软,无促进血栓形成性。安全、可靠、无毒性;具有良好的生物相容性,不妨碍人体组织的自身愈合;在常温下可以实现快速黏合;具有良好的黏合强度及持久性;对人体组织无刺激性;在有血液和组织液的条件下可以使用等。临床上常用的血管黏合剂主要有两种:纤维蛋白胶和氰基丙烯酸酯、血浆戊二醛胶、光敏化学组织黏合剂等。

粘接吻合技术的主要优点在于避免了缝针和缝线对血管吻合口处的透壁性损伤,消除了缝线等异物对管壁的持续性刺激所致的增生性反应,同时较为光滑平整的管腔对吻合口局部的血流动力学影响较少,使吻合口处内膜增生减轻,内皮化更容易完成,从而具有较高的通畅率。粘接吻合技术的缺点:① 粘接后吻合口弹性差、质脆、有一定的毒性;② 需要先缝2针牵引血管或者内置中空支架,由于血管是一个中空的软管,行粘接吻合时需先将血管两端维持开口状态。

3. 血管吻合夹法

吻合夹法是无须穿透血管内膜的血管吻合方法。吻合夹是以钛或钛镍等合金制成,利用材料独特的形态记忆功能、良好的组织相容性和极佳的机械物理性能吻合血管。吻合血管时,用外翻钳将血管壁外翻对齐,以拇指和示指按压吻合器手柄中部按钮,吻合夹轴柄部回缩,按压外翻血管向内靠拢,使吻合夹呈"O"形,当两臂间隙接近"零"且未穿透内膜时停止按压,依此行间断吻合即可实现血管的吻合。

吻合夹法有以下优点:① 对内膜损伤小,利于其修复;② 可减少内膜下胶原暴露,减少了血栓形成的因素;③ 可调整吻合口有差异的血管;④ 操作简单。血管吻合夹法的不足:① 吻合夹造价昂贵;② 型号较大使用不便。

4. 激光血管吻合

激光焊接血管的基本原理是将激光能量转变为热能,局部组织温度升高,细胞外基质蛋白变性,血管中膜胶原纤维由凝胶状态变成溶胶状态,进而使血管壁粘接在一起。激光吻合血管可采用激光点状焊接技术和激光环形吻合技术。激光点状焊接吻合对血管的营养影响较少,正常血管的营养主要借助血管外膜的小血管和管腔内的血液渗透来滋养,这是血管能生存增长的物质基础。低功率激光焊接法由于穿透力低,对血管壁的结构和外膜的营养血管以及内膜破坏少。

激光血管吻合与常规的缝线吻合法比较,具有吻合愈合速度快、异物反应轻、抗感染能力强等优点。激光吻合还可减轻血管壁弹力纤维的破坏与扭曲程度。对于微细血管,激光吻合的操作要比常规吻合法容易掌握。目前常用于血管吻合的激光器主要有氩激光、二氧化碳激光、钕激光和半导体激光等。不同的激光器具有不同的波长、组织穿透深度及组织吸收率,从而产生不同的激光能量与血管组织间的光热效应。对于成功吻合所需要的吻合口温度,多认为在50～70 ℃,所采用激光输出功率各为80～200 mW。

激光吻合血管的优点:① 焊接处组织炎症反应小,形成粘连及狭窄现象少,组织愈合快;② 吻合后的血管能随个体生长而生长,适用于儿童生长期血管的吻合。激光吻合技术的缺点:① 激光吻合的血管吻合口初期耐压强度较低,这也是激光吻合技术在临床应用的瓶颈;② 需要有血管支撑物,血管内支撑物可以保持血管形状以及吻合口准确对合,同时避免了激光对血管和侧壁的损伤,作为血管内支撑物的材料必须保证不损伤血管内膜,对人体无毒,且能快速溶解;③ 假性动脉瘤形成概率较高。

第八节　微血管吻合器在穿支皮瓣中的应用

Coupler微血管吻合装置由高密度聚乙烯和外科级不锈钢针组成,吻合环直径1.0～4.0 mm,间隔0.5 mm。血管吻合前,先用血管量规测量血管直径,选用适当的吻合环;然后将血管的两端从吻合环内拉出,用微创的吻合镊将血管壁内膜向外翻固定在吻合环的钢针上;顺时针旋转吻合器末端即可将吻合环对位固定;用小血管钳轻夹吻合环使之密切对合,继续旋转便可将吻合好的血管顶出而完成吻合。传统手工吻合采用8-0 prolene滑线。

一、微血管吻合器的应用

采用血管测量工具测量血管径,选取相应尺寸的血管吻合器。安装血管器套环,去除套环上的保护套,将一条血管的断端穿过血管吻合环,血管壁外翻,逐一固定在套环的钢针上;均匀固定后,以相同的方法将另一条血管断端内膜定于套环的钢针上。肝素盐水冲洗血管腔,确认血管内膜完全外翻、血管腔内无血凝块或异物后,顺时针旋转吻合器械手柄,合拢吻合器。用血管钳轻钳夹套环,继续旋转直至两侧的套环从手柄弹出。若皮瓣的静脉与受区静脉行端侧吻合时,先将皮瓣静脉断端固定在套环上,然后将静脉开口固定在血管套环,余步骤同前。先松开动脉夹,观察2～5 s后,见血液回流至静脉。吻合口两端静脉管腔充盈,说明吻合口通畅。术腔放置引流管,关闭伤口。

二、微血管吻合器的原理和血管愈合机制

在微血管吻合器悬挂过程中,可以直视下观察内膜情况,提供内膜和内膜的吻合;使血管外翻时没有缝线或血管外膜接触血流表面,且在吻合口处有刚性的外部支架;避免血管塌陷,这些都可以减少血栓形成的风险并可以杜绝微渗漏的发生。另外,供、受血管之间小至中等程度的差异可以通过微血管吻合器的平均分配达到良好的匹配效果。动物实验证实微血管吻合器和手工缝线的吻合口处经历相似的组织病理学变化,但术后24周时血管吻合器吻合口处形成光滑连续的上皮,而手工吻合口处血管内皮相对粗糙,并可以看到缝线。因

此,头颈部游离皮瓣静脉血管采用微血管吻合器,血栓形成率较低,可以达到甚至超过手工缝合血管的临床效果。

三、血管吻合器应用于游离皮瓣移植的优势和不足

血管吻合器借助机械原理使血管实现良好的对合,具有传统手工缝合所不具备的优势。首先,血管吻合器能够实现真正的内膜对内膜的血管吻合,保证了管腔内血流界面的自然光滑状态;其次,血管吻合器不需要缝线,不穿透血管内膜,管腔内血流不受干扰;再次,血管吻合器可以对吻合口起到支撑作用,具备一定的抗扭转抗痉挛效果;第四,血管吻合器可以大大节约操作时间。

血管吻合器应用于游离皮瓣移植的最重要意义就是具备吻合速度的优势。游离皮瓣移植手术复杂精细、手术时间长、医师体力消耗大,且移植组织需经历缺血与再灌注过程,血管吻合器不仅节省了医师的体力,更直接缩短了组织缺血的时间,对提高移植皮瓣的生存率意义重大。

血管吻合器的优点: ① 对手法操作要求较低,吻合快速,吻合时间一般为 $2 \sim 5$ min; ② 血管管腔内无异物,内膜光滑,术后恢复较快; ③ 针环的支撑固定作用使吻合口不易缩窄,术后通畅率高; ④ 有些吻合器不仅可以行血管的端端吻合,还可以行端侧吻合。血管吻合器的缺点: ① 针环使吻合口血管僵硬,影响了血管正常收缩与舒张的生理功能,并限制血管的生长,因此不适宜未成年患者; ② 吻合时需要血管断端外翻 $90°$,故不宜用于厚壁、硬化或直径 < 1.0 mm 的血管吻合; ③ 不能吻合管径差异大的血管; ④ 可能在血管外膜形成异物肉芽肿。

第九节　穿支皮瓣与超级显微外科

20 世纪 60 年代,Jacobson 和 Suarez 在显微镜下成功完成了小血管吻合,并提出了“显微外科”的概念。1963 年,陈中伟在世界上首次成功完成断臂再植,让显微外科由实验室走向临床,开启了显微外科时代。随后显微外科迅猛发展,出现了很多以断指和断肢再植、手指再造、各种组织瓣移植、神经移植与转位等为代表的手术方式和技术。与此同时,显微解剖学也得到深入发展,为显微外科发展奠定了坚实基础。至 20 世纪 90 年代,显微外科发展日臻成熟,成为较为完整的学科系。随着手术技术的积累和显微器械的改进,显微外科向纵深发展,出现了超级显微外科(supermicrosurgery)。超级显微外科不仅是更精细的手术技术,随之也产生了很多新的理念和方法,成为目前显微外科的热点领域。

1997 年,在比利时根特举行的首届国际穿支皮瓣会议上,Koshima 等首次提出了超级显微外科的概念。2010 年,Koshima 等将超级显微外科定义为:一种吻合细小血管或单根神经束的微血管神经吻合与切取技术,血管直径 $0.3 \sim 0.8$ mm。技术层面上,超级显微外

科操作更为精细,需要特殊的显微外科器械。在吻合0.3 mm直径的血管时,通常需要的特殊手术器械有:能放大50倍的显微镜、尖端为0.06 mm直径的显微镊子、12-0的尼龙线、0.05 mm直径的针等。2010年,在巴塞罗那举行的欧洲首届超级穿支皮瓣会上形成了《超级显微外科巴塞罗那共识》,认为超级显微外科更能体现技术本身的特点,建议采用超级显微外科。随着穿支皮瓣的发展,Koshima提出超级显微外科的概念,并在穿支皮瓣领域衍生出free-style技术和perforator-to-perforator技术。

一、穿支皮瓣

穿支皮瓣出现后,皮瓣来源不再是主要问题。而皮瓣供区损伤受到更多关注,逐渐形成皮瓣供区损伤最小化的理念。Asko-Seljavaara首次提出free-style皮瓣的概念,但较为含糊。2004年有学者对free-style做了详细定义:free-style方式以手持多普勒仪完成术前穿支血管定位,术中采用逆行分离技术切取皮瓣,从远端向近端分离穿支,无须担心解剖变异。free-style方式的核心是穿支皮瓣的切取与供区的保护,体现了超级显微外科的理念,其特点在于切取穿支皮瓣可在深筋膜表面切取,保留深部的肌肉、神经和主干血管,从而减少供区并发症发生。穿支皮瓣只需要切取穿支,无须分离冗长的源血管,缩短皮瓣切取时间。对于受区血管,也只需要穿支血管,进一步减少对受区的损害。与皮瓣切取类似,在血管吻合中也出现了对应的"perforator-to-perforator"吻合的概念,即在穿支层面进行穿支对穿支的皮瓣切取与吻合,该技术更强调血管吻合。目前,超级显微外科皮瓣常常同时应用free-style技术和perforator-to-perforator技术。其优点是:皮瓣切取与受区血管分离时间更短,更进一步减少了损伤主要血管的风险,需要的皮瓣血管蒂长度更短,且其成活率与常规方式相当。当然,这需要更高超的手术技术,其学习过程也更为艰辛。

二、超级显微外科

超级显微外科被提出后,以前认为因管径太小不能吻合的血管,应用超级显微外科技术后可进行吻合,因而增加了很多新的皮瓣供区。组织移植的供区可根据受区需要的组织类型、组织量、相似程度、色泽等进行综合匹配选择,做到缺什么补什么,实现精准修复,达到更满意的修复效果。近年来,超级显微外科技术成功用于股前外侧穿支皮瓣、脐旁皮瓣、腹壁下动脉穿支皮瓣、胫后动脉穿支皮瓣、足内侧穿支皮瓣等的切取与移植。

超级显微外科是显微外科向纵深发展的结果,与常规显微外科比较,有非常鲜明的特点,存在明显的优点与不足。其优点有:① 在皮瓣或组织移植时,无须切取周围的肌肉、神经和主干血管,供区损伤更小,恢复更快;② 无须暴露受区主干血管,进一步减少受区损害和对受区血供的影响;③ 基于free-style技术、perforator-to-perforator吻合技术的组织移植手术时间更短、出血更少,且组织利用更高更合理;④ 进一步深化了普通显微外科,推动指尖再植、部分组织离断再植、部分足趾移植再造等技术的发展;⑤ 发展了很多新的手术方式,如淋巴管-静脉吻合分流、阑尾移植、部分耳廓移植等,为显微外科提供了更为广阔的舞台。超级显微外科的不足：① 吻合的血管或神经细小，技术要求高，需要花费更长时间练习才能掌握；② 超级显微外科需要更为精密的显微镜、显微外科手术器械及更细的针线，较以往设备更容易损坏；③ 目前所有的辅助手段均很难完全准确定位穿支、淋巴管等；④ 没有条件下盲目开展超级显微外科手术，可能增加手术风险和组织移植坏死率。

第十节　口腔颌面部游离组织瓣移植受区血管制备情况

随着显微外科技术的发展，游离组织瓣移植已成为口腔颌面部缺损修复与器官重建的主要技术手段，其中血管吻合的成功与否是决定组织瓣成活的关键。颈部血管数量众多，管径粗大，且位于口腔癌根治手术野，非常有利于受区血管的解剖与制备。但对于口腔癌手术和（或）放疗后复发、颌骨坏死、发生第二原发癌或部分外伤、感染后组织缺损或畸形的患者而言，颈部适合进行吻合的血管往往因前次手术被切除、结扎或因放疗、外伤、感染而受损，受区血管可能出现制备困难或缺乏而影响游离组织瓣的应用。口腔癌手术后患者颈部的大部分血管及分（属）支由于颈淋巴清扫的需要而被切断、结扎，加之术后放疗的损伤，颈部组织瘢痕挛缩，纤维化明显，术中解剖层次不清。尽管在一些颈部没有进行过手术的患者，如鼻咽癌放疗后发生的颌骨坏死、颌面颈部外伤或感染后出现的组织畸形与缺损，由于放射线、外伤或感染的影响，颈部的血管如动脉可发生阻塞性动脉内膜炎，位置相对表浅的静脉如颈外静脉可出现闭塞。因此，口腔癌手术后、颈部放疗后或发生过损伤、感染的患者，由于颈部受区血管的寻找与制备较为困难，5%的患者出现受区血管制备困难或缺乏，再次进行游离组织瓣的移植手术对外科医师而言往往是一个巨大的挑战。选择合适的组织瓣与受区血管，灵活运用超长组织瓣血管蒂制备、血管移植、血管转位、静脉改形、端侧吻合及血流桥接等技术仍然可以获得较高的成功率。

胸廓内血管因其变异少、易于分离制备、远离放疗区等优点可作为颈部血管缺乏时游离皮瓣的受区血管，但因为需要开辟第二术区并去除部分肋软骨而较少使用。头静脉-锁骨下静脉流量高、压力低，能有效防止血流瘀滞与血栓形成，且位置恒定、不受放疗及根治手术影响；故当颈部无适宜静脉时可分离出同侧头静脉转移至颈部作为受区静脉，但同样存在需开辟第二术区的缺点。

受区组切除口腔颌面部病变后，单独或联合采用下述方法制备受区血管：① 曾行口腔颌面部游离组织瓣移植手术者尽量利用原组织瓣血管蒂。② 曾行同侧功能性或肩胛舌骨肌上颈清扫术者，动脉选用结扎的面动脉残端、甲状腺上动脉、甲状腺下动脉或颈横动脉；静脉选用结扎的颈内静脉或颈外静脉残端，或与颈内静脉端侧吻合。③ 曾行同侧根治性颈清扫术者，选用对侧颈部血管。④ 曾行头颈部放疗或由外伤、感染所致的组织缺损畸形者，如术野内分离的血管质量不佳,则沿血管追踪直至解剖出质量可靠的血管。⑤ 组织瓣断蒂前,测量所需血管蒂的长度;如长度不足,则通过制备超长血管蒂、受区血管转位、血管移植等方法解决。⑥ 2块或以上组织瓣管移植而受区血管数目不足,采用血流桥接或组织瓣串联技术。⑦ 供、受区静脉管径差异较大,采用侧方切开成形、Y-T成形或楔形缩口成形等方法对静脉进行改形。血管制备完毕后,选11-0无损伤血管缝线手工缝合或Coupler微血管吻合器进行吻合。

(何悦,刘忠龙,王军)

参 考 文 献

1. Blondeel PN, Van Landuyt KH, Monstrey SJ, et a1. The "Gent" consensus on perforator flap terminology: preliminary definitions[J]. Plast Reconstr Surg, 2003, 112(5): 1378-1383.

2. Cormack GC, Lamberty BG. Cadaver studies of correlation between vessel size and anatomical territory of cutaneous supply[J]. Br J Plast Surg, 1986, 39(3): 300-306.

3. Geddes CR, Morris SF, Neligau PC. Perforator flaps: evolution, classification, and applications[J]. Ann Plast Surg, 2003, 50(1): 90-99.

4. Koshima I, Soeda S. Inferior epigastric artery skin flap without rectus abdominis muscle[J]. Br J Plast Surg, 1989, 42(6): 645-648.

5. Ono S, Ogawa R, Hayashi H, et al. How large can a pedicled perforator flap be?[J]. Plast Reconstr Surg, 2012, 120(1): 195e-196e.

6. Ramakrishnan VV. Perforator flaps[J]. J Plast Reconstr Aesthet Surg, 2001, 108(6): 1609-1617.

7. Saint-Cyr M, Wang C, Schaverien MV, et al. The perforasome theory: vascular anatomy and clinical implications [J]. Plast Reconstr Surg, 2009, 124(5): 1529-1544.

8. Taylor GI, Corlett RJ, Dhar SC, et al. The anatomical (angiosome) and clinical territories of cutaneous perforating arteries: development of the concept and designing safe flaps[J]. Plast Reconstr Surg, 2011, 127: 1447-1459.

9. Taylor GI, Plamer JH. The vascular territories (angiosomes) of the body: experimental study and clinical applications[J]. Br J Plast Surg, 1987, 40(2): 113-141.

10. Wei FC, Mardini S. Free-style free flaps[J]. Plast Reconstr Surg, 2004, 114(4): 910-916.

11. 侯春林,顾玉东.皮瓣外科学[M].2版.海:上海科学技术出版社,2013.

12. 侯毅,顾立强.显微血管吻合技术的现状与展望[J].中华显微外科杂志 2014,37(2): 201-204.

13. 刘继全,王磊,黄毅,等.大鼠游离DEP皮瓣穿支血管"盘侧吻合"模型的构建[J].中华显微外科杂志,2016, 39(1): 58-60.

14. 刘元波,王欣,张世民,等."带蒂穿支皮瓣常见并发症原因分析与防治"专家共识[J].中华显微外科杂志, 2017,40(2): 105-108.

15. 沈勇,王彦生,张辉.股前外侧穿支皮瓣交叉吻合血管移植修复小腿皮肤软组织缺损19例[J].中华显微外科杂志,2014,37(3): 293-294.

16. 宋庆伟,杨广林.血管吻合方法的研究进展[J].实用医学杂志,2010,26(3): 515-517.

17. 苏薇洁,钱云良,章一新.肌皮穿支皮瓣的基础和临床应用进展[J].上海交通大学学报:医学版,2008,28 (7): 905-907.

18. 谭军.谈谈小血管吻合技术的操作训练与提高[J].考试周刊,2011,13: 240.

19. 唐举玉、魏在荣,张世民,等.穿支皮瓣的临床应用原则专家共识[J].中华显微外科杂志,2016,39(2): 105-106.

20. 唐举玉.我国穿支皮瓣发展存在的问题与对策[J].中国美容整形外科杂志,2017,28(2): 65-68.

21. 唐茂林,徐永清,张世民.穿支皮瓣的应用解剖与临床[M].北京:科学出版社,2013.

22. 唐茂林, 杨大平, 梅劲, 等. 穿支皮瓣的解剖学及血流动力学研究进展[J]. 中华显微外科杂志, 2016, 39(3): 312-315.

23. 陶友伦, 庄跃宏, 张世民, 等. 穿支皮瓣血流动力学模型的建立及研究进展[J]. 中华医学杂志, 2015, 95(11): 870-872.

24. 王俊林. 血管吻合技术的进展[J]. 华夏医学, 2013, 27(4): 151-154.

25. 魏在荣, 汪华侨, 王达利, 等. 穿支皮瓣供瓣区选择原则[J]. 中华显微外科杂志, 2016, 39(5): 417-419.

26. 吴立萌, 蒋灿华, 陈洁, 等. 口腔颌面部游离组织瓣移植受区血管制备困难时的处理[J]. 中华显微外科杂志, 2016, 39(2): 114-118.

27. 杨大平, 唐茂林, Geddes CR, 等. 皮肤穿支血管的解剖学研究[J]. 中国临床解剖学杂志, 2006, 24(2): 232-235.

28. 杨中元, 刘学奎, 刘巍巍, 等. 微血管吻合器在头颈缺损修复吻合动脉和静脉中的应用[J]. 中华显微外科杂志, 2016, 39(6): 548-561.

29. 张睿, 王大平. 穿支皮瓣研究现状与展望[J]. 国际骨科学杂志, 2013, 34(4): 254-255.

30. 张世民, 徐传达, 顾玉东. 穿支皮瓣[J]. 中国临床解剖学杂志, 2004, 22(1): 32-34.

31. 章一新. 穿支血管的术前影像学导航技术[J]. 中华显微外科杂志, 2012, 35(6): 441-443.

第五章

彩色多普勒超声在穿支皮瓣检查中的应用

第一节　超声在穿支皮瓣检查中的发展

穿支皮瓣的概念由 Koshima 和 Soeda 等于1989年首次提出。穿支皮瓣是仅以管径细小的皮肤穿支血管（穿过深筋膜后管径 ≥ 0.5 mm）供血，切取包括皮肤和皮下组织的一种小型轴型皮瓣，其轴心血管为穿支（穿动脉和穿静脉）。穿支血管指由源血管发出、穿经深筋膜为皮下组织和皮肤供血的营养血管。随着显微手术器械及临床技术的发展，穿支皮瓣具有对供区创伤小、功能影响小、操作灵活、设计个性化等优点，在显微外科修复重建中应用日益广泛。

穿支血管的位置、数目、管径以及在肌肉内的行程都影响着皮瓣的设计和制备，而且穿支血管本身没有一定的恒定性，存在变异。因此，供区血管的术前定位将给手术方案带来很大的便利，同时减少手术时间，降低术中并发症，提高手术效果。目前常用的术前定位方法有：便携式多普勒超声（hand-held Doppler sonography, HHD）、彩色多普勒超声（colour duplex sonograph, CDS）、计算机断层扫描血管造影以及磁共振血管造影。这些技术各有优缺点，可根据手术需要选择合适的方法。本章旨在介绍 CDS 在穿支皮瓣检查中的运用和发展。

一、便携式多普勒超声

早在1975年，超声显像（ultrasound, US）即被应用于皮瓣手术的血管定位。直至20世纪90年代，便携式多普勒超声（hand-held Doppler sonography, HHD）已成为皮瓣手术中血管定位最常用的仪器。HHD通过多普勒探头向流动的红细胞发射和接受反射超声信号定位血管。其最大的优点为操作简单、方便携带、不受时间场地限制；缺点是只能检测到体表的血管信号，临床上使用广泛的 8 MHz 探头，也只能探测深度 < 20 mm 的血管，如果患者的皮肤、皮下组织厚度超过峰灵敏度，穿支血管浅出深筋膜的位置便无法确定。Yu 和 Youssef 将 HHD 应用于100例股前外侧皮瓣的穿支定位，并将超声定位和术中数据进行比对，结果

显示8 MHz探头超声的阳性预测值为89%,10 MHz探头的阳性预测值为94%,阴性预测值为43%,提示术前超声检查并非完全准确,皮瓣设计时应谨慎地参考术前穿支的定位数据。HHD准确率差,探测结果与术中结果相符率低。而针对血管的管径、血流、软组织分布等情况,HHD无法提供相关信息。尽管上述不足限制了其临床应用,但是超声探头可以消毒,手术医师可自行操作,目前常用于术中检查血管的搏动。

二、彩色多普勒超声

彩色多普勒血流显像(colour Doppler flow imaging, CDFI)技术由彩色多普勒叠加于二维灰阶血流上达到直观形象的成像效果,大大提高了超声对穿支血管定位的准确性。Hallock等首先将彩色多普勒超声应用于穿支血管的定位中。Iida等应用彩色多普勒超声定位17例股前外侧皮瓣穿支血管,其真阳性率和阳性预测值分别高达92%和95.8%。Giuntas等通过彩色多普勒超声对腹壁下动脉穿支皮瓣穿支血管进行术前定位,可节省11%的解剖血管时间。Blondee等通过对50例患者的研究发现,彩色多普勒超声对于腹壁下动脉穿支皮瓣术前定位可达到96.2%的敏感度100%的准确率。国内亦有报道肯定彩色多普勒超声在股前外侧穿支皮瓣、腹壁下动脉穿支皮瓣、臀上动脉穿支、胸背动脉穿支皮瓣中的应用价值。

彩色多普勒超声技术可以检测血管的管径、PSFV和阻力指数(resistant index, RI)。Hallock于1994年首先将其应用在穿支血管的术前检查及定位中,并与术中分离结果比对发现其准确率近100%,分辨微小血管管径可达0.6 mm,但对于管径<0.6 mm的微小血管不够可靠。Tsukino等研究发现,使用高频彩色多普勒血流成像(high frequency color dopplar flow imaging, HFCDFI)可分辨管径≥0.2 mm的微小血管。HFCDFI的应用使管径≥0.2 mm穿支血管的无创性显示成为现实。此后,国内外众多研究表明HFCDFI对于管径≤1 mm的穿支血管的探测是最准确有效的手段,其对穿支血管探测的准确度及敏感度近100%。

彩色多普勒超声还可以显示血管的行径以及其周围组织的解剖,穿支血管按走行可分为以下三类。① 肌间隔穿支:经肌间隔穿过深筋膜到达皮下组织和皮肤,多存在于肌肉细长的四肢肌间隙(位于功能相同的肌肉之间)或肌间隔(位于肌群与肌群之间)的部位,分开肌间隔可见到穿支血管起自深部主干动脉。肌间隔穿支供养的皮瓣称为肌间隔(隙)穿支皮瓣。代表性的皮瓣有:股前内侧穿支皮瓣、股前外侧穿支皮瓣和桡动脉穿支皮瓣等。② 肌皮穿支:经过深层肌肉再穿过深筋膜到达皮下组织和皮肤,切开深筋膜后可通过向肌肉深层追踪解剖获得较长、较粗的血管蒂。肌皮穿支血管供养的皮瓣称为肌皮穿支皮瓣。代表性的皮瓣有腹壁下动脉穿支皮瓣、胸背动脉穿支皮瓣和肋间动脉穿支皮瓣等。③ 直接皮穿支:来源于深筋膜深面的血管主干,由于血管主干的位置较浅或居于肌腔隙内,皮动脉从主干发出后,没有经过肌肉的间隙,也没有发出肌支,穿出深筋膜后在皮下组织内行程较长,走行的方向与皮肤表面平行,逐渐浅出,沿途分支供养皮下组织和皮肤。

三、三维超声成像技术

彩色多普勒超声对穿支血管的内部结构特点及走行缺乏立体全面的三维空间显示,特别是穿支血管与主干之间的关系，手术医师术前无法全方位地掌握血管解剖信息，可以通过三维超声成像技术使图像更为直观。三维超声成像技术采用容积高频探头，频率一般为5.6～17 MHz。三维图像是按一定规律将横切面、失状切面和冠状切面采集的二维图像信息进行信息重建而获得。

四、微泡增强多普勒超声技术

超声对比剂（ultrasound constrast agent, UCA）是含有微气泡的液态物质，其微气泡的散射回波信号远远高于组织信号，从而可达到增强血管内的回波信号的目的，可有效评价正常组织和肿瘤内的微血管灌注情况协助超声诊断。超声造影剂近十年来发展迅速，由于其操作简便，无X线辐射及肝肾毒性而被广泛地应用于临床超声诊断检查。目前应用的第二代超声造影剂以Sonovne为代表，内容物为高密度惰性气体，外膜薄而柔软，稳定性好，故可实施实时动态观察。2010年，陆林国等率先将微泡增强多普勒超声技术应用于穿支血管的探测，取得了良好的结果。微泡增强多普勒超声技术通过微泡增强血管回声可探查到更细的血管，同时兼备彩色多普勒超声实时、无辐射、经济环保等特点，是彩色多普勒超声的改良技术。2013年，苏薇洁等在32例患者中应用微泡增强多普勒超声技术，涵盖多种皮瓣类型，发现MEUS的敏感度和准确度均为100%，是皮瓣穿支探测的理想技术。昝涛等也证实了MEUS在锁骨上皮瓣中的应用价值，认为微泡增强多普勒超声技术可探测到管径＜0.5 mm的血管，对于显示血管在软组织内的走行也更为清晰。由此可见，微泡增强多普勒超声技术适用于位置表浅的穿支探测，可以作为彩色多普勒超声的补充检查进行应用和推广。

第二节　彩色多普勒超声在旋髂浅动脉穿支皮瓣检查中的应用

1972年，Mc Gregor等首次清晰阐述了腹股沟皮瓣的解剖要点。1973年，Daniel等首次用旋髂浅动脉为蒂的腹股沟皮瓣修复下肢缺损。虽然与同时代的其他皮瓣相比，腹股沟皮瓣具有供区畸形小、损伤小、皮瓣可切取面积大等优点，但是随着许多新皮瓣的开发，其弊端也逐渐显露，如血管蒂管径细小、血管变异大、解剖困难、吻合困难、体积臃肿等。2004年，Koshima等报道应用旋髂浅动脉穿支皮瓣修复下肢缺损，相对于腹股沟皮瓣，旋髂浅动脉穿支皮瓣的制备不需要切取深筋膜和肌肉，克服了传统腹股沟皮瓣固有的缺点，也减少了皮瓣制备时间。随后，该皮瓣被广泛应用于尿道、阴茎和头颈部的重建。2014年，Iida等将此皮瓣应用于12例头颈部缺损的患者，根据上眼睑、舌、喉和颅骨缺损程度设计了大小厚薄不同的改良皮瓣，术后受区外形美观、供区隐蔽。旋髂浅动脉穿支皮瓣还可以携带肋间神经外侧皮支修复半舌缺损，新舌体在术后2个月开始恢复感觉。2015年，国内学者将旋髂浅动脉穿支皮瓣用于舌癌术后舌部缺损的修复。

一、应用解剖

旋髂浅动脉（直径0.8～1.8 mm）及其伴行静脉在腹股沟韧带下方约2.5 cm处,起于股动脉外侧壁及其伴行静脉；也有文献说旋髂浅动脉发自股深动脉起始部。潘峰等对31侧经动脉内灌注红色乳胶的成人标本研究发现,旋髂浅动脉70%与腹壁浅动脉共干,30%为单干发出。苗华、尹正银等通过观察100具成年尸体的旋髂浅血管,发现旋髂浅动脉以单干起始者占78.97%,与其他动脉共干起始者占17.95%,两者差别较大；在股动脉外侧约1.5 cm（缝匠肌内侧）处旋髂浅动脉分为浅、深两支（见图5-2-1）。陈尔瑜和何光篪等观察50例标本,由旋髂浅动脉干分为浅、深两主支的占56%,浅主支的出现率为86%。浅支随即穿出深筋膜向髂前上棘走行,深支继续在深筋膜下向外上方走行,沿途发出肌支及肌穿支（直径0.3～0.5 mm）,于缝匠肌外缘出深筋膜,并发出皮支营养腹股沟前外侧。Sinna等对20例标本的解剖发现,旋髂浅动脉深支的一个主要穿支就可以供应平均表面积为（160±50）cm²的皮瓣。旋髂浅动脉的浅支变异大,有时候短、细、甚至缺失；但深支通常恒定,管径较粗,其终末支经股前外侧皮神经下方至髂前上棘区域,发出皮支营养髂前上棘周围皮肤,同时发出骨膜支营养髂嵴前区。Koshima等指出,当发现的浅支又长又粗时,则深支通常短又细,当浅支缺如时,会有又长又粗的深支被发现。另外,在股三角区近缝匠肌内侧缘,旋髂浅动脉也见细小的淋巴支至腹股沟淋巴结,见肌支进入肌肉。

旋髂浅静脉属于隐静脉系统,有一支或者两支,最终汇入隐静脉窦。其发出点距离腹股沟韧带（1.92±0.21）cm,起始点可与腹壁浅静脉共干。从隐静脉窦发出后,直接进入皮下脂肪浅层,与腹股沟朝带平行走行,绕过髂前上棘,至其后外侧。

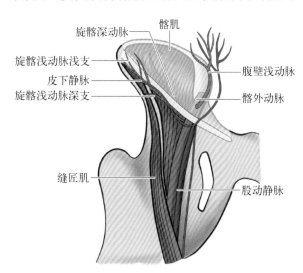

图5-2-1　旋髂浅动脉穿支分支示意图

二、超声检查方法

彩色多普勒超声检查方法采用高档彩色多普勒超声诊断系统,探头频率为10～13 MHz,彩色多普勒频率为7.5 MHz,彩色血流图取样框偏转与血流方向一致,血流方向与声束之间夹角＜60°,调节合适的显示深度,CDFI调节至最为敏感且不产生噪声,脉冲多普勒测量PSFV）、RI、彩色抑制下测量管腔内径。

患者取仰卧位,充分暴露双侧腹股沟区,腹股沟韧带股动脉交叉点与髂前上棘连线平行扫查,识别旋髂浅动脉干股动脉发出点［见图5-2-2（a）］,明确旋髂浅动脉浅支和深支走行是否存在缺失变异。旋髂浅动脉深支一般较恒定走行于深筋膜的深面［见图5-2-2（b）］；

识别缝匠肌,在缝匠肌的内侧寻找旋髂浅动脉的浅支,浅支直接穿过深筋膜至皮下脂肪层内,向髂前上棘走行[见图5-2-2(c)~(f)],浅支可能缺如,使用甲紫记号笔标记浅支的走行及穿出深筋膜的位置;深支于缝匠肌的外侧缘处浅出筋膜后继续前行,沿深支走行在缝匠肌区寻找穿支血管(即深支发出的穿深筋膜至皮下的动脉血管)[见图5-2-2(g)(h)],标出穿支点(穿深筋膜的位置)及动脉穿出浅层筋膜至皮下脂肪层位置。采用脉冲多普勒在穿支动脉起始处及穿出深筋膜处记录穿支动脉的流速曲线,测量PSFV和RI,同时可测量浅

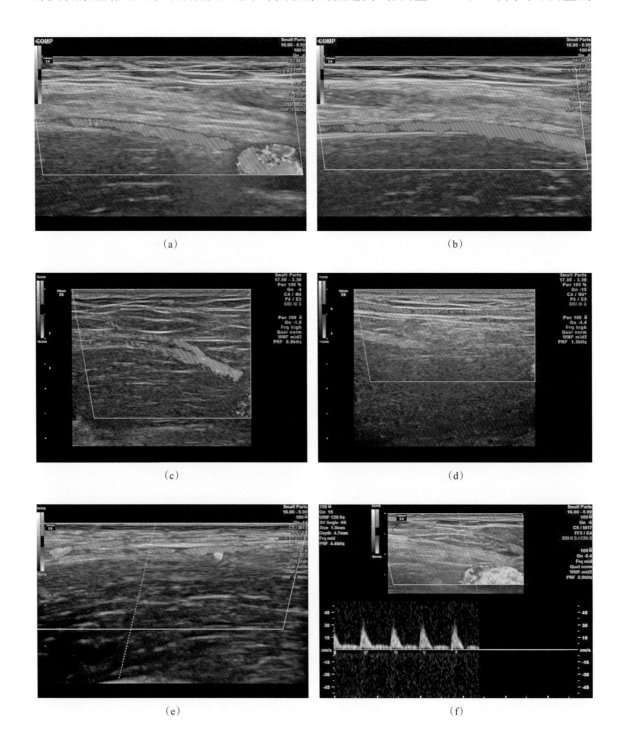

(a)

(b)

(c)

(d)

(e)

(f)

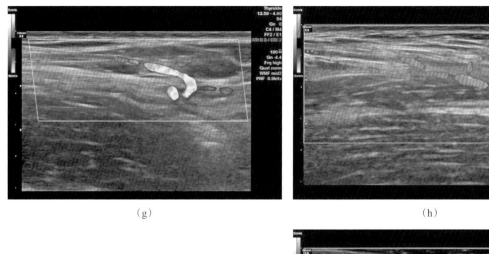

（g）　　　　　　　　　　　　　　　　　　（h）

图5-2-2　彩色多普勒超声在旋髂浅动脉穿支皮瓣检查中的应用

（a）旋髂浅动脉干股动脉发出点;（b）旋髂浅动脉深支沿深筋膜的深面;（c）旋髂浅动脉浅支、深支分叉处;（d）旋髂浅动脉浅支穿过深筋膜走行于皮下脂肪层;（e）两根旋髂浅动脉浅支;（f）旋髂浅动脉浅支血流动力学测值;（g）（h）旋髂浅动脉深支发出的穿深筋膜至皮下的穿支动脉血管;（i）旋髂浅静脉位于腹股沟区皮下脂肪层内与腹股沟韧带平行走行

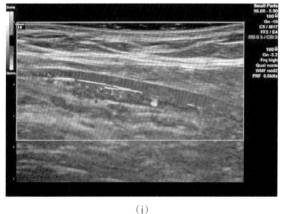

（i）

支、深支及穿支的管径以评价血管的质量; 同样方法, 探寻旋髂浅静脉, 旋髂浅静脉位于腹股沟区皮下脂肪层内, 与腹股沟韧带平行走行［见图5-2-2（i）］。

第三节　彩色多普勒超声在股前外侧穿支皮瓣检查中的应用

自1993年Koshima等率先将股前外侧穿支皮瓣应用于软组织的修复重建, 并获得了良好效果, 自此ALT在修复重建领域得到了广泛应用。中国台湾地区的魏福全等于2002年报道了1 248例, 于2010年6月在广州的海峡两岸学术交流会上报告了临床应用5 000余例, 均认为该皮瓣是最理想的游离皮瓣。目前, 股前外侧穿支皮瓣因具有供区隐蔽、血管蒂长、组织量多, 且可制备成多皮岛和不同组织的嵌合皮瓣等优点, 已广泛应用于头颈部、口腔颌面部、躯干及四肢创面的修复及器官再造。然而, 该皮瓣的缺点在于在不同个体之间, 股前外侧穿支血管存在着较大的解剖和形态变异, 增加了皮瓣制备的难度和不确定性。为了提高皮瓣制备的成功率, 避免不必要的手术切口和损伤, 许多学者在术前采用一些方法对穿支血管进行定位。Ensat通过研究显示,HFCDFI阳性预测值和敏感度都可达到96.7%。Golusinski等通过应用彩色多普勒对股前外侧穿支血管术前定位,并与术中对比研究发现,彩色多普勒超声对股前外侧穿支位置检测的阳性率和灵敏度分别为89.4%和94.4%,而对于穿支血管走行准确率可达100%。Cina等通过对45例患者进行自身对照研究时发现,多普勒超声探查除了具有定位准确率高的优点外,还能对血管直径进行精确测量。术前多普勒超声定位可以让术者在手术前了解股前外侧皮瓣血管的走行,以及血管与周围结构的解剖关系,及早制订手术方案,节省皮瓣制作的时间。

一、应用解剖

旋股外侧动脉发自股深动脉根部的外侧壁,在缝匠肌与股直肌深面行向外侧,分为升、降两支。升支经阔筋膜张肌深面上行,营养髋关节和邻近诸肌;降支沿股外侧肌下行,营养邻近诸肌。传统的股前外侧皮瓣是以旋股外侧动脉发出的降支为血管蒂,降支的穿支为直接供养血管。旋股外侧动脉降支管径粗大,血管蒂长,是临床上设计股前外侧穿支皮瓣的首选,其穿支动脉血管相对恒定。

国外Yu等提出以ABC定位法进行股前外侧穿支血管的定位,发现在距$A-P$线(连接髂前上棘到髌骨外侧的连线)中点3 cm范围内89%的患者有可靠的穿支血管。然而国内黄健等研究中,$A-P$线中点3 cm范围内的穿支血管仅占38.0%;28.8%的穿支位于距$A-P$线中点3～5 cm范围内;33.2%的穿支血管位于距$A-P$线中点5 cm范围外。陈秀娟等通过临床研究总结,对ALT穿支血管进行体表定位,认为ALTF穿支血管95%出现在以髂髌连线中点为圆心、5 cm为半径的圆内;83%位于外下象限;5%集中分布在圆外下方。除降支外,来源于升支、水平支、斜支的穿支仍占一定比例。部分旋股外侧动脉降支纤细型患者无穿支血管发出,股前外侧皮瓣完全由其他分支供养;在极少数患者中,股前外侧区穿支血管甚至完全缺如。

穿支血管按走行主要分为肌皮穿支、肌间隔穿支、直接皮穿支。肌间隔穿支直接走行于股直肌和股外侧肌的肌肉间隔内,行程较短,解剖较易;肌皮穿支走行于股外侧肌中,血管行程较长,走行迂曲,解剖困难。因此,选择肌间隔穿支可以大大缩短手术时间,避免不必要的肌肉分离,降低手术难度与损伤穿支血管的风险。HFCDFI可以清楚分辨肌肉间隔,对血管走行判断准确。尽管半肌间隔穿支在超声影像中较难与肌间隔穿支辨别,但由于只穿过一薄层肌肉,解剖较为简单,同样为优先考虑的穿支血管。徐镭等研究6例成人下肢标本经显微解剖观测到股前外侧穿支21支(管径≥0.5 mm),均来自旋股外侧动脉降支,平均每侧有3.5个穿支;其中4支为肌间隙穿支(19%),其余17支为肌皮穿支(81%)。张春等研究认为穿支动脉血管主要为肌皮动脉穿支(55.1%),其次是肌间隙皮支或直接皮支(26.9%)和高位皮支血管(21.5%)。

二、超声检查方法

超声仪器的调节方法同上所述。

　　患者取仰卧位,髋关节和膝关节轻度外展外旋,充分暴露术区一侧大腿;先于缝匠肌和股直肌深面观察旋股外侧动脉前降支主干血管走行情况[见图5-3-1(a)],同时使用脉冲多普勒模式记录动脉流速曲线,并测量血流速度、管径[见图5-3-1(b)]。穿支点的扫查在大腿前外侧区域,特别是应于髂前上棘与髌骨外侧连线中点附近的大腿前外侧重点扫测,观察穿支浅出深筋膜的位点并做体表标记,然后对各标记穿支血管做超声各项指标的测量和记录,包括观察其管径、走行、血流情况等,判断其为肌皮穿支还是肌间隔穿支[见图5-3-1(c)~(e)],筛选出管径粗、位置合适、血流信号充盈佳的穿支血管提供给临床。对于临床感兴趣区域的穿支,可在CDFI模式下采用容积探头对其实行三维重建,提示其在肌肉中的走行方式、与主干血管的空间关系,以及出肌点的走行方式[见图5-3-1(f)(g)]。

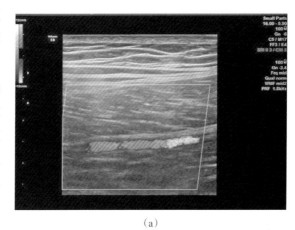

(a)

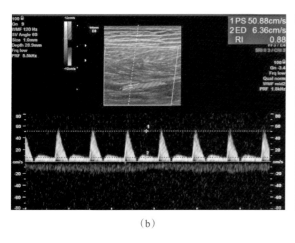

(b)

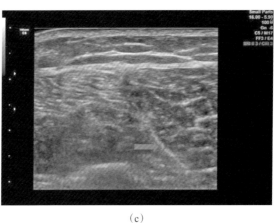

(c)

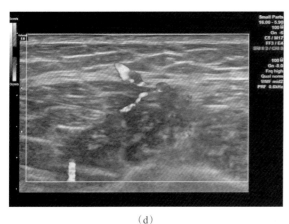

(d)

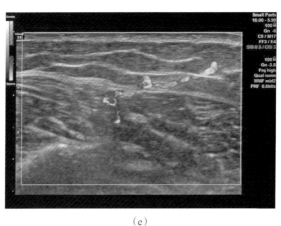

(e)

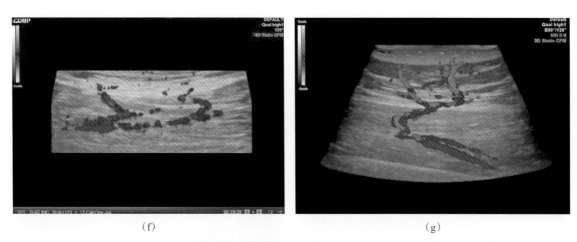

(f)　　　　　　　　　　　　　　　　　　(g)

图5-3-1　彩色多普勒超声在股前外侧穿支皮瓣检查中的应用

（a）旋股外侧动脉前降支主干血管走行于缝匠肌与股直肌深面;（b）使用脉冲多普勒模式记录旋股外侧动脉降支流速曲线,并测量PSFV和RI;（c）箭头所指为肌间隔,超声检查显示为带状高回声;（d）肌皮穿支;（e）肌间隔穿支;（f）三维超声检查显示旋股外侧动脉降穿支,上下两支在肌肉内共干;（g）三维超声检查显示旋股外侧动脉降支穿支,穿深筋膜后分为两支

第四节　彩色多普勒超声在腹壁下动脉穿支皮瓣检查中的应用

　　游离腹直肌皮瓣是头颈肿瘤术后缺损修复应用最多的游离组织瓣之一,但腹直肌皮瓣带有部分腹直肌及其前鞘,破坏了腹壁的完整性,容易发生腹壁疝、腹壁隆起和腹壁力量减弱等并发症。腹壁下动脉穿支皮瓣不带腹直肌及其肌鞘,只含有皮肤、皮下脂肪和血管蒂,具有腹直肌皮瓣的所有优点,又避免腹部并发症的发生。腹壁下动脉穿支皮瓣由Koshima等在1989年最早提出,Allen和Blondeel于1994年分别报道了以腹壁下动脉为蒂而不携带腹直肌的腹壁横行皮瓣用于乳房再造。此后,腹壁下动脉穿支皮瓣逐渐成为乳房重建或整形的首选皮瓣。国内李赞、冯云等采用腹壁下动脉穿支皮瓣一期修复头颈肿瘤术后缺损。尽管腹壁下动脉穿支皮瓣已在临床得到应用,然而由于其穿支血管变异非常大,管径较小,分布、数量、在肌肉内走行等均不恒定,使得它的发展和应用在很大程度上受到了限制。Heitmann等国内外学者对腹壁下动脉穿支皮瓣进行了大量的尸体解剖,研究发现穿支血管的分布虽大致有一定范围,但也同时证实其变异性较大,个体差异较明显。

一、应用解剖

　　腹壁下动脉在近腹股沟韧带中点稍内侧上方约1.5 cm处发自髂外动脉。国内潘峰等研究显示腹壁下动脉起于髂外动脉占87.10%,起于股动脉占12.90%。在腹股沟管深环内侧的腹膜外组织内斜向上内,在腹直肌鞘后壁弓状线下缘处穿腹横筋膜上行于腹直肌与腹直肌鞘后层之间。Heimann等在20具新鲜尸体解剖中均发现腹壁下动脉平均长度10.3 cm(9.0～13.0 cm)，平均直径3.6 mm(2.8～5.0 mm)。腹壁下动脉于腹直肌的中1/3段分成内、外侧支，两者分别发出内、外侧多支穿支，穿腹直肌及其前鞘后分布于下腹壁皮肤及浅筋膜。吴东方等对10具新鲜成人整体标本研究显示每侧腹壁下动脉有(4.8±1.7)支穿支，穿支在筋膜中走行的距离为(23.6±14.8)mm，直径为(0.7±0.2)mm，每支穿支的解剖学供区为(32.9±4.8)mm^2。冯云等对5具10侧新鲜尸体标本行血管灌注后进行观察，腹壁下动脉管径＞0.5 mm的穿支数目为124支，平均每侧(12.4±3.01)支，均为肌皮支。其中管径＞1 mm的穿支22支，平均每侧(2.2±0.69)支。对于腹壁下动脉优势穿支的定位，Heimann等指出腹壁下动脉管径＞1 mm的穿支数目为75个，其中45%位于距脐2 cm下半圆范围内；27%位于距脐2～4 cm下半圆范围内；21%位于距脐4～6 cm下半圆范围内；还有7%位于距脐6～8 cm下半圆范围内。陆林国等通过对31例患者术前行超声检查发现，腹壁下动脉穿支血管主要分布于脐下9 cm为半径的范围内，其中以脐下外侧3～7 cm处最为常见。El-Mrakby和Milner报道自腹直肌前鞘外1/3穿出的穿支数目与管径大于位于腹直肌前鞘内1/3穿出的穿支，与国内冯云等的报道相似。

　　腹壁下动脉最后在脐上一个腱划水平与发自胸廓内动脉的腹壁上动脉相吻合，并与肋间动脉的终末支在腹直肌外侧缘吻合。腹壁下动脉的体表投影为腹股沟韧带中点稍内侧与脐的连线。穿支血管在腹直肌肌肉内的走行与腹直肌平行时，行程较长；相对垂直走行时，行程较短。另外，腹直肌的厚薄、长短也是影响腹壁下动脉穿支皮瓣在肌肉内走行长度的因素。

二、超声检查方法

　　超声仪器的调节方法同上所述。

　　患者取仰卧位，充分暴露腹部，先在下腹部探查腹直肌[见图5-4-1(a)]，腹直肌位于腹前壁正中线的两旁，居腹直肌鞘中，为上宽下窄的带形肌，起自耻骨联合与耻骨结节之间。然后，在腹直肌深面探及一侧腹壁下动脉主干(与腹直肌长轴平行)[见图5-4-1(b)]，使用脉冲多普勒模式记录动脉流速曲线，并测量血流速度和管径[见图5-4-1(c)]。探头沿动脉主干逐渐由脚侧向头侧探查，在检查过程中会不断地发现腹壁下动脉发出多条分支，着重观察其从腹直肌(或腹壁肌群间)穿出并走行于皮下脂肪层内的细小血管(包括伴行静脉)[见图5-4-1(d)(e)]。超声检查的重点是探查该血管浅出深筋膜进入腹壁脂肪层的精确位置，然后在该肌肉穿出点的体表投影处做标记。用同样的方法观察另一侧腹壁下动脉主干及其穿支，也做标记。因为腹壁下动脉往往两支型多见，因此探查穿支的同时观察腹直肌内侧和外侧；并观察穿支在腹直肌内的走行、与主干的关系，必要时行三维超声观察穿支血管在腹直肌内的空间结构。最后，对各标记穿支血管作超声学各项指标的测量并记录，包括测量其管径、PSFV和PI等，筛选出其中管径粗、位置合适、血流信号充盈佳的穿支血管设计为皮瓣采用血管。

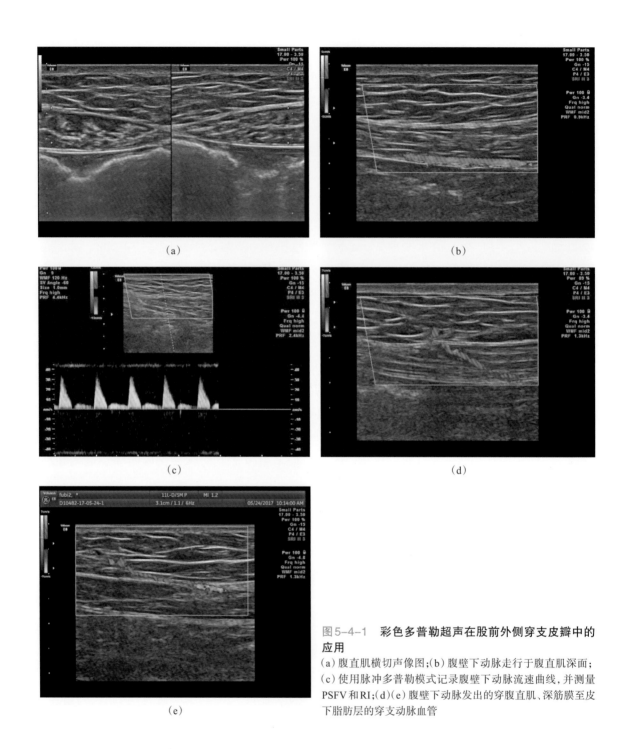

图 5-4-1 彩色多普勒超声在股前外侧穿支皮瓣中的应用

(a) 腹直肌横切声像图;(b) 腹壁下动脉走行于腹直肌深面;(c) 使用脉冲多普勒模式记录腹壁下动脉流速曲线,并测量 PSFV 和 RI;(d)(e) 腹壁下动脉发出的穿腹直肌、深筋膜至皮下脂肪层的穿支动脉血管

第五节　彩色多普勒超声在腹壁浅动脉穿支皮瓣检查中的应用

　　1971年,Antia 和 Buch 首次采用游离腹壁浅动脉皮瓣修复面部缺损。1990年,Allen 等报道了第1例应用腹部浅动脉系统作为血管蒂的腹壁浅动脉皮瓣乳房重建术。近些年来,

腹壁浅动脉皮瓣是应用于乳房再造和头颈、四肢缺损修复的一种较新型的皮瓣。据报道该皮瓣的优点如下：切取位于腹直肌鞘的表面，对腹直肌无损伤，术后几乎没有腹壁疝和腹壁功能损害的可能性；供区切口位于下腹部、可直接横行拉拢缝合，不需要二次植皮，术后瘢痕非常隐蔽；切取技术相对简单；血供丰富，切取面积充足，可满足临床的各种缺损修复，对于临床上相对较厚的皮瓣还可以安全地在 Scarpa 筋膜浅面被削薄，可以为一些小型缺损提供更薄、顺应性更好的皮瓣；可行双组同时手术，缩短手术时间。然而，该皮瓣的缺点在于血管直径较细、长度相对较短、常存在解剖变异。因此，临床上依靠解剖学知识设计皮瓣很难预料皮瓣的血供情况。近年来，随着高分辨率、高敏感度的浅表 HFCDFI 技术的成熟，提供了在清晰的二维灰阶图像上直观显示皮瓣血管走向的方法，能够正确判断血流的性质和方向，并能测量血流的各种动力学参数。

一、应用解剖

腹壁浅动脉起源多变，目前发现可起源于腹壁浅动脉干、旋髂腹壁浅动脉干、股动脉、股深动脉及其分支、腹壁阴部浅动脉干、髂外动脉，位于腹股沟韧带下（2～3 cm），经腹股沟三角向上外走行，从后面穿过腹股沟韧带中点，走行于 Scarpa 筋膜下。之后，该血管继续向上走行，在腹股沟韧带上穿过 Scarpa 筋膜，走行于 Camper 筋膜中。每侧腹壁有（1.1±0.3）支腹壁浅动脉，在腹壁深浅筋膜中走行的长度为（95.5±59.7）mm，经深筋膜浅出处平均距离为（1.2±0.4）mm，血管的解剖学供区为（114.3±41.6）mm^2。腹壁浅动脉的变异较大，会出现单支、双支或缺失的情况。胡祥喜等发现有5.55%的腹壁浅动脉分为内、外两支；鲍国正等提到有14%的腹壁浅动脉为双支。然而，有研究指出腹壁浅动脉干分出内、外侧主支的占20%；具两主支的占34%；两主支同时存在，但分别具有独立起源的占14%。另有文章提到腹壁浅动脉干分出内、外侧主支的占20%～55.5%。1975年，Taylor 和Daniel 指出腹壁浅动脉的缺失率高达35%；Chevray 等指出腹壁浅动脉的缺失率为51%；Spiegel 等指出腹壁浅动脉的缺失率为42%。之后有研究报道90%～95%的腹壁浅动脉是存在的。腹壁浅动脉与旋髂浅动脉的关系密切，在深筋膜层及真皮下层吻合密切。在腹壁浅动脉缺失时，旋髂浅动脉常会代偿性地增大其供应范围。腹壁浅动脉与腹壁下动脉的外侧穿支在真皮下层及筋膜层有着同样密切的吻合。腹壁浅动脉皮瓣的静脉回流主要是通过腹壁浅静脉和（或）动脉的伴行静脉，回流到大隐静脉。腹壁浅静脉较动脉的走行多表浅，位于 Scarpa 筋膜的浅层，接近皮肤，走向与动脉不完全一致，多在其内侧走行，汇入总干时的平均管径约2.1 mm。

二、超声检查方法

超声仪器的调节方法同上所述。

患者取仰卧位，充分暴露腹部。先在腹股沟区探及一侧股动脉，以股动脉起点沿韧带向外侧10 mm处做垂直线，外侧主支主要位于腹下部中份［见图5-5-1（a）］；以股动脉起点沿韧带向内侧10 mm处做垂直线，内侧主支主要位于腹下部内侧半。探头沿内侧主支和（或）

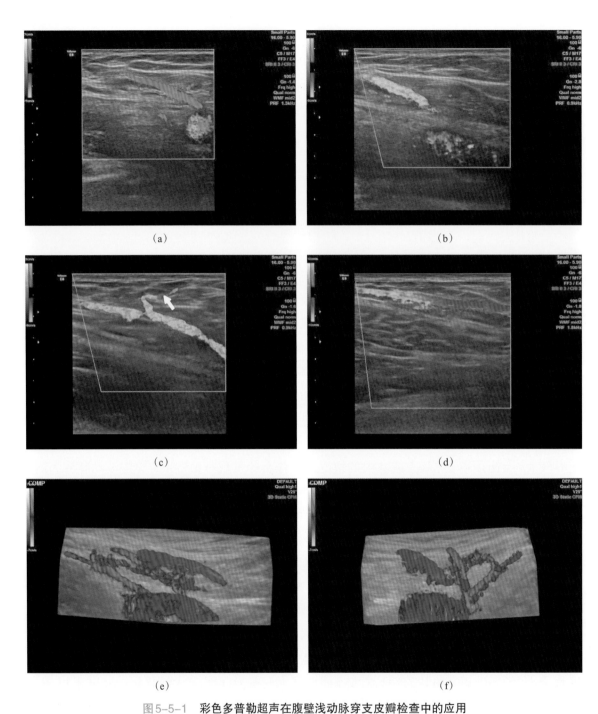

图5-5-1　彩色多普勒超声在腹壁浅动脉穿支皮瓣检查中的应用

(a)腹壁浅动脉从股动脉发出点;(b)腹壁浅动脉穿过Scarpa筋膜;(c)腹壁浅动脉走行于Camper筋膜中,局部可见分支(箭头所指);(d)腹壁浅静脉在皮下脂肪层内与腹壁浅动脉伴行;(e)(f)三维超声检查显示腹壁浅动静脉、旋髂浅动脉与股动脉的关系

外侧主支的区域逐渐由脚侧向头侧探查,在检查过程中着重观察其从腹股沟韧带上穿过Scarpa筋膜并走行于Camper筋膜中(包括伴行静脉)[见图5-5-1(b)~(d)]。超声检查的重点为探查该血管浅出Scarpa筋膜进入腹壁脂肪层的精确位置,然后在穿出点的体表投影处作标记。用同样的方法观察另一侧腹壁浅动脉穿支,也做标记。值得注意的是,若外侧主支缺如,其分布区由相邻的腹壁浅动脉内侧主支和旋髂浅动脉的浅主支分布代

偿；若内侧主支缺如，其分布区由相邻的腹壁浅动脉外侧主支和阴部浅动脉上主支分布代偿。行超声检查时，同时观察穿支的走行，必要时行三维超声观察穿支血管的空间结构 [见图 5-5-1(e)(f)]。最后，对各标记穿支血管做超声学各项指标的测量并记录，包括测量其管径、PSFV 和 PI 等，筛选出其中管径粗、位置合适、血流信号充盈佳的穿支血管设计为皮瓣采用血管。

<h2 style="text-align:center">第六节　彩色多普勒超声在腓动脉
穿支皮瓣检查中的应用</h2>

1975年Talor采用游离腓骨瓣治疗胫骨缺损取得了成功，但是直到1983年Chen等才报道了腓动脉皮瓣的临床应用。1984年，Yoshimura等首先报道了逆行岛状腓动脉皮瓣修复足踝部缺损。腓动脉穿支皮瓣是以腓动脉发出的肌间隔皮动脉及肌皮动脉穿支为轴型血管的皮瓣，可以根据临床需要带蒂局部转移，修复小腿、踝部及足部的创面，也可以游离移植修复四肢创面。2004年后，Wolff、Acarturk、Baj等将薄而柔软的腓动脉穿支皮瓣用于口底、舌、软腭和黏膜缺损的修复，为口腔软组织缺损的修复重建提供了术式的选择。

一、应用解剖

腓动脉为胫后动脉最大和最重要的分支，在腘肌和比目鱼肌肌腱弓下缘处分出，动脉发出后向外下方斜行越过胫骨后肌上部的后面，向下走行在腓骨后面、胫骨后肌前面和踇长屈肌外侧面共同围成的间隙内，沿途发出肌支、腓骨滋养动脉、弓状动脉、交通支和穿支，在外踝终于外踝支。

Mark报道腓动脉穿支较集中区段为外踝最凸点上 13～18 cm（小腿标本平均长度 35 m），这一区段穿支数目占腓动脉穿支的 28%，有 93% 的标本在这一区段发现了穿支。Heitmann报道腓动脉穿支集中在腓骨中1/3。国内李匡文等观察了15例新鲜中国成人小腿标本后发现，腓动脉穿支最集中范围为腓骨头下 10～20 cm，为小腿中段偏上区段，其中腓骨头下 10～15 cm 区段是发现穿支最多的区间，共有17支，平均为1.13支，穿支出现率为93%。关于腓动脉穿支的蒂长，以往Yoshimura报道蒂长为(5.4±1.5)cm，Mark报道蒂长为(3.7±1.3)cm。李匡文等测量显示，腓骨头下 5～10、10～15、15～20 cm 区段内穿支蒂较长，分别为5.05(3.23～6.65)、5.23(4.12～6.53)、4.86(3.25～8.23)cm，越往小腿远端穿支蒂越短。提示小腿不同平面腓动脉穿支蒂长会有差别，小腿中段穿支蒂较长，因此位于小腿中段的腓动脉穿支适合切取游离皮瓣。腓动脉解剖恒定，管径较粗。宋修军等解剖40例小腿标本，每侧最粗的穿支管径为(1.8±0.4)mm。刘鸣江等报道腓动脉穿支管径都超过0.5 mm，达到了切取游离穿支皮瓣移植的吻合血管的管径，腓动脉为小腿及足部非主要供血血管，切取后对足部血运影响不大。

二、超声检查方法

超声仪器的调节方法同上所述。

患者取俯卧位,充分暴露双侧小腿。从腘动脉向下连续扫查,首先识别胫前动脉和胫腓动脉干,胫前动脉随即转向小腿前面,胫腓动脉干继续下延,分为腓动脉和胫后动脉。明确腓动脉主干位置[见图5-6-1(a)(b)],或沿外踝的后方寻找腓动脉主干再逆行向上扫查以确认,同时使用脉冲多普勒模式记录动脉流速曲线,并测量血流速度,管径[见图5-6-1(c)]。检查时探头与小腿表面轻轻接触,沿腓骨小头与外踝的连线缓慢地侧动探头,多方位扫查,明确肌间隙及肌皮穿支[见图5-6-1(d)(e)]的起始管径、走行、分布,并在穿深筋膜处进行体表定位。用脉冲多普勒在穿支动脉起始处及穿出深筋膜处记录穿支动脉的流速曲线,测量PSFV以评价血管的质量。行超声检查时,同时观察穿支的走行,必要时行三维超声观察穿支血管的空间结构[见图5-6-1(f)]。检查完毕,测量腓骨小头最突出点与外踝最突出点的距离,即腓踝距,测量每支穿支深筋膜穿出点距腓骨小头最突出点距离。将腓踝距等分为3段,以判断穿支深筋膜穿出点的位置。

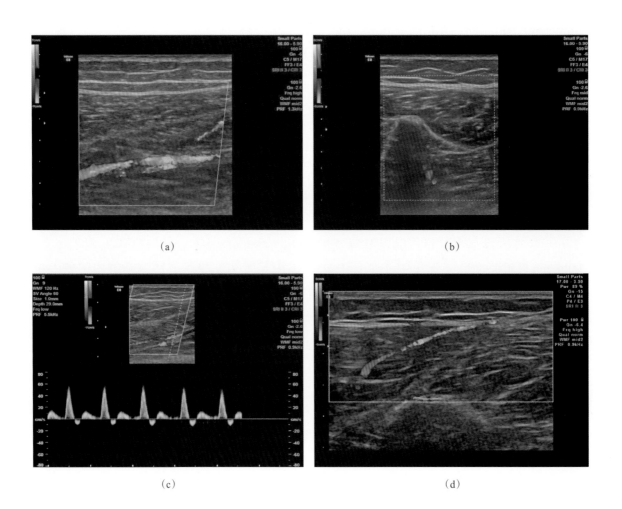

(a)

(b)

(c)

(d)

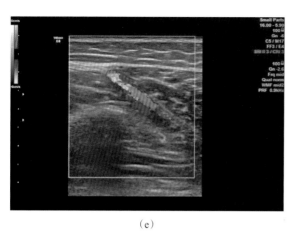
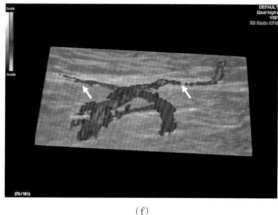

(e)　　　　　　　　　　　　　　　　　　　　　(f)

图5-6-1　彩色多普勒超声在腓动脉穿支皮瓣检查中的应用

(a)(b)腓动脉的主干,走行于腓骨后方,有1～2根伴行腓静脉(a)为纵切图,(b)为横切图);(c)使用脉冲多普勒模式记录腓动脉流速曲线,并测量PSFV和RI;(d)腓动脉的肌皮穿支;(e)腓动脉的肌间隔穿支;(f)三维显示腓动脉穿支,穿深筋膜后分为两支(箭头所指),肌层内另见其一分支

(周辉红)

参 考 文 献

1. Acarturk TO, Maldonado AA, Ereso A. Intraoral reconstruction with "thinned" peroneal artery perforator flaps: an alternative to classic donor areas in comorbid patients[J]. Microsurgery, 2015, 35(5): 399-402.

2. Allen RJ, PennyT. Deep inferior epigastric perforator flap for breast reconstruction[J]. Ann Plast Surg, 1994, 32(1): 32-38.

3. Allen R. The superficial inferior epigastric artery free flap: an anatomic and clinical study for the use in reconstruction of the breast[C]. Kiawah, SC: proceedings of the 33rd Annual Meeting of the Southeastern Society of Plastic and Reconstructive Surgeons, 1990-06-03 to 1990-06-07.

4. Antia NH, Buch VI. Transfer of abdominal dermo-fat graft by direct anastomosis of blood vessels[J]. Br J Plast Surg, 1971, 24(1): 15-19.

5. Baj A, Bellocchio G, Marelli S, et al. Reconstruction of the anterior floor of the mouth using a peroneal perforator free flap. A case report[J]. Acta Otorhinolaryngol Ital, 2010, 30(1): 47-51.

6. Blonded PN, Beyens G, Verhaeghe R, et al. Dopple flowmetry in the planning of perforator flaps[J]. Br J Plast Surg, 1988, 51(3): 202-209.

7. Blondeel PN, Boeckx WD. Refinements in free flap breast reconstruction: the free bilateral deep inferior epigastric perforator flap anastomosed to the internal mammary artery[J]. Br J Plast Surg, 1994, 47(7): 495-501.

8. Chen ZW, Yan W. The study and clinical application of the osteocutaneous flap of fibula[J]. Microsurgery, 1983, 4(1): 11-16.

9. Chevray PM. Breast reconstruction with superficial inferior epigastric artery flaps: a prospective comparison with TRAM and DIEP flaps[J]. Plast Reconstr Surg, 2004, 114(5): 1077-1083.

10. Cina A, Salgarello M, Barone , Adesi L, et al. Planning breast reconstruction with deep inferior epigastric artery perforating vessels: multidetector CT angiography versus color Doppler US[J]. Radiology, 2010, 255(3): 979-987.

11. Daniel RK, Taylor GI. Distant transfer of an island flap by micro-vascular anastomoses. A clinical technique[J]. Plast Reconstr Surg, 1973, 52(2): 111-117.

12. EI-Mrakby HH, Milner RH. The vascular anatomy of lower anterior abdominal wall: microdissection study on the deep inferior epigastric vessels and the perforator branches[J]. Plast Reconstr Surg, 2002, 109: 539-543.

13. Ensat F, Babl M, Conz C, et al. The efficacy of color duplex sonography in preoperative ssessment of anterolateral thigh flap[J]. Microsurgery, 2012, 32(8): 605−610.

14. Giunta RE, Geisweid A, Feller AM. The value of preoperative Dopple sonography for planning free perforator flaps [J].Plast Recinstr Surg, 2000, 105(7): 2381−2386.

15. Golusinski P, Luczewski L, Pazdrowski J, et al. The role of colour duplex sonography in preoperative perforator mapping of the anterolateral thigh flap[J]. Eur Arch Otorhinolaryngol, 2014, 271(5): 1241−1247.

16. Hallock GG. Evaluation of fasciocutaneous perforators using color duplex imaging[J]. Plast Reconster Surg, 1994, 94(5): 644−651.

17. Heitmann C, Durmus FC, Matejic B, et al. Anatomical features of perforator blood vessels in the deep inferior epigastric perforator flap[J]. Br J Plast Surg, 2000, 53(3): 205−208.

18. Heitmann C, Khan FN, Levin LS. Vasculature of the peroneal artery: an anatomic study focused on the perforator vessels[J]. J Reconstr Microsurg, 2003, 19(3): 157−162.

19. Iida H, Ohashi I, Kishimoto S, et al. Preoperative assessment of anterolateral thigh flap cutaneous perforators by colour Doppler flowmetry[J]. Br J Plast Surg, 2003, 56(1): 21−25.

20. Iida T, Mihara M, Yoshimatsu H, et al. Versatility of the superficial circumflex iliac artery perforator flap in head and neck reconstruction[J]. Ann Plast Surg, 2014, 72(3): 332−336.

21. Kim EK, Kang BS, Hong JP. The distribution of the perforators in the anterolateral thigh and the utility of multidetector row computed tomography angiography in preoperative planning[J]. Ann Plast Surg, 2010, 65(2): 155−160.

22. Koshima I, Fukuda H, Yamamoto H, et al. Free anterolateral thigh flaps for reconstruction of head and neck defects [J]. Plast Reconstr Surg, 1993, 92(3): 421−428.

23. Koshima I, Nanba Y, Tsutsui T, et al. Superficial circumflex iliac artery perforator flap for econstruction of limb defects[J]. Plast Reconstr Surg, 2004, 113(1): 233−240.

24. Koshima I, Soeda S. Inferior epigastric artery skin flaps without rectus abdominis muscle[J]. Br J Plast Surg, 1989, 42(6): 645−648.

25. Mark S, Michel SC. Perforators of the lower leg: analysis of perforator locations and clinical application for pedicled perforator flaps[J]. Plast Reconstr Surg, 2008, 122(1): 161−170.

26. McGregor IA, Jackson IT. The groin flap[J]. Br J Plast Surg, 1972, 25(1): 3−16.

27. Sinna R, Hajji H, Qassemyar Q, et al. Anatomical background of the perforator flap based on the deep branch of the superficial circumflex iliac artery (SCIP Flap): a cadaveric study[J]. Eplasty, 2010, 10: e11.

28. Spiegel AJ, Khan FN. An intraoperative algorithm for use of the SIEA flap for breast reconstruction[J]. Plast Reconstr Surg, 2007, 120(6): 1450−1459.

29. Su W, Lu L, Lazzeri D, et al. Contrast-enhanced ultrasound combined with three-dimensional reconstruction in preoperative perforator flap planning[J]. Plast Reconstr Surg, 2013, 131(1): 80−93.

30. Taylor GI, Daniel RK. The anatomy of several free flap donor sites[J]. Plast Reconstr Surg, 1975, 56(3): 243−253.

31. Taylor GI, Miller GD, Ham FJ. The free vascularized bone graft: A clinical extension of microvascular techniques [J]. Plast Reconstr Surg, 1975, 55(5): 533−544.

32. Tsukino A, Kurachi K, Inamiya T, et al. Preoperative color Doppler assessment in planning of anterolateral thigh flaps[J]. Plast Reconstr Surg, 2004, 113(1): 241−246.

33. Wei FC, Jain V, Celik N, et al. Have we found an ideal soft-tissue flap?An experience with 672 anterolageral thigh flaps[J]. Plast Reconstr Surg, 2002, 109(7): 2219−2226.

34. Wolff K D, Holzie F, Nolt D. Perforator flaps from the late-ral lower leg for intraoral reconstruction[J]. Plast Reconstr Surg, 2004, 113(1): 107−113.

35. Yoshimura M, Imura S, Shimamura K, et al. Peroneal flap for reconstruction in the extremity: preliminary report [J]. Plast Reconstr Surg, 1984, 74(3): 402−409.

36. Yoshimura M, Shimada T, Hosokawa M. The vasculature of the peroneal tissue transfer[J]. Plast Reconstr Surg, 1990, 85(6): 917−921.

37. Yu P, Youssef A. Efficacy of the handheld Doppler in preoperative identification of the cutaneous perforators in the

anterolateral thigh flap［J］. Plast Reconstr Surg, 2006, 118(4): 928−933.

38. Zan T, Yuan Y, Li H, et al. Comment Re: Moving forwards: the anterior supraclavicular artery perforator (a-SAP) flap: a new pedicled or free perforator flap based on the anterior supraclavicular vessels［J］. J Plast Reconstr Aesthet Surg, 2014, 67(7): 1005−1007.

39. 陈尔瑜, 何光篪等. 腹股沟区皮瓣的血管——一、旋髂浅动脉和静脉的巨微解剖［J］. 解剖学报, 1981, 12(4): 337−344.

40. 陈秀娟, 王育新, 王铁梅, 等. 彩色多普勒血流成像对旋股外侧动脉穿支血管的研究［J］. 临床超声医学杂志, 2014, 16(5): 303−305.

41. 冯云, 李文婷, 唐平章, 等. 腹壁下动脉穿支皮瓣的局部解剖［J］. 中国耳鼻咽喉头颈外科, 2009, 16(5): 236−238.

42. 郭光金, 陈维佩. 腹部皮瓣血管的应用解剖研究［J］. 解剖科学进展, 1997, 3(1): 37−40.

43. 何悦, 金淑芳, 田卓炜. 旋髂浅动脉穿支皮瓣的临床解剖学研究及其在舌癌缺损修复中的应用［J］. 中国肿瘤临床, 2015, 42(16): 813−816.

44. 黄健, 沈毅, 陆林国, 等. 应用高频彩超进行股前外侧皮瓣穿支血管的术前定位与选择［J］. 中国口腔颌面外科杂志, 2015, 13(1): 42−47.

45. 李匡文, 唐举玉, 刘昌雄, 等. 腓动脉穿支皮瓣的应用解剖［J］. 中国临床解剖学杂志, 2011, 29(4): 382−385.

46. 李赞, 肖高明, 江勃年, 等. 乳腺癌术后应用腹壁下动脉穿支皮瓣游离移植一期乳房再造的临床研究［J］. 医学临床研究, 2008, 25(1): 79−81.

47. 刘鸣江, 许云华, 吴攀峰. 游离腓骨瓣嵌合腓动脉穿支皮瓣的应用解剖［J］. 中南医学科学杂志, 2012, 40(6): 563−566.

48. 陆林国, 徐秋华, 燕山, 等. 腹壁下动脉穿支皮瓣血管的超声研究［J］. 中国超声医学杂志, 2009, 25(7): 673−675.

49. 陆林国, 徐秋华, 燕山, 等. 高频彩超对穿支皮瓣血管的探索研究［J］. 上海医学影像, 2008, 17(3): 200−202.

50. 陆林国, 徐智章, 刘吉斌, 等. 超声造影增强技术在探索穿支皮瓣血管中的应用［J］. 上海医学影像, 2010, 19(3): 161−164.

51. 苗华, 尹正银. 旋髂浅血管的解剖学观察［J］. 蚌埠医学院学报, 1983, 8(1): 7−10.

52. 潘峰, 陈振光, 林海滨等. 髂腹股沟区血供的应用解剖研究及其临床意义［J］. 医学新知杂志, 2004, 14(3): 175−177.

53. 宋修军, 邵旭建, 曲永明, 等. 小腿外侧腓动脉皮支皮瓣解剖与临床应用［J］. 中华整形外科杂志, 2006, 22(4): 252−255.

54. 田卓炜, 周辉红, 冯少清等. 旋髂浅动脉穿支皮瓣的术前彩色多普勒超声与CT血管造影辅助设计研究［J］. 中国肿瘤临床, 2015, 42(16): 807−812.

55. 吴东方, 庄跃宏, 王建红, 等. 腹壁下动脉穿支皮瓣及腹壁浅动脉皮瓣的血供解剖研究［J］. 中国临床解剖学杂志, 2011, 29(6): 619−623.

56. 肖海涛, 时莹瑜, 王怀胜, 等. 高频彩色多普勒超声检测穿支血管在股前外侧皮瓣手术中的应用［J］. 中国修复重建外科杂志, 2013, 27(2): 178−181.

57. 徐镭, 高鹏飞, 徐万林, 等. 股前外侧穿支皮瓣的应用解剖研究及临床应用［J］. 中国口腔颌面外科杂志, 2015, 13(6): 502−507.

58. 张春, 吴恙, 陈中, 等. 股前外侧皮瓣血管类型的临床观察与研究［J］. 中国临床解剖学杂志, 2001, 19(3): 197−199.

59. 张莉, 李智贤, 刘达恩, 等. 彩色多普勒超声显像应用于轴型皮瓣血管的检测［J］. 实用医学影像杂志, 2005, 6(1): 36−38.

第六章

CT和磁共振成像技术
在穿支皮瓣检查中的应用

第一节　穿支皮瓣术前检测技术

1983年，Asko-Seljavaara首次提出"free-style"皮瓣的概念，即基于存在并能分离的供养血管可以切取任何一个皮瓣。1989年，Koshima和Soeda首次在理论上阐述了以穿支血管为蒂的皮瓣，而不需要切取供区的肌肉组织和重要血管，减小了供区损伤并提升了受区软组织修复结果和外形美观性。1993年，Koshima等将股前外侧穿支皮瓣应用于临床，取得了较好的效果。随着功能性外科理念的引入和显微外科的发展，穿支皮瓣临床应用越来越成熟和广泛。然而穿支血管常存在显著变异，其管径、数目、穿出点的位置以及走行方向具有不确定性。根据以往经验以及相关解剖学知识来设计穿支皮瓣，常常因穿支血管变异而在术中改变皮瓣设计，增加了手术时间或供区的额外损伤，给精准设计切取穿支血管带来了挑战。因此，采用术前影像学检查了解穿支血管的解剖学信息成为穿支皮瓣设计的关键。

2004年，Wei等术前采用多普勒超声定位穿支动脉，设计股前内、外侧穿支皮瓣修复头颈部软组织的缺损，术前明确了供区穿支血管的变异。2006年，Masia等首先采用多层螺旋CT血管造影（multi-slice helical computed tomography angiography, MSCTA）术前定位腹壁下动脉穿支血管，实现了乳房重建。2007年，Fukaya等首先利用磁共振血管成像（magnetic resonance angiography, MRA）技术显示腓骨肌皮瓣穿支血管。目前，CDFI、数字减影血管造影技术（digital subtraction angiography, DSA）、MSCTA、MRA以及三维对比增强磁共振血管成像（three dimensional contrast enhanced magnetic resonance angiography, 3DCE-MRA）等影像学检查方法已成为评估穿支血管解剖信息和指导临床术前设计穿支皮瓣的关键。

彩色多普勒超声技术是利用彩色编码技术，即红色代表迎向探头的血流，蓝色代表背离探头的血流，绿色代表湍流，显示检查区域血流动力学信息，如穿支血管的PSFV、PI等。其定位穿支血管方便，可以术中应用，并具有无创、无放射线暴露、费用较低的优点。彩色多普勒分辨率较高,可以探测到直径约0.7 mm的穿支血管。目前,已有学者利用彩色多普勒增强造影技术实现血管3D重建,获得了较好的血管显影效果。然而,超声操作者依赖性强,操作者之间的结果差异大,并要求操作者具备一定的皮瓣外科知识;存在假阳性,检查耗时长(约25 min);受探头大小限制,超声图像取得的血管信息是阶段性的,难以提供一个完整的较大范围的血管周围组织结构信息,如无法提供动脉主干与穿支血管在肌肉内走行情况。

一、MSCTA技术

MSCTA是将CT增强技术与薄层、大范围、快速扫描技术相结合,利用图像后处理清晰显示全身各部位血管细节,具有无创和操作简便的特点,对于显示血管变异、血管疾病以及病变和血管关系有重要价值。MSCTA具有定位准确、图像分辨率高等优点,能够评价皮瓣供区的穿支血管解剖信息,已被广泛应用于穿支皮瓣的术前检查中。① 选择穿支动脉:MSCTA分辨率为0.3～0.5 mm,理论上选择的穿支管径越大,移植皮瓣的存活率越高;扫描范围大,可同时显示双侧数支穿支动脉,选择最优穿支动脉,指导皮瓣的选择和设计,从而保证皮瓣的存活率,减少患者不必要损伤。② 确定穿支动脉类型:穿支动脉常分为肌间隙型穿支、肌皮型穿支和直接型穿支,结合MSCTA图像后处理技术(多维MPR重建)可以清晰显示穿支动脉在肌肉间隙或肌肉内的走行,从而确定穿支的类型。研究发现,肌间隙型穿支对大腿的损伤最小,在保证足够管径前提下尽量采用肌间隙型穿支动脉。③ 定位穿支动脉起始点:准确定位穿支的位置将大大方便手术,减轻不必要的供区软组织损伤。Rozen等使用CT引导的立体定位巡航系统,准确进行实时成像的术前、术中解剖定位。Wang等在MSCTA图像上利用腓骨小头作为参考点,准确获得腓动脉和腓动脉穿支解剖信息。此外,可测量大腿表面到穿支起始点的深度,估计穿支血管蒂的长度,排除因血管蒂过短而无法应用于移植手术的穿支。MSCTA检查具有人为因素干扰更小、视觉更加直观、准确性更高的优点,并能直观显示穿支血管与周围结构的解剖关系。MSCTA检查还存在一些缺点,主要是检查的放射性和造影剂的肾毒性,碘造影剂过敏患者无法进行该项检查。

二、MRA技术

MRA技术利用血液的流空效应或相位漂移信息成像,可以同时或分别显示动脉和静脉,且无电离辐射、无创伤,也不采用造影剂,但也存在如饱和效应、血流信号下降及血管分支显示不佳等缺点。3DCE-MRA是在MRA的基础上,经静脉给予顺磁性造影剂(如扎螯合物),将血液的T1弛豫时间从1 200 ms缩短至100 ms以下,明显增强血液与周围组织的对比,产生明亮的血管影像。3DCE-MRA技术无放射线暴露,对年轻人、女性居多以及确诊的癌症患者十分重要;其次,高分辨率MRI血管成像技术空间分辨率与CT相当,可以显示穿支血管与周围结构的解剖信息;再次,时间分辨MRA技术可以评价供区血管内血流的信息,同时造影剂无肾毒性、剂量小、诊断准确性高。但是其成像时间较长,空间分辨率稍低,检查费用昂贵。某些患者存在MRI检查禁忌证,如心脏起搏器植入患者或心脏支架患者,不能接受该项检查;对于金属假体植入患者,假体周围伪影较重,无法显示周围血管信息。

目前，MSCTA和MRA获得容积数据后处理常用方法有多平面重建（multi-planar reconstruction, MPR）、最大密度投影（maximum intensity projection, MIP）和容积成像（volume rendering, VR）。MPR是指采用任意截面截取容积数据而获得任意剖面的二维重建图像，并可根据需要调节不同层厚和层间距。MPR的改进技术有曲面重建（curved planar reconstruction, CPR），利用人工绘制的血管中心线或自动跟踪容积数据血管内轨迹，重建延血管轴线的曲面重建图像。MIP是指从操作者视线沿着想象中位置，穿过容积数据后投射到屏幕上，投射过程中保留每条视线最大的磁共振信号或者CT值，配合骨去除技术可以较好地显示增强的血管信息。VR是利用光线投影模型进行容积重现，当光线穿过容积数据时，光被吸收或反射，或者数据本身发射额外的光，通过调节窗宽、窗位、透亮度、色彩等，可以直观地显示血管的三维信息。

术前影像学检查目的在于详细了解穿支血管的解剖信息，从而更合适、精确地设计穿支皮瓣，避免术中盲目探查，提高皮瓣制备的成功率和手术的成功率、减少皮瓣相关并发症。本章节主要介绍MSCTA和MRA技术的成像原理、相关成像参数和应用，进一步剖析影像学辅助检查穿支血管解剖参数及体表定位的准确性和实用性，解决临床上遇到的实际问题，辅助临床增加皮瓣制备的成功率，改进手术效果。

第二节　CT血管造影技术在穿支皮瓣检查中的应用

CT血管造影（CTA）检查操作相对简单，仅需要静脉注射造影剂，通过图像后处理技术可以在横断位、冠状位上形象地显示穿支血管的组成，精确地评估穿支血管的解剖位置以及在肌肉内的走行方向，在一定的程度上可以代表穿支血管成像的"金标准"。CTA技术被广泛应用于科研和临床工作中。Rozen等利用CTA评估腹壁下动脉，提出了新的分成5种的分类方式，并描述了分支类型和穿支血管走行特点之间的关系，如2支型肌肉内走行的距离较3支型短。Casey等研究发现，术前CTA检查在减少手术时间、发现皮瓣穿支血管以及减少腹壁供区并发症等方面具有重要作用。研究证实，有过腹部手术史的女性术前CTA检查，确定主干或穿支动脉是否存在中断，从而使手术获益。计算机辅助图像后处理技术可以实现穿支血管图像三维重建，形象地展示起源动脉和穿支血管情况，辅助术者合理选择穿支皮瓣。

一、腹壁下动脉穿支皮瓣

腹壁下动脉在近腹股沟韧带中点稍内侧处发自髂外动脉（偶可发自臀上动脉）（见图6-2-1），在腹股沟管深环内侧的腹膜外组织内斜向上内，穿腹横筋膜上行于腹直肌与腹直肌鞘后层之间，沿途发出穿支血管（见图6-2-2和图6-2-3），至脐平面附近与发自胸廓内

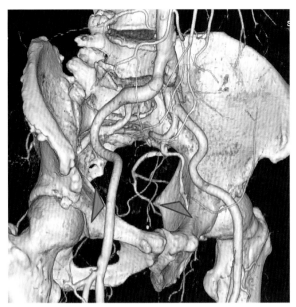

图 6-2-1　腹壁下动脉容积成像（VR）图

注：腹壁下动脉CT后处理图像，右侧腹壁下动脉起源于髂外动脉，左侧腹壁下动脉起源于臀上动脉，箭头指示腹壁下动脉

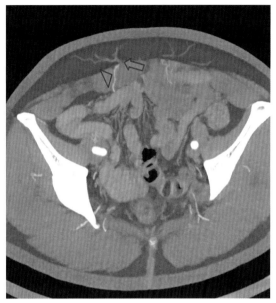

图 6-2-2　腹壁下动脉最大密度投影（MIP）图

注：腹壁下动脉CT后处理图像，三角形指腹壁下动脉腹直肌内走行方向，箭头代表腹壁下动脉穿支

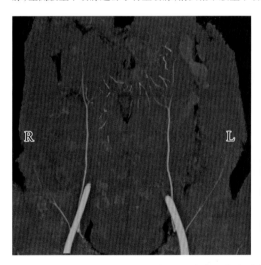

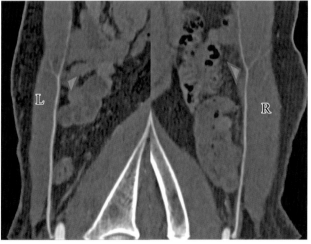

图 6-2-3　腹壁下动脉最大密度投影（MIP）图（左）和曲面重建（CPR）图（右）

注：同一位患者腹壁下动脉CT后处理图像，CPR示腹壁下动脉穿支（三角形）

动脉的腹壁上动脉吻合，并与肋间动脉的终末支在腹直肌外侧缘吻合。

　　腹壁下动脉穿支皮瓣从腹直肌肌皮瓣衍生出来，是乳房重建的首选供区，也广泛应用于头颈肿瘤、肢体缺损、会阴部创面等修复手术中。其穿支动脉起源于双侧腹壁下动脉，走行方向、穿支数量（1支型、2支型、3支型）、穿支管径及分布多变，手术难度较大（见图6-2-4至图6-2-6）。因为腹直肌的肋间神经起源于肌肉的中外1/3交界处，因而选择中间型的穿支动脉比侧方的穿支更不易于造成神经损伤。

　　1. 检查方法

　　目前常用的CTA检查方法有固相延迟法和自动跟踪触发技术，延迟时间25 s和40 s。

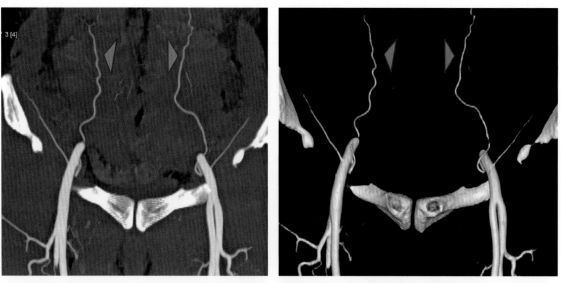

图 6-2-4　一支型腹壁下动脉最大密度投影（MIP）图（左）和容积成像（VR）图（右）

注：同一位患者腹壁下动脉CT后处理图像，双侧腹壁下动脉起源于髂外动脉，三角形表示腹壁下动脉末端未见分支

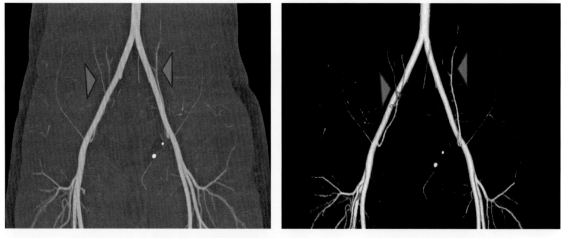

图 6-2-5　二支型腹壁下动脉最大密度投影（MIP）图（左）和容积成像（VR）图（右）

注：同一位患者腹壁下动脉CT后处理图像，双侧腹壁下动脉起源于髂外动脉，三角形表示腹壁下动脉末端分为2支

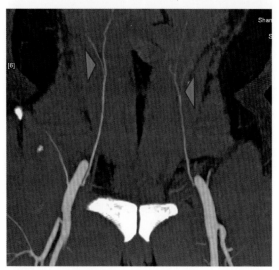

图 6-2-6　三支型腹壁下动脉最大密度投影（MIP）图

注：腹壁下动脉CT后处理图像，双侧腹壁下动脉起源于髂外动脉，右侧腹壁下动脉末端分为两支，左侧分为3支

患者取仰卧位,采用美国GE Light speed 64排螺旋CT机,高压注射器(MEDRAD Envision CT™)经肘前静脉推注非离子型对比剂,碘浓度为370 mg/ml,对比剂总量100 ml,注射流率5 ml/s;增强扫描动脉期的延迟时间测定采用自动跟踪触发技术,阈值设定为100 Hu,到达阈值后延迟5 s行促发动脉增强扫描。扫描方向自下而上,扫描范围自脐上50 mm至股骨小转子水平,准直器宽度64 mm×0.625 mm,重建层厚0.625 mm,螺矩0.98∶1;扫描条件为电压值120 kV,电流值500 mA。

2. 后处理方法

① 建立坐标系,以脐孔为中心建立平面直角坐标(水平线为X轴,垂直线为Y轴,向左向上为正),并用坐标定位左侧或右侧最粗穿支;② 可靠穿支数量:直径>0.5 mm,在CT上可见的穿支并能被追踪到腹壁下动脉主干;③ 主干是否分叉:在到达最粗穿支之前,腹壁下动脉是否分成2支;④ 该穿支在肌肉内的走行:在从源血管分支后,最粗穿支走行可分为迂曲或直接两型。

二、股前外侧穿支皮瓣

股前外侧穿支皮瓣应用广泛,可用于四肢、头颈、乳腺等部位缺损的重建。股深动脉为股动脉最大的分支,于腹股沟韧带下方2.5~5.0 cm处起于股动脉后外侧壁(见图6-2-7至图6-2-9),沿途可发出旋股内侧动脉、旋股外侧动脉和穿动脉。其中LCFA走行于缝匠肌和股直肌的深面,分为降支、横支、升支(见图6-2-10)。ALT穿支动脉主要起源于LCFA降支,然而其位置存在不确定性,且穿支血管管径、走行(类型)具有多变性,ALT临床制取时需术

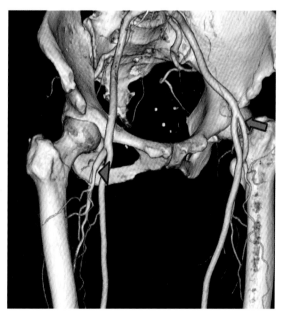

图6-2-7 股动脉容积成像(VR)图

注:股动脉CT后处理图像,三角形示右侧股动脉发出股深动脉后,股深动脉再发出旋股外侧动脉,箭头表示右侧股深动脉起始点高位

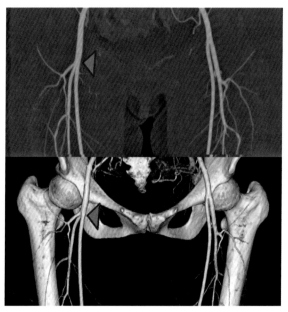

图6-2-8 股动脉最大密度投影(MIP)图(上)和容积成像(VR)图(下)

注:股动脉CT后处理图像,三角形示右侧股浅动脉、股深动脉和旋股外侧动脉3支血管起源于股动脉

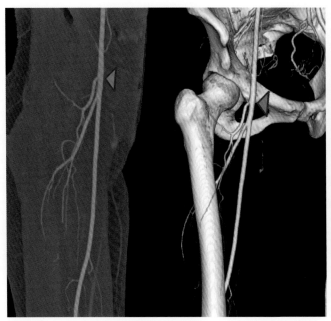

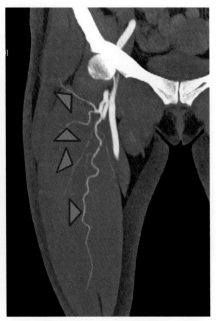

图6-2-9　股动脉最大密度投影(MIP)图(左)和容积成像(VR)图(右)

注：股动脉CT后处理图像，三角形示右侧旋股外侧动脉直接起源于右侧股动脉，位于右侧股深动脉起点上方

图6-2-10　旋股外侧动脉最大密度投影(MIP)图

注：股动脉CT后处理图像，三角指右侧旋股外侧动脉多支穿支血管

前评估穿支血管的状态。

1. 检查方法

患者采用仰卧位，采用GE Optima CT 660 64排螺旋CT扫描仪，选用非离子型对比剂（1.8 ml/kg，总剂量≤120 ml）。在手背静脉或肘前静脉用高压注射器经肘前静脉团注对比剂（速率4.5 ml/s），注射完毕后用20 ml生理盐水冲管（速率同前）。扫描范围为髂前上棘上10 mm至髌骨下缘10 mm。扫描参数：电压值120 kV，电流值250 mA，扫描视野（FOV）350～400 mm，重建层厚0.5 mm，层距0.625 mm。扫描方式采用smart手动监测触发扫描模式，以腹主动脉中段层面为监控层面，当腹主动脉股CT值达到150 Hu即触发扫描。

2. 后处理方法

① 坐标设计：以髂前上棘和髌骨外上缘A-P连线为Y轴，在A-P连线中点做一与Y轴垂直的线为X轴。做一20 cm×10 cm的矩形标记框，使A、P线中点位于矩形框外、上2/3，在标记框内寻找穿支。穿支定位点以穿出阔筋膜为准，记录术前定位点在X、Y轴的坐标位置。根据术前定位图像选取管径较粗、流速较快的1～2支穿支血管，将穿支血管出肌点作为皮瓣的中心位置设计皮瓣。② 皮支穿出点，术前探测的1～2支主要穿支部位、管径、类型，辨认其在深筋膜浅层的走向。

三、臀上动脉穿支皮瓣

臀上动脉穿支皮瓣位于臀上部，臀上动脉分布于皮瓣中部，作为乳腺重建的备用皮瓣，适用于腹壁下动脉皮瓣缺乏适用征的患者。Ahmadzadeh等研究证实穿支动脉主要分布

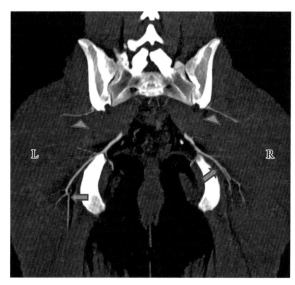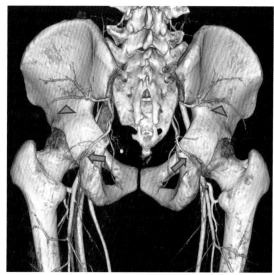

图6-2-11　臀部穿支动脉最大密度投影（MIP）图（左）和容积成像（VR）图（右）
注：臀部动脉CT后处理图像（后视图），三角形示臀上动脉穿支，箭头示臀下动脉穿支

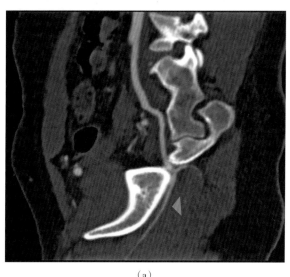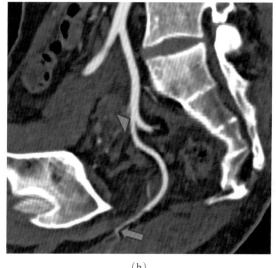

（a）　　　　　　　　　　　　　　　　　　（b）

图6-2-12　臀下动脉穿支
（a）臀部血管CT后处理图像，三角形示臀上动脉肌肉穿支血管；（b）臀部血管CT后处理图像，三角形示左侧髂内动脉发出臀上动脉和臀下动脉，箭头表示臀下动脉肌肉穿支

于臀上动脉从髂前上棘到股骨大转子间的前2/3，血管走行方向变异较大（见图6-2-11和图6-2-12）。术前影像学检查要确定两侧臀上动脉和臀下动脉的直径、长度以及起源。影像学检查方法以及后处理的方式与股前外侧穿支皮瓣检查相近。

四、小腿穿支皮瓣

小腿肌间隔多，穿支血管丰富，主要来源于膝降（隐）动脉、腓肠动脉、胫前动脉、胫后动脉及腓动脉［见图6-2-13（a）～（c）］。根据需要不同，切取过程中可以选择性保留肌肉、骨骼、神经等，且与受区质地、色泽、厚薄相近，广泛应用于手、足、下颌等软组织缺损重建。

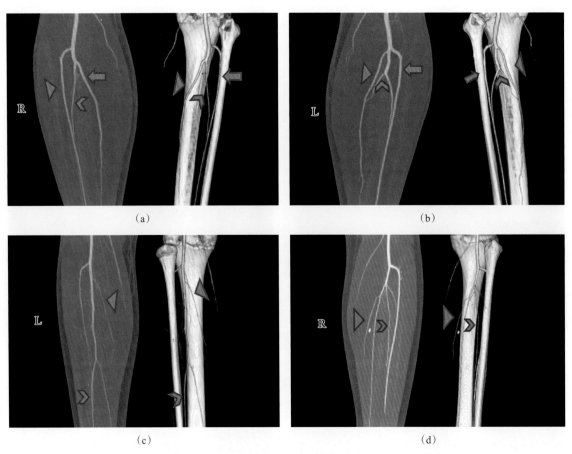

图6-2-13　小腿动脉最大密度投影(MIP)图(左)和容积成像(VR)图(右)

(a)小腿CT后处理图像,MIP为患者右侧小腿前视图,VR图为右侧小腿后视图;三角形表示胫前动脉,起源于腘动脉;箭头表示胫后动脉,V形表示腓动脉;(b)小腿CT后处理图像,VR(后视图)、MIP(前视图)示左侧胫前动脉、腘动脉和胫后动脉共同起源于腘动脉,V形示腓动脉末端分成2支;(c)左小腿血管CT后处理图像,VR(后视图)、MIP(后视图)中示胫后动脉(三角形)上段发出后方肌支,腓动脉(V形)起源于胫后动脉下段,胫后动脉主干较长;(d)右小腿血管CT后处理图像,VR(后视图)及MIP(前视图)示胫后动脉(三角形)和腓动脉(V形)皆分为2支

　　小腿的供区穿支皮瓣较多,常用于重塑下颌部形状和重建下颌部神经的是腓骨肌皮瓣(fibula free flap)。腓骨肌皮瓣的穿支动脉起源于腓动脉,集中在小腿近侧和远侧,多数为肌支,偶尔为肌间隔支[见图6-2-13(d)];且该皮瓣可以切出长达25 cm的腓骨,是作为下颌部重建的标准皮瓣。术前影像学检查在评估双侧下肢血管起源、交通支、血管疾病方面具有重要作用。如腓动脉作为足主要供血动脉是腓骨肌皮瓣选择的禁忌证。

　　1. 检查方法

　　应用64排双源CT对患者供区进行增强扫描。扫描范围:患侧髌骨上缘至足跟。扫描参数:成人电压120 kV,以电流200 mAs为基准;采用自动剂量调控技术(CARE Dose4D),层厚0.75 mm,层间距0.5 mm,矩阵512×512,FOV 320 mm²;扫描时间成人8～12 s。经肘正中静脉注射非离子型造影剂(碘浓度370 mgI/ml),成人剂量120～140 ml,注射速度5 ml/s。采用透视触发扫描法,将触发扫描层设在膝关节上约5.0 cm。注射对比剂12 s后开始连续扫描,观察该处腘动脉显影情况。当该处腘动脉显影并密度达到最大时,延迟

$8 \sim 10$ s开始扫描。

2. 后处理方法

获取患者的DICOM原始数据,导入西门子后处理工作站,采用MPR、MIP、VR等技术对图像进行后处理。明确供区穿支皮瓣供血动脉的起源、走行、长度、管径、穿支点位置及穿支数量,体表皮肤精确定位穿支动脉的皮肤投影点。术者可根据修复创面的大小、形态设计并标识出需要切取的皮瓣面积及形状。

五、胸背动脉穿支皮瓣

胸背动脉穿支皮瓣起源于胸背动脉分支横穿背阔肌的穿支血管,常常应用于四肢、头、颈部、关节周围等诸多部位的皮肤重建。通常,胸背动脉分出2支(横行支和侧支)走行于背阔肌深面的肌皮穿支动脉;多数情况下,胸背动脉也会发出许多小的直接穿支动脉。术前确定胸背静脉、肩胛下动脉以及穿支动脉十分重要。腋窝或胸部手术史是皮瓣选取的禁忌证。

检查方法

应用CT扫描仪检查。扫描参数:成人电压120 kV,以电流200 mAs为基准;采用自动剂量调控技术(CARE Dose4D),层厚0.75 mm,层间距0.5 mm,矩阵512×512,FOV 320 mm^2;扫描时间成人$8 \sim 12$ s。经肘正中静脉注射非离子型造影剂(碘浓度370 mg/ml),成人$120 \sim 140$ ml,注射速度5 ml/s。采用透视触发扫描法,将触发扫描层设在主动脉平面。注射对比剂12 s后开始连续扫描,观察主动脉显影情况,当该处CT值达到150 Hu,延迟$8 \sim 10$ s开始扫描。

第三节 磁共振血管成像技术在穿支皮瓣检查中的应用

MRA被认为代表着血管显影的未来。与CTA相比,MRA空间分辨率稍低,但组织分辨率更高,可以显示出CTA上不易显示的小血管,且患者无须接受额外电离辐射。广义的MRA是指MRA和三维对比增强磁共振血管成像(3DCE-MRA),两者主要区别是后者需要使用造影剂。

一、MRA技术

MRA技术主要涉及两种基本成像技术,即时间飞跃法(time of flight, TOF)和相位对比法(phase contrast, PC)。

1. MRA技术

(1) TOF MRA:主要是根据"血液流入增强效应"成像,即通过增加流动自旋质子的磁化量(血液)降低静态质子的磁化量(周围组织)。正常情况下血液与周围肌肉的T1相近,如果两次射频脉冲时间(TR)小于T1,两种组织的自旋质子均将饱和,即磁化量少,所得的信号小,而未饱和的不断流入成像层面的质子,其净磁化量就较软组织大得多,这样流动血液和静止组织的对比增大。TOF MRA应用广泛,几乎见于所有的MRA。TOF MRA有2D和3D之分。2D TOF MRA序列是连续扫描单个层面,扫描层面通常与血流方向垂直,能最大地利用流入增强效应,由于是逐层连续扫描,即使是慢血流在扫描层面内也不易饱和,所以对慢血流敏感。3D TOF MRA分辨率较2D TOF MRA高,但血流在成像容积内有较长的距离,流入增强效应持续时间短,在血液进入与流出时,血流信号逐渐减弱,因此3D TOF MRA适用于中等以上的流速的血流信号。3D TOF MRA成像过程中血流信号存在由强到弱的梯度变化,可以通过逐渐增大倾斜角度来增强远端血流信号。

(2)PC MRA:是根据流动血液与梯度磁场相互作用,造成血液相位改变效应而成像。自旋质子的进动频率与磁场强度呈正比,运用梯度磁场,使自旋质子的进动频率发生改变,在梯度磁场反方向的自旋质子进动频率慢,而沿梯度磁场方向的自旋质子进动频率快。当梯度磁场取消,所有自旋质子都以原有的频率进动,而相位不同。前后向、左右向和流动编码方向的成像资料,将没有相位编码的静止组织的自旋质子去掉,留下流行自旋质子的图像,最后得到MRA图像。PC MRA的主要优点包括背景组织(脂肪、短T1出血灶)抑制良好,图像信噪比高,易于显示小血管;对慢血流敏感,适合对动脉瘤和血管狭窄的检查;可作为血液流量的测定。MRA检查过程中不需要使用造影剂,无损伤,已经广泛运用于全身各部位的血管性疾病的诊断,在颅内血管病和全身大血管疾病的诊断中,可以与常规X线血管减影或数字减影血管造影(DSA)相媲美。但血管扭曲、涡流或慢血流等因素导致血管显影困难。

2. 3DCE-MRA技术

3DCE-MRA是通过静脉注射顺磁性造影剂,利用造影剂在血管内短时间的高浓度状态使血液形成明显的高信号,即所得T1弛豫时间;同时配合快速梯度自旋回波MR扫描技术的短TR效应,有效抑制周围静态组织信号,形成血管信号明显高于周围静态组织信号的强烈对比效果成像。不同MR机型的磁场强度决定了成像速度,进而影响成像质量。由于数据采集时间主要由TR决定,MR机器必须具备较强大的磁场强度和快速切换率,同时可提供足够的回波接受频带宽。现在采用的相控阵线圈,较以前运用的体线圈明显提高图像的信噪比和空间分辨率。扰相技术(spoiled GRE,SPGR)是在每一个回波后,下一个脉冲给予前对残余磁化矢量进行破坏,通过抑制来源于背景静态组织的信号强度增强T1对比,从而增强造影剂作用。不同厂家动态增强技术名称不同,如GE公司的LAVA技术、Philips公司的THRIVE技术、Siemens公司的VIBE技术。

二、MRA技术在穿支皮瓣检查中的应用

MRA应用的主要限制是成像时的运动伪影。腹部检查的患者,需在检查时屏住呼吸。术者可以通过MRA图像了解穿支动脉的位置、大小以及距肚脐的距离。Chernyak等采用轴位三维钆增强T1加权抑脂梯度回波序列术前研究腹壁下动脉穿支血管发现,术中和MRA检查发现的穿支动脉一致性可以达到97%。Greenspun等回顾性的分析证实MRA术前定位穿支动脉差距＜1 cm的准确率达到100%。Vasile等利用MRA术前确定臀部和大腿的穿支

动脉,辅助术者术前择优选择臀上或臀下动脉作为穿支皮瓣设计。

高分辨率血管成像参数:扫描时间为multiple slabs点对比剂注射3～5 min,体位为轴位和冠状位,重复时间/回波时间(TR/TE)6.0/2.9,翻转角度120°,射频磁场带宽125 Hz,信号采集数0.7,射频矩阵512,相位矩阵384(差值为1 024),层厚为2 mm(插值为1 mm)。受数据集较大和MR扫描位置数量的限制,常需要多个线圈multiple slabs。此外,体型较胖的人并不会降低MR血池相图像质量。注射钆造影剂的量为10 ml,速度为2 ml/s,然后用20 ml生理盐水冲洗,速率相同。肾功能不全的患者不能接受MRA检查。MRA图像后处理方式和CTA图像相似,获取患者的DICOM原始数据,导入西门子后处理工作站,采用MPR、MIP、VR等技术对图像进行后处理。准确显示穿支动脉的解剖信息,并在体表定位。术者可根据需修复创面的大小、形态设计并标识出需要切取的皮瓣面积及形状。

(艾松涛,陶晓峰)

参 考 文 献

1. Ahmadzadeh R, Bergeron L, Tang M, et al. The superior and inferior gluteal artery perforator flaps[J]. Plast Reconstr Surg, 2007, 120(6): 1551-1556.

2. Andree C, Langer S, Seidenstuecker K, et al. A single center prospective study of bilateral breast reconstruction with free abdominal flaps: a critical analyses of 144 patients[J]. Med Sci Monit, 2013, 19(1): 467-474.

3. Cappiello J, Piazza C, Taglietti V, et al. Deep inferior epigastric artery perforated rectus abdominis free flap for head and neck reconstruction[J]. Eur Arch Otorhinolaryngol, 2011, 269(4): 1219-1224.

4. Carroll WR, Esclamado R. Preoperative vascular imaging for the fibular osteocutaneous flap[J]. Arch Otolaryngol Head Neck Surg, 1996, 122(7): 708-712.

5. Chen SY, Lin WC, Deng SC, et al. Assessment of the perforators of anterolateral thigh flaps using 64-section multidetector computed tomographic angiography in head and neck cancer reconstruction[J]. Eur J Surg Oncol, 2010, 36(10): 1004-1011.

6. Chernyak V, Rozenblit AM, Greenspun DT, et al. Breast reconstruction with deep inferior epigastric artery perforator flap: 3.0-T gadolinium-enhanced MR imaging for preoperative localization of abdominal wall perforators[J]. Radiology, 2009, 250(2): 417-424.

7. Fukaya E, Grossman RF, Saloner D, et al. Magnetic resonance angiography for free fibula flap transfer[J]. J Reconstr Microsurg, 2007, 23(4): 205-211.

8. Gactosánchez P, Siciliacastro D, Gómezcía T, et al. Computed tomographic angiography with VirSSPA three-dimensional software for perforator navigation improves perioperative outcomes in DIEP flap breast reconstruction [J]. Plast Reconstr Surg, 2010, 125(1): 24.

9. Greenspun D, Vasile J, Levine JL, et al. Anatomic imaging of abdominal perforator flaps without ionizing radiation: seeing is believing with magnetic resonance imaging angiography[J]. J Reconstr Microsurg, 2009, 26(1): 37-44.

10. Kagen AC, Hossain R, Dayan E, et al. Modern perforator flap imaging with high-resolution blood pool MR angiography[J]. Radiographics, 2015, 35(3): 901-915.

11. Koshima I, Fukuda H, Yamamoto H, et al. Free anterolateral thigh flaps for reconstruction of head and neck defects [J]. Plast Reconstr Surg, 1993, 92(3): 421-428.

12. Koshima I, Soeda S. Inferior epigastric artery skin flaps without rectus abdominis muscle[J]. Br J Plast Surg, 1989, 42(6): 645-648.

13. Masia J, Clavero JA, Larrañaga JR, et al. Multidetector-row computed tomography in the planning of abdominal perforator flaps[J]. J Plast Reconstr Aesthet Surg, 2006, 59(6): 594-599.

14. Masia J, Kosutic D, Cervelli D, et al. In search of the ideal method in perforator mapping: noncontrast magnetic

resonance imaging[J]. J Reconstr Microsurg, 2009, 26(1): 29-35.

15. Masia J, Larrañaga J, Clavero JA, et al. The value of the multidetector row computed tomography for the preoperative planning of deep inferior epigastric artery perforator flap: our experience in 162 cases[J]. Ann Plast Surg, 2008, 60(1): 29-36.

16. PhD LFMM, MSc BRM, PhD TSM, et al. Reconstruction of large mandibulofacial defects with the composed double skin paddle fibula free flap: a review of 32 procedures[J]. Laryngoscope, 2014, 124(6): 1336-1343.

17. Ribuffo D, Atzeni M, Saba L, et al. Angio computed tomography preoperative evaluation for anterolateral thigh flap harvesting[J]. Ann Plast Surg, 2009, 62(4): 368.

18. Rosson GD, Williams CG, Fishman EK, et al. 3D CT angiography of abdominal wall vascular perforators to plan DIEAP flaps[J]. Microsurgery, 2007, 27(8): 641-646.

19. Rozen WM, Ashton MW, Grinsell D. The branching pattern of the deep inferior epigastric artery revisited invivo: a new classification based on CT angiography[J]. Clin Anat, 2010, 23(1): 87-92.

20. Rozen WM, Ashton MW, Pan WR, et al. Anatomical variations in the harvest of anterolateral thigh flap perforators: a cadaveric and clinical study[J]. Microsurgery, 2010, 29(1): 16-23.

21. Rozen WM, Ashton MW, Stella DL, et al. Developments in perforator imaging for the anterolateral thigh flap: CT angiography and CT-guided stereotaxy[J]. Microsurgery, 2008, 28(4): 227-232.

22. Rozen WM, Chubb D, Ashton MW. Advantages of preoperative computed tomography in deep inferior epigastric artery perforator flap breast reconstruction[J]. Plast Reconstr Surg, 2009, 123(4): 1148-1155.

23. Rozen WM, Palmer KP, Suami H, et al. The DIEA branching pattern and its relationship to perforators: the importance of preoperative computed tomographic angiography for DIEA perforator flaps[J]. Plast Reconstr Surg, 2008, 121(2): 367-373.

24. Rozen WM, Stella DL, Phillips TJ, et al. Magnetic resonance angiography in the preoperative planning of DIEA perforator flaps[J]. Plast Reconstr Surg, 2008, 122(6): 222e-223e.

25. Sacco R, Sacco G, Acocella A, et al. A systematic review of microsurgical reconstruction of the jaws using vascularized fibula flap technique in patients with bisphosphonate-related osteonecrosis[J]. J Appl Oral Sci, 2011, 19(4): 293-300.

26. Schaverien M, Saint-Cyr M. Perforators of the lower leg: analysis of perforator locations and clinical application for pedicled perforator flaps[J]. Plast Reconstr Surg, 2008, 122(1): 161-170.

27. Seljavaara AS. Free style free flap[C]. Seventh Congress of the International Society of Reconstructive Microsurgery. New York, 1983.

28. Smit JM, Klein S, Werker PM. An overview of methods for vascular mapping in the planning of free flaps[J]. J Plast Reconstr Aesthet Surg, 2010 , 63(9): e674-e682.

29. Su W, Lu L, Lazzeri D, et al. Contrast-enhanced ultrasound combined with three-dimensional reconstruction in preoperative perforator flap planning[J]. Plast Reconstr Surg, 2013, 131(1): 80-93.

30. Vasile JV, Rusch NDG. Anatomic imaging of gluteal perforator flaps without ionizing radiation: Seeing is believing with magnetic resonance angiography[J]. J Reconstr Microsurg, 2009, 26(1): 45-57.

31. Wang WH, Deng JY, Li M, et al. Preoperative three-dimensional reconstruction in vascularized fibular flap transfer [J]. J Craniomaxillofac Surg, 2012, 40(7): 599-603.

32. Wei FC, Mardini S. Free-style free flaps[J]. Plast Reconstr Surg, 2004, 114(4): 910.

33. Zhang YZ, Li YB, Jiang YH, et al. Three-dimensional reconstructive methods in the visualization of anterolateral thigh flap[J]. Surg Radiol Anat, 2008, 30(1): 77-81.

34. 范新宇,徐永清,徐龙江,等.高频彩超结合超声造影技术在穿支皮瓣术前设计及评估中的应用[J].中华显微外科杂志,2013,36(4):322-326.

35. 江奕恒,徐达传,李学雷,等.股前外侧区皮瓣血管3D可视化研究与皮瓣设计[J].中华显微外科杂志,2007,30(6):433-436.

36. 陆林国,徐智章,刘吉斌,等.超声造影增强技术在探索穿支皮瓣血管中的应用[J].肿瘤影像学,2010,19(3):161-164.

37. 杨建峰,赵振华,王伯胤,等.术前CT血管成像在股前外侧穿支皮瓣移植中的临床应用[J].中华放射学杂志,2012,46(10):917-920.

第七章

常用穿支皮瓣的临床制备

第一节　穿支皮瓣概述

随着显微外科及超显微外科技术的飞速进步，穿支皮瓣在口腔颌面部缺损中的运用越来越受到关注。尤其是以股前外侧穿支皮瓣为首的各种软组织穿支皮瓣修复已经成为许多口腔颌面缺损修复治疗中的首选。

由于组织由穿支血管供养，皮瓣的设计更为多种多样，同时，在解剖穿支血管的过程中，能尽可能多地保存供区组织，尤其是肌肉组织，减少对供区组织的损伤。

虽然穿支皮瓣的概念仍在持续进展，但是传统穿支皮瓣的供区必须满足4个条件：① 至少一根可预测、解剖位置相对恒定的穿支血管；② 至少一根相对较大的穿支血管（管径＞0.5 mm）；③ 足够的血管蒂长度，便于与头颈部的受区血管吻合；④ 供区相对隐蔽，最好能直接关闭创面，无须或基本不用其他皮片或邻近皮瓣修复。

穿支皮瓣根据穿支血管的解剖路径，可以分为直接皮穿支，间隔皮穿支，以及肌皮穿支皮瓣。大多数的穿支皮瓣为肌皮穿支皮瓣，直接皮穿支皮瓣及间隔皮穿支皮瓣相对少见。当然，肌皮穿支皮瓣解剖起来更加烦琐，后两者解剖起来相对简单。

根据临床经验及病例报道，对于口腔颌面–头颈部缺损中，常用的穿支皮瓣包括股前外侧穿支皮瓣、旋髂浅动脉穿支皮瓣、腹壁浅动脉穿支皮瓣、腹壁下动脉穿支皮瓣、腓肠内侧动脉穿支皮瓣、上臂外侧穿支皮瓣（lateral arm perforator flap, LAP）。

第二节　股前外侧穿支皮瓣

一、股前外侧穿支皮瓣的历史及发展

股前外侧穿支皮瓣的概念最早于1984年由宋业光等学者首次报道。他们认为该皮瓣

由走行于股直肌与股外侧肌之间的肌间隔穿支血管供养。但之后的解剖学及临床研究均表明该皮瓣的大多数供养血管为横行穿过股外侧肌内的肌皮穿支。Koshima等学者在早期的股前外侧穿支皮瓣的切取中提出肌肉内的穿支血管解剖并不可靠，也并不安全，因此，该皮瓣一度被忽视或放弃使用。然而，随着显微外科技术及穿支皮瓣技术的愈发成熟，肌肉内穿支血管解剖已经变得越来越普遍，股前外侧穿支皮瓣也越来越受到重视，并日渐成为穿支皮瓣的一个代表。魏福全等学者为股前外侧穿支皮瓣的推广做了很多创新性工作，使其成为一个理想的首选皮瓣。随着关于股前外侧穿支皮瓣的解剖学和影像学研究的深入，股前外侧穿支皮瓣易于切取、血管可靠、设计多样化、供区隐蔽且损伤小的特点变得越为突出。

在股前外侧穿支皮瓣切取制备前，对于其穿支血管解剖和变异要有比较深刻的理解和认识。理解其解剖情况后，股前外侧穿支皮瓣可以设计为肌皮穿支皮瓣、筋膜皮肤穿支皮瓣、脂肪筋膜穿支皮瓣，甚至是筋膜肌肉穿支皮瓣。通过不同穿支血管的解剖，该皮瓣可以进一步扩展为组合皮瓣，即一个血管蒂，两个或多个皮岛，甚至是结合股外侧肌、股直肌、阔筋膜张肌肌岛的组合皮瓣。

二、应用解剖

旋股外侧动脉是股深动脉的第1个分支，它沿途发出升支、横支及降支。股前外侧穿支皮瓣的血供一般由旋股外侧动脉降支供应。降支发出之前，旋股外侧动脉可发出一向下内的升支支配股直肌。旋股外侧动脉降支一般在股直肌和股外侧肌之间的肌间隔内穿行一段距离后，进入股外侧肌。旋股外侧动脉降支周围一般有两根伴行静脉。动脉直径一般在2 mm左右，降支血管蒂长度一般为8～16 cm。

除了常见的旋股外侧动脉降支及横支以外，大约有34%的患者在降支发出前后存在另一个斜支，必要时也可作为股前外侧穿支皮瓣血管蒂的一个选择。

关于股前外侧皮瓣的穿支血管，根据多项临床及解剖学研究结果显示，0.89%～5.4%的患者股前外侧区无合适的穿支血管（管径＞0.4 mm）。对于股前外侧区有合适穿支血管的人群而言，69%～100%的穿支直接发自于降支，2.6%～14.5%来源于升支，6%～31%来源于横支。对于有旋股外侧动脉斜支的患者，14%～43%的穿支血管来源于该变异的血管分支。

大多数的穿支血管研究认为：股前外侧穿支皮瓣中，9.8%～24%的穿支血管为间隔皮肤穿支，80%～90%的穿支血管为肌皮穿支，即大多数穿支血管需肌肉内解剖。关于合适的穿支血管数量，据解剖学统计，每侧大腿有1.6～4.26个穿支血管。关于穿支血管的定点位置，一般认为大多数（47%～89%）位于髂前上棘与髌骨外侧连线的中点周围5 cm，以中点近中部位更为多见。

三、术前准备

由于之前所描述的股前外侧血管解剖和穿支血管的变异情况，术前检查并明确血管，尤其是穿支血管的情况显得尤为重要。术前采用彩色多普勒超声或CTA的检查方法，能够了解穿支血管的位置、血流情况、穿支血管管径以及旋股外侧动脉的血管情况。通过术前检查,更能有的放矢地进行皮瓣设计及切取,也是皮瓣移植成功的关键环节之一。

四、适应证

随着游离皮瓣修复技术的广泛运用,股前外侧穿支皮瓣的适应证在不断扩大。对于颌面头颈部缺损而言,由于股前外侧穿支皮瓣可以允许颈部及腿部上下两组同时进行手术,同时皮瓣有体积量充足,供区损伤小的优势,使得股前外侧穿支皮瓣已经成为头颈部缺损修复中的主力军。

对于咽喉部位的环形缺损,股前外侧穿支皮瓣是非常好的一个修复选择,它既能够消灭无效腔,也能够保护周围重要的血管。尤其是对于全喉切除,以及晚期的下咽或声门上癌切除后需大量组织体积修复的患者,股前外侧穿支皮瓣能提供足够的组织量进行充填。

对于口腔颌面部缺损,尤其是跨多个解剖区的大面积缺损,股前外侧皮瓣能够提供大面积的组织量;对于类似下颌骨节断性缺损的软组织修复,全舌、上颌骨及颊黏膜软组织的复杂缺损,全腮腺、皮肤及下颌骨升支切除的缺损,股前外侧皮瓣能重构近似的组织量,血管蒂长度能够达到颈部,修复术后口腔功能相对较好,是口腔颌面部缺损修复的较好选择。对于累计口唇的组织缺损,股前外侧皮瓣切取的同时,能够一并切取阔筋膜组织用于口唇的悬吊,防止术后唇的下坠。

对于接近或直接暴露颅底的缺损,股前外侧穿支皮瓣通过联合股外侧肌等复合皮瓣设计,能提供较好的组织覆盖,防止或减少术后感染、脑脊液漏等严重并发症。

但对于中等或偏小的组织缺损,股前外侧穿支皮瓣组织体积较厚,尤其对于女性,部分患者皮下脂肪量大,修复单纯前颊部洞穿性缺损,以及半舌、咽旁磨牙后区(下颌骨方块切除后)等的缺损,可能会造成较为臃肿的术后形态,部分影响功能,其组织修复的优势并不明显。

对于下肢血管病变,尤其是有深静脉血栓病史或者有下肢血管支架病史的患者或过于肥胖的患者,采用股前外侧皮瓣都是相对禁忌的。

五、手术方法

1. 麻醉与体位

患者全身麻醉状态下取平仰卧位,术侧臀部用软硅胶臀垫垫高30°,便于显露股外侧区及手术操作。

2. 皮瓣设计

在髂前上棘外缘设 A 点,髌骨外上缘设 B 点,两点间作一连线。该连线基本代表股直肌及股外侧肌间的肌间隔的体表投影,穿支定点基本就在这条连线上或稍偏连线的外侧。标记该连线的中点为 O 点,即为大多数血管穿支的浅出点,以 O 点为圆心,5 cm 为半径作圆;另两个可能的穿支浅出点基本在这个圆范围内。以腹股沟韧带中点为 E 点,OE 连线相当于旋股外动脉降支的体表投影。皮瓣设计以旋股外动脉降支的浅出点为轴点,以 AB 连线为轴

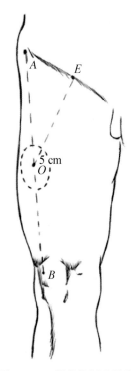

图7-2-1　股前外侧皮瓣设计

A. 髂前上棘外缘；*B.* 髌骨外上缘；*O.* 连线中点；*E.* 腹股沟韧带中点

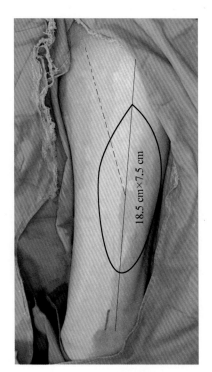

图7-2-2　股前外侧皮瓣术中设计

线向下设计皮瓣，用尺测量所修复缺损的面积，沿着上述点和线画出椭圆形皮瓣标志线。当皮瓣最长径在8～9 cm以下时，设计时应至少包括一个以上穿支点；当最长径在8～9 cm以上时，应当设计至少包括2个以上的穿支血管。方法：以 *O* 点为圆心，*O* 点两侧5 cm范围内用多普勒血流探测仪探测穿支搏动点。皮瓣的长轴线与 *AB* 线平行，如皮瓣较大可设计得较靠外侧一些（见图7-2-1和图7-2-2）。

3. 手术步骤

（1）首先，沿着皮瓣设计的内侧缘切开皮肤、皮下组织和阔筋膜。在股直肌表面做钝性分离，在这一层次中股直肌与阔筋膜分开较容易，组织贴合并不十分紧密。在皮瓣切取开始时要注意早期找到股直肌的位置和层次，并结扎股直肌肉表面与皮肤相接的穿支（股直肌的穿支），而在股直肌与股外侧肌分界之后的穿支，即股前外侧的穿支，应当予以准确识别并保留［见图7-2-3（a）］。关于股直肌与股外侧肌的鉴别，主要关注其肌纤维走行方向，若走行方向为内上至外下，该肌肉为股直肌；若走行方向为外上至内下，则为股外侧肌。

（2）当肌间隔暴露后，大多数肌间隔穿支血管均在这一层次，大多数肌皮穿支血管也在这一肌间隔外侧2～3 cm范围内。找到这些穿支血管后，应当首先测量该穿支血管的管径是否大于0.5 mm，搏动情况是否良好，走行方向是否在皮瓣设计范围内。当找到可靠的穿支血管后，沿着股直肌外侧的筋膜打开股直肌与股外侧肌的肌间隔，向深面寻找旋股外侧动脉降支［见图7-2-3（b）］。在这一过程中，笔者多采用由中点或稍远端的肌间隔开始操作，由远及近的方法（远端相对较安全）可暴露肌间隔内降支血管蒂。当找到降支血管蒂后，若不切取股直肌肌岛，应当结扎去除由降支发出营养股直肌的穿支血管。完全暴露降支血管蒂部后，有时可发现旋股外侧动脉的斜支，此时应当观察降支与斜支的相互走行关系、管径及搏动情况，判断哪个血管更适合用于颌面头颈部缺损的供受区血管吻合，并予以保留；待穿支血管完全解剖后，再决定斜支能否予以携带或结扎去除。

（3）显露降支血管蒂部后，开始由穿支血管向降支主干逆行解剖。对于肌间隔穿支而言，解剖相对简单，保留降支到股前外侧皮肤的穿支，去除其余的血管周围小分支即可。对于大多数股前外侧皮瓣的穿支血管（肌皮穿支）而言，在肌肉内解剖是必不可少的一步。首先沿着穿支血管走行，去除表面的（近间隔面）肌肉覆盖，并小心地找到穿支进入降支（或斜支）的主干位置，周围的小分支可予以结扎去除［见图7-2-3（c）］。沿着最远端穿支进入降支主干的远端2～3 cm处，结扎降支的远端。在穿支解剖过程中，可以间歇地用少量利多卡因润湿组织，预防穿支痉挛。

（4）当穿支血管全长解剖完毕后，直接将皮瓣的皮肤外侧缘切开，形成皮岛，沿着阔筋膜深面和股外侧肌浅面游离皮瓣（皮岛）。在此过程中，注意不能误伤穿支血管的外侧面（近肌肉面）。在肌肉内再次解剖穿支近肌肉面，保留穿支血管周围约1 cm的肌

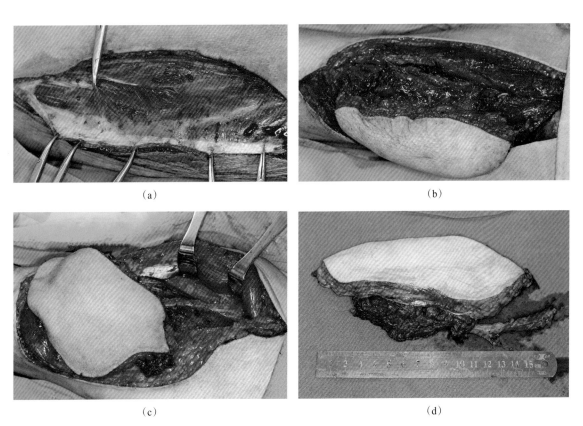

（a）　　　　　　　　　　　　　　（b）

（c）　　　　　　　　　　　　　　（d）

图7-2-3　股前外侧穿支皮瓣的临床制备

（a）术中寻找旋股外侧动脉降支的穿支；（b）术中在股直肌与股外侧肌的肌间隔寻找旋股外侧动脉的降支；（c）旋股外侧动脉降支血管蒂解剖；（d）股前外侧皮瓣断蒂后

袖组织。

（5）穿支解剖完毕后，注意观察穿支汇入降支的位置，沿着降支由远心端向近心端解剖血管蒂。若需要携带部分股外侧肌肉，可以沿着血管蒂周围携带部分肌肉组织，有时可能涉及切断一部分股外侧皮神经。解剖过程中若发现血管蒂长度较短，可结扎横支至旋股外侧动脉总干，此时血管蒂长度可延长3～5 cm。

（6）皮瓣血管断蒂以后，将皮瓣首先缝合固定数针（不必完全缝合），尤其是带肌肉岛的复合股前外侧穿支皮瓣，需要将肌肉及皮岛初步固定位置（以免血管穿支扭转），再吻合供受区血管［见图7-2-3（d）］。

六、注意事项

一般而言，股前外侧穿支皮瓣的供区缺损宽度在8 cm以内时可直接拉拢缝合。当皮瓣切取过程中，若损伤了股外侧皮神经可能导致供区皮肤（大腿外侧皮肤）感觉减弱或麻木，但对大腿的功能无明显影响。

对于宽度＞8 cm的供区缺损，一般需要转移局部皮瓣，或利用游离皮片修复，术后供区功能可能受一定限制。

对于股前外侧升支，即支配股直肌的血管分支应该尽量保留。部分病例报道称结扎血管蒂过于靠近股深动脉，尤其是结扎了股直肌血管分支后导致股直肌的部分坏死，需要引起注意。

第三节　旋髂浅动脉穿支皮瓣

一、旋髂浅动脉穿支皮瓣的历史及发展

1973年，Daniel等学者首次报道了旋髂浅穿支皮瓣的前身——腹股沟游离皮瓣在缺损修复中的运用。由于当时显微外科技术所限以及对该皮瓣的解剖认识不足，在之后的很长一段时间内该皮瓣未得到足够的重视。直到2004年，Koshima等学者首次提出了旋髂浅动脉穿支皮瓣的概念，将腹股沟区域穿支皮瓣的概念再一次兴起。近年来，使用旋髂浅穿支皮瓣在各领域修复重建的病例日渐增多，对于该皮瓣的解剖学认知也与日俱增。Sinna等首次通过尸体研究，阐述了旋髂浅穿支皮瓣浅支与深支的区别。随着影像学检查在术前穿支皮瓣中的广泛运用，对于该皮瓣的解剖学变异开始慢慢得以总结。术前彩色多普勒超声，以及CTA对髂部血管的检查，可以明确旋髂浅动脉的管径以及流速是否与颈部血管相匹配，便于显微血管吻合。

旋髂浅穿支皮瓣相对于前壁皮瓣要厚一些，较股前外侧皮瓣要略薄一些。对于口腔颌面头颈部中等大小的缺损，旋髂浅穿支皮瓣修复效果好，并且供区隐蔽，对于年轻患者，尤其是对美观要求较高的患者，是一个很好的选择。

二、应用解剖

旋髂浅穿支皮瓣由旋髂浅穿支动脉供养,该动脉有浅支和深支之分。同时该穿支动脉有相邻的穿支静脉作为回流静脉,但通常只有一根静脉。

浅支起源于股动脉,由髂前上棘向上外侧走行。通常浅支位于缝匠肌深筋膜的近中、脂肪组织的远中。在髂区中央位置发出1~2支穿支血管,供应局部皮肤。

深支同样起源于股动脉,并向上外侧走行。但深支通常走行于缝匠肌深筋膜的深面,并穿过腹股沟韧带;在穿过缝匠肌外侧缘后,进入深筋膜浅面,并发出1~2支穿支血管,支配局部皮肤。

旋髂浅动脉的浅支与深支的关系通常是互补的。当浅支血管较长、管径较粗时,深支血管一般都较短、管径也较细。有部分患者的浅支缺如,只有一支较长而管径粗的深支。浅支与深支的远中终末部分有时与旋髂深动脉系统、腹壁深动脉系统以及旋股外侧动脉系统的终末支互有交通。

旋髂浅动脉的浅支和深支部分在由股动脉发出前,起源于一个总干血管,部分分别起源于股动脉的上下端,并无交通。经解剖学研究显示,旋髂浅动脉的血管直径一般约0.85 mm,其伴行静脉管径约0.73 mm。旋髂浅动脉的穿支血管可供应皮肤平均面积为163 cm^2,最大记录为375 cm^2。

三、适应证

旋髂浅穿支皮瓣主要用于修复中等大小的头颈部缺损。相对于其他如前臂皮瓣、腹直肌皮瓣、胸大肌皮瓣等传统皮瓣而言,该穿支皮瓣有其明显的优势:① 供区隐蔽、缺损小,解剖主要位于深筋膜浅、深面,对肌肉解剖损伤小;② 皮瓣厚度适中,可以弥补前臂皮瓣过薄的不足,也可以避免股前外侧皮瓣皮下脂肪过厚的缺点;③ 由于其与旋髂深系统部分有交通,可以通过术前影像明确血管关系,并设计复合皮瓣。

旋髂浅穿支皮瓣是对传统皮瓣的一种补充,而不是替代,该穿支皮瓣有其不可避免的劣势。首先,血管直径较细,颈部匹配吻合血管必须在术前通过影像学检查进行确认;其次,对于显微吻合技巧要求较高,不适宜初学者;第三,该皮瓣穿支较少,多数情况下为1支穿支血管,因此皮瓣设计范围较为局限,对于大型复杂缺损并不适用。

选择旋髂浅穿支皮瓣前,应该对髂部进行彩色多普勒超声和CTA检查。彩色多普勒超声主要用于明确髂部皮肤穿支定点,而CTA主要用于观察血管全程走行,排除血管变异情况,利于术前皮瓣设计。

对于髂部有外伤或下肢血管疾病的患者,选择旋髂浅穿支皮瓣应该相当慎重;对于肥胖患者,由于髂区皮下脂肪可能较为肥厚,穿支血管条件可能不好,选择时也应该慎重。

四、手术方法

1. 麻醉与体位

患者全身麻醉,取平仰卧位,术侧臀部无须垫高。

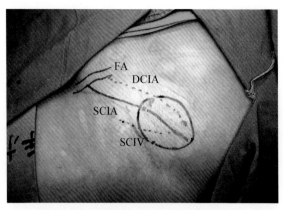

图7-3-1　旋髂浅动脉穿支皮瓣的设计
FA: 股动脉；DCIA: 旋髂深动脉；SCIA: 旋髂浅动脉；SCIV: 旋髂浅静脉

2. 皮瓣设计

沿着髂前上棘及耻骨联合的连线设计皮瓣，一般旋髂浅动脉的走行与该连线平行。根据术前彩色多普勒超声检查的穿支定点，做长轴平行于该连线，短轴垂直于该线的椭圆形皮瓣设计。一般长度不超过10 cm，宽度不超过5 cm，血管蒂延伸切口为S形，利于供区直接拉拢缝合，同时可以减少术后瘢痕挛缩。根据经验，旋髂浅穿支动脉的浅支穿支血管位于髂前上棘的上内侧1.5～3 cm（见图7-3-1）。

3. 手术步骤

（1）首先，切开皮瓣下缘近中区，直接暴露旋髂浅穿支动、静脉。切开不可过深，因为穿支血管位于深筋膜浅面、皮下脂肪的深面。当找到穿支血管后，首先要判断其质量，即是否管径＞0.5 mm，搏动性如何，是否能为皮瓣提供足够的血运［见图7-3-2(a)］。

（2）当判断确认好穿支血管后，沿着血管蒂切口，切开至腹股沟韧带中点处的皮肤、皮下组织，沿着穿支血管逆行解剖旋髂浅血管的走行。结扎走行过程中发出至缝匠肌、深筋膜等小分支，仅保留主干周围部分结缔组织。

（3）打开腹股沟韧带，沿着腹股沟韧带中点，找到股动脉及旋髂浅动脉浅支的发出点。通常在股动脉暴露过程中，可以发现旋髂深动脉发出点位于浅动脉的上方［见图7-3-2(b)］。

（4）当血管蒂完全暴露后，沿着皮瓣上方远端切开剩余的皮肤、皮下组织，完全游离皮瓣［见图7-3-2(c)(d)］。

（5）皮瓣制备后，先简单固定后再行血管吻合。受区血管一般为甲状腺上动脉的远端（管径较小，血管吻合匹配度较好），静脉选择颈内静脉分支。

五、注意事项

旋髂浅动脉穿支皮瓣有其先天优势，但因其技术难度较高，血管变异情况多，需术前影像学检查评估后选择病例，所以在现阶段暂不能替代很多传统皮瓣，但对于传统皮瓣而言，旋髂浅动脉穿支皮瓣是一种很好的补充，根据现有的头颈部缺损病例报道及我们的临床经验，大多数病例报道该皮瓣的成功率为100%，仅有少部分病例因皮瓣切取超过一定面积，造成部分边缘坏死。当然，这样的成功率并不符合皮瓣修复的逻辑，究其原因主要还是在于术者的经验以及对病例选择适应证的严格把控上。旋髂浅动脉穿支皮瓣仅用于中等大小的头颈部缺损。该穿支皮瓣由于皮下脂肪稍厚，术后收缩小，尤其是对半舌修复的术后远期效果，要优于前臂皮瓣。

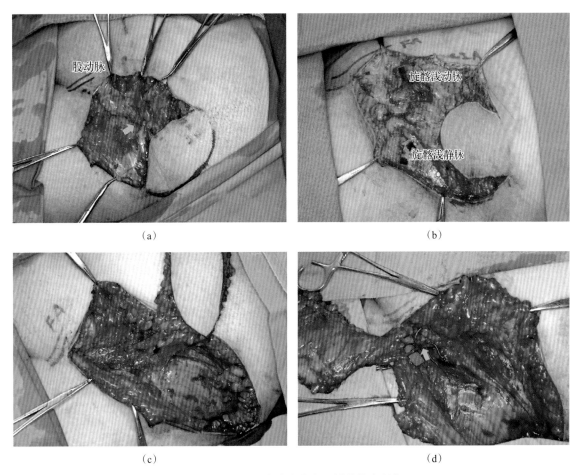

图 7-3-2　**旋髂浅动脉穿支皮瓣的临床制备**

（a）旋髂浅动脉穿支皮瓣的制备（绿色箭头表示暴露的旋髂浅静脉）；（b）旋髂浅动脉穿支皮瓣；（c）（d）旋髂浅动脉穿支解剖，皮瓣游离

第四节　腓肠内侧动脉穿支皮瓣

一、腓肠内侧动脉穿支皮瓣的历史与发展

Taylor 等学者在 1975 年首次报道了由肌皮穿支血管供养的腘窝岛状瓣。1996 年，Montegut 等报道了腓肠动脉供养的穿支皮瓣。2001 年，由 Cavadas 等学者首次对腓肠内侧动脉穿支进行了详细的解剖学研究，并将其应用于 6 例临床患者，其中 5 例为游离皮瓣，1 例为带蒂皮瓣。自此，该穿支皮瓣开始陆续被运用于头颈部及四肢缺损的修复。

腓肠内侧动脉穿支皮瓣有其独特的优势，其皮瓣比较薄，血管蒂较长（利于颈部血管吻合），皮瓣最宽可以取到 5 cm，制备相对简单。许多学者将此皮瓣与常用的前臂皮瓣进行比较，认为前臂皮瓣需要牺牲桡动脉等主干血管，并且常常需要腿部或腹部皮片等第 2 供区来覆盖前臂创面，术后手背轻微麻木，握持力下降（肌腱暴露粘连等），美观性也较差。腓肠内侧穿支皮瓣也存在一定的不足，穿支点不恒定（需要术前彩色多普勒超声或CTA定位），皮瓣宽度大多不超过5 cm，主要用于中小型缺损，肌内的解剖穿支后容易导致小腿肌肉功能减弱，但美观性较前臂皮瓣更好。

腓肠内侧动脉穿支皮瓣近5年来被广泛运用到头颈部缺损的修复手术。Hong等报道将该穿支皮瓣运用于口咽部缺损；He等将该穿支皮瓣用于舌缺损修复；Ozkaya等将该皮瓣用于颊及下颌骨等区域缺损。Hayashida和Wei等分别报道将该皮瓣与其他皮瓣结合修复复杂颌面部缺损。腓肠内侧穿支皮瓣已经成为前臂皮瓣之外修复颌面头颈部中等缺损的一个非常好的选择。

二、应用解剖

腓肠内侧动脉穿支皮瓣设计一般需要找到其体表投影标志：首先找到小腿背侧的腘窝皱褶，然后在腓肠肌的内侧头及外侧头之间，作腘窝皱褶的垂直线，沿着内踝作该垂直线的平行线，然后在两条平行的垂直线之间的中点，再作一条与它们都平行的垂直线。腓肠内侧动脉穿支一般就在最后这条垂直线的近中位置，靠近腓肠肌的内侧头（见图7-4-1）。

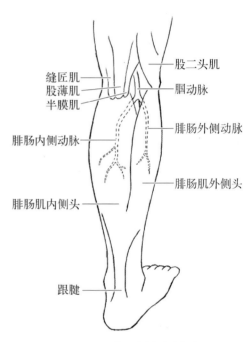

图7-4-1　腓肠内侧动脉解剖

若要原位关闭腓肠内侧动脉穿支皮瓣，一般皮瓣设计宽度（垂直于小腿长轴）不超过5 cm，皮瓣长度最长可以设计到15 cm，一般为8～9 cm。Thione等学者对尸体解剖的研究显示：腓肠内侧动脉穿支血管均为肌皮穿支，其中约50%为2个穿支血管，30%为1个穿支血管。大多数穿支点位于距离腘窝皱褶线7～18 cm区域，平均距离为11～13 cm。大多数穿支点落在上述最后垂直线周围1 cm以内（距离内外侧头间垂直线约2.5 cm）。穿支血管直径约0.5 mm，最大径为0.8 mm。

大多数穿支在穿过小腿筋膜后直接进入肌肉，肌肉内穿支血管解剖距离较长，一般为11 cm，腓肠内侧动脉血管蒂一般可达到15 cm，动脉管径一般为2.3 mm左右。

腓肠内侧动脉穿支血管在肌肉内的走行有其自身特点。Dusseldorp等报道该穿支血管在肌肉内走行分为3型：Ⅰ型（31%）为一根粗壮的血管形成腓肠内侧动脉，周围肌肉穿支较小；Ⅱ型（59%）为两根较粗穿支血管汇入形成腓肠内侧动脉，汇入点可高可低（胫骨坪水平）；Ⅲ型（10%）为三根及以上分支汇入形成腓肠内侧动脉。腓肠内侧动脉的解剖具有变异性，术前应常规行CTA检查，尽可能排除Ⅲ型血管，以免腓肠内侧动脉管径过小，穿支血管灌注量不足导致皮瓣移植失败（见图7-4-2）。

三、适应证

腓肠内侧动脉穿支皮瓣适用于大多数小型或中等的颌面-头颈部缺损。在设计过程中，可以携带少量的腓肠肌内侧头肌肉进行组织充填。但对于下肢血管性病变（静脉曲张、下肢血栓等）、过度肥胖患者，应尽量避免使用该类皮瓣。

若选用腓肠内侧动脉穿支皮瓣修复宽度＞5 cm的缺损，供区缺损可能需要植皮修复，可能导致局部瘢痕愈合、小腿功能损伤等供区并发症，因此应慎重选择此类缺损的修复。同时，由于其穿支定点不恒定，肌肉内穿行距离较长，且存在解剖变异性，

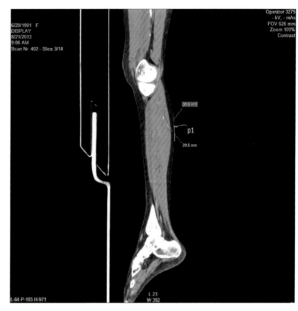

图7-4-2　腓肠内侧动脉穿支CTA检查

术前彩色多普勒超声及CTA检查应该常规使用，术前明确血管的解剖学特征，以此评估使用该皮瓣修复缺损的可能性，提高皮瓣修复成功率。

四、手术方法

1. 麻醉及体位

患者全麻下取俯卧位、侧卧位或平卧位，下肢屈曲外展位90°角，以完全显露小腿内侧皮肤及腘窝位置。

2. 皮瓣设计及手术步骤

（1）在小腿屈曲后，画出腘窝皱褶中点，并将皱褶中点与内踝中点连线画出。术前可以用彩色多普勒超声检查在该沿线周围寻找穿支点，穿支点大多数距离腘窝11～13 cm，一般以两个穿支较为多见（见图7-4-3）。

（2）明确穿支点后，基于此中心点及缺损的大小设计皮瓣。用气压止血带固定大腿部位，手术时气压止血带可充气，防止术中出血，影响术野。

（3）手术时，先沿着内侧切开皮肤及皮下组织，直至暴露腓肠肌内侧头浅面，并在这个层面上，沿筋膜下仔细寻找穿支，最后切开外侧皮肤皮下组织游离皮瓣。

（4）由于腓肠内侧动脉穿支血管均为肌皮穿支血管，在肌肉内沿着穿支血管做纵向解剖。腓肠内侧动脉穿支皮瓣的肌肉穿支血管较多，术中均需仔细结扎去除。在肌肉

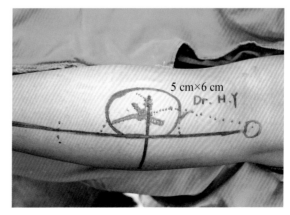

图7-4-3　腓肠内侧动脉穿支皮瓣设计

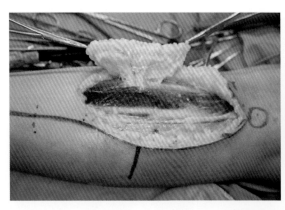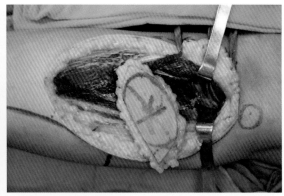

图7-4-4　腓肠内侧动脉穿支皮瓣临床制备

内解剖过程中,穿支血管周围保留1 cm的肌袖组织。腓肠内侧动脉一般平行于肌纤维,解剖时组织阻力较小。血管蒂长度一般可达9～15 cm。静脉一般黏附在动脉周围,即为一根动脉伴行两根静脉(见图7-4-4)。

(5)皮瓣供区肌肉内解剖较多,关闭创面时应于肌肉内充分止血缝扎,并放置负压引流。当设计的皮瓣宽度≤5 cm时,可直接关创;当皮瓣宽度>5 cm时,需要植皮修复。

五、注意事项

由于解剖变异较多,并不是所有患者均适合使用该穿支皮瓣,因此腓肠内侧动脉穿支皮瓣的术前CTA及彩色多普勒超声定位尤为关键。彩色多普勒超声主要用于穿支血管定位,术前应根据应用解剖的体表投影寻找穿支血管体表定点,尤其注意的是,穿支多数为2支。CTA主要用于明确穿支血管的直径大小、走行及解剖类型。据文献报道,皮瓣成活率达到90%～95%,但一旦出现危象,则很难抢救成功,失败的原因主要为血管蒂管径细,穿支血管仅为1支且较细,因此发生栓塞后很难抢救,多数学者采用更换皮瓣的方法进行二次修复重建。

第五节　腹壁下动脉穿支皮瓣

一、腹壁下动脉穿支皮瓣的历史与发展

自20世纪70年代起,腹壁皮瓣开始逐渐运用于乳腺等各种组织缺损,起初皮瓣的制备常携带腹横直肌。1989年,Koshima和Soeda等学者首次报道应用腹壁下动脉穿支皮瓣供养的皮肤及皮下脂肪皮瓣,并在供区保留腹横直肌。自1994年起,Allen和Blondeel对腹壁下深动脉开展了大量的临床解剖研究,并将该皮瓣应用于乳腺缺损的修复重建。此后,该皮瓣被逐渐用于四肢、躯干及头颈部缺损的修复。

腹壁下动脉穿支皮瓣是一个安全可靠、供区并发症相对较少的游离穿支皮瓣。由于腹

壁下深动脉穿支需要在腹横直肌内进行解剖,分离血管蒂相对较为耗时,且穿支血管存在一定的变异性。此外,在女性患者中,该皮瓣皮下脂肪较厚,修复中大型缺损略有些臃肿。另外,当皮瓣切取携带部分肌肉时,供区并发症(包括腹壁肌肉强度减弱、疝气等)也应该引起重视。

目前,腹壁下动脉穿支皮瓣在头颈部缺损修复重建中的应用主要集中于全舌缺损、复合颊部及下颌骨缺损、大面积下唇及颏下组织缺损,但病例数相对较少。因组织量较大及皮瓣厚度问题,该皮瓣在头颈部缺损修复中的适应证相对较窄。

二、应用解剖

腹壁下深动脉起源于髂外动脉,于腹直肌外侧缘进入肌肉深面,沿着肌肉内向腹壁弓状线方向向上走行。在弓状线的上方,腹壁下深动脉分为3种类型:Ⅰ型,单一穿支动脉(27%~29%);Ⅱ型,分为近中及远中支(57%~84%);Ⅲ型,分为3支穿支动脉(14%~16%)。

腹壁下深动脉存在单侧缺失的情况。影像学研究表明部分患者仅有一侧存在腹壁下深动脉的皮肤穿支血管,缺失侧的皮肤穿支血管则由腹部肠系膜动脉血管所支配,而非腹壁下深动脉,这一解剖变异的发生率为1%~2%。

腹壁下深动脉的管径在髂外动脉发出点及弓状线的分叉点之间基本一致,并无明显缩小的趋势。大多数报道称其管径为2.1~2.4 mm。在分叉点之后,移行为穿支血管时,其管径约缩小1 mm。腹部皮肤平均可探测到的穿支定点为5~6支。

腹壁下深动脉在分叉点后的穿支血管主要走行于腹直肌内(33%~100%);部分走行于中线、肌肉旁或肌腱内,占0~67.6%。对于大多数肌皮内穿支血管在肌肉内有两种走行方式:一种为垂直穿过腹直肌,走行距离最短,这种类型占32.4%~47.1%;而另一种类型,即横行(或斜行)穿行于肌肉内,走行距离较长,占75%~89%。

对于横行于肌肉内的穿支血管而言(后者),腹壁下深动脉在肌肉内平均走行距离为3.31 cm,大多数尸体解剖研究表明其穿支在肌肉内走行距离<4 cm(61%~65%),而>4 cm的只占9%~24%。因此,虽然腹壁下深动脉在腹直肌内主要为横向走行,走行距离并不长,大多在3~4 cm之内。

更为细致的一些解剖学和影像学研究认为:对于Ⅱ型分叉血管而言,近中分支大多为横行支,而远中分支大多为垂直穿过肌肉的血管。Ⅱ型分叉血管在腹直肌内走行距离明显小于Ⅰ型和Ⅲ型分叉血管。

当穿支血管穿过腹直肌后,其走行方式又分为两种:第一种走行主要直接穿过腹直肌鞘(称为直接型或垂直型);另一种在腹直肌鞘内走行一段距离后,再穿行至皮下组织。一些解剖学研究认为:超过50%的穿支血管在筋膜下组织内走行0.65 cm距离,然后在穿入皮肤,这些穿支主要定位于肚脐靠下方皮肤。而对于那些直接垂直穿入皮肤的穿支血管而言,大多数(94.5%)定位于肚脐周围3 cm皮肤范围内。

对于比较少见的肌肉旁(并未穿过腹直肌)或肌腱内的腹壁下深动脉穿支血管而言,

在自髂外动脉发出后,肌肉旁穿支血管在腹直肌深面走行,在腹白线(中线)区,两侧腹直肌之间穿过深筋膜进入皮下。大多数解剖研究显示:肌肉旁或肌腱内穿支发生率为11%～20%。

就穿支血管数量而言,术前检查发现半侧的腹部皮肤穿支血管平均约为2.98支,经过与术中对比发现,腹部穿支血管平均约为2.04支。对于这些腹部穿支血管而言,2.37支位于腹部近中区,1.62支位于腹部远中区。综合大多数研究结果,腹部近中与远中穿支数量并无明显统计学差异。

多数腹部穿支血管近皮肤侧的管径为1.0～1.3 mm,且多数穿支位于脐周4.51 cm距离的皮肤上(以脐为中点做水平和垂直线,距离脐水平方向约3.75 cm,距离脐垂直方向约2.62 cm)。几乎所有的皮肤穿支点均位于脐周5 cm范围内。大多数研究表明,腹壁下深动脉血管蒂平均长度为9.1～10.0 cm。

三、适应证

腹壁下动脉穿支皮瓣由于体积量较大,多用于乳房缺损重建;对于颌面-头颈部位缺损,主要用于全舌、下颌骨节段性缺损后大面积复杂缺损组织修复;对于中小型缺损,由于其皮下组织量较大,需慎重考虑;当然经过适当皮下修整后,也可用于部分中型组织缺损。

对于腹部有过外伤手术史、腹疝病史,以及过于肥胖的患者,腹壁下动脉穿支皮瓣应该避免使用。同时,术前必须行CTA和彩色多普勒超声检查,明确腹壁下深动脉皮肤定点和走行,避免肌肉内走行变异及单侧穿支缺失的情况。

四、手术方法

1. 麻醉和体位

患者全身麻醉,取仰卧位,腹部常规消毒铺手术巾。

2. 皮瓣设计及手术步骤

根据术前CTA及彩色多普勒超声定点的情况,在脐周找到近中及远中皮肤穿支点。彩色多普勒超声可以进一步定位腹壁下浅动脉及静脉的位置,尤其是腹壁下浅静脉,可以作为皮瓣的备选回流静脉。

腹部皮岛一般遵循由外向内切开,一般先找到远中穿支血管。找到远中穿支血管后,仔细检查血管的管径是否足够粗,同时远中穿支一般多为2～3支,可以一并予以保留。若远中穿支管径流速均不理想,应向内找到近中穿支,并进行解剖。部分穿支直接进入腹直肌鞘,部分沿着腹直肌鞘水平走行一段距离后进入肌鞘。

当沿穿支解剖至腹直肌鞘时,应该在尽量保护穿支的前提下打开腹直肌鞘,沿着腹直肌解剖至肌肉深面的腹壁下深动脉(DIEA)。在解剖腹直肌过程中,尽量沿着肌肉纤维的走行方向进行解剖,并保留支配腹直肌的神经分支(部分分支可能跨过腹壁下深动脉,尽量予以保留)。沿着腹壁下深动脉继续解剖,一般血管蒂长度可以达到8～10 cm,管径一般可以达到2～2.6 mm。

当血管蒂解剖完毕后，即可将皮岛完全游离，皮瓣可携带较多的皮下组织，皮瓣体积较大适用于修复有一定厚度的头颈部组织缺损。

五、注意事项

腹壁下动脉穿支皮瓣的穿支定点变化较多，大多在脐周5 cm以内，但术前CTA及彩色多普勒超声定点仍较为关键。穿支走行较多变，很多需要腹直肌内解剖，所花时间较长。

腹壁下动脉穿支皮瓣切取后，应该注意供区的保护。腹壁较为薄弱，并有腹疝的风险，术前充分告知患者，术中注意周围肌肉缝合、腹部减张等，术后应该运用腹带等加压。

第六节　上臂外侧动脉穿支皮瓣

一、上臂外侧动脉穿支皮瓣的历史与发展

上臂外侧动脉［后桡侧副动脉(posterior radial collateral artery perforator flap, PRCA）］穿支皮瓣最早由我国宋儒耀学者于1982年首次报道，1983—1984年Matloub和Katsaros等进一步提出了上臂外侧动脉皮瓣的概念。起初由于对后桡侧副动脉解剖的认识不足，该皮瓣的应用一度受到限制。随着对后桡侧副动脉解剖的进一步研究，以及上臂外侧穿支点的解剖学定位，该穿支皮瓣越来越受到青睐，尤其是在上下肢缺损修复中应用较广。

一般而言，后桡侧副动脉穿支皮瓣有着与前臂皮瓣同样的优点，皮瓣较薄、血管较为恒定、切取相对简单，而且供区较为隐蔽，与前臂皮瓣的供血动脉——桡动脉不同，后桡侧副动脉并不是主干血管，所以一般不需要行Allen试验。但部分该类皮瓣血管蒂较短，平均仅为6～7 cm，血管直径较其他皮瓣要小，供区需行皮片修复，肘关节功能可能受部分影响，使得其在头颈部的应用受一定限制。后桡侧副动脉穿支皮瓣可以作为纯脂肪筋膜瓣或皮筋膜瓣切取，部分外国学者甚至将部分肱骨取下作为穿支骨皮瓣来运用。由于其柔软、纤薄的特点，后桡侧副动脉穿支皮瓣已被报道用于中小型的口腔、口咽缺损修复，并取得良好的效果。

二、应用解剖

1. 后桡侧副动脉的解剖

后桡侧副动脉穿支皮瓣一般位于肱骨外上髁的上方、上臂外侧的靠下方。穿支血管一般经过肌肉间隔穿出，皮瓣区域皮肤血供主要来源于肱深动脉、肱深动脉后支及后桡侧副动脉。肱深动脉由肱动脉的近中段发出，与桡神经伴行在螺旋槽内，然后逐渐分叉为两支：前支继续与桡神经伴行在上臂前方；后支穿过肌间隔，供养皮瓣区皮肤和皮下组织。后桡侧副动脉自肘关节外上髁的上方10 cm自肱深动脉发出，平行于肱骨走行方向，在肱桡肌及肱三头肌直接穿出，并发出一些分支，供养周围的骨和筋膜等。由于后桡侧副动脉与肘关节周围返支动脉相吻合，该穿支皮瓣可以向远中延长至肱骨内上髁表面的皮肤。

2. 上臂外侧穿支及后桡侧副动脉管径

关于上臂的穿支血管定位，Hwang等学者进行了尸体解剖研究，根据该研究结果，整个上臂（内侧加外侧）共有12个穿支，其中外侧平均为5.7个穿支。其中发自后桡侧副动脉的穿支平均为1.7个，穿支位置大约在肱骨外上踝的上方5 cm。穿支进入后桡侧副动脉后，在肌间隔内走行5.5～6.7 cm。后桡侧副动脉管径约1.2 mm，远小于前臂皮瓣桡动脉管径，因此血管吻合难度稍高。

后桡侧副动脉穿支皮瓣可以携带前臂外侧皮神经的后支进行同期感觉神经的修复。前臂外侧皮神经的后支与后桡侧副动脉一样，在肌肉间隔内走行，很多时候若神经与血管关系密切，不得不牺牲部分神经分支，并在切取皮瓣后进行供区神经吻合。Fogdestam等学者提出，仔细解剖血管蒂的同时可以尽量保护该神经主干，只切断该神经的肌肉间隔分支。一般皮瓣的宽度在不超过4～5 cm的情况下可以进行直接拉拢缝合；若皮瓣宽度超过5 cm，一般需行皮片移植覆盖供区创面。

三、适应证

上臂外侧动脉穿支皮瓣主要用于头颈部中小型缺损的修复，例如口底、半舌、下唇、颊部、磨牙后区缺损等；对于大型复合型缺损，该皮瓣由于组织量有限，无法修复。考虑到该皮瓣血管蒂较短、管径较细，一般用于原发肿瘤缺损修复；对于受区血管制备困难、放疗后的患者应该慎用。

术前进行彩色多普勒超声或CTA行穿支定点、血管蒂长度预测等，对于头颈部缺损修复十分关键。因此，虽然不需要行Allen试验检查，术前影像学定位仍然有必要，辅助术前皮瓣设计，使得手术更为精确化，并术前明确是否有变异情况发生。

四、手术方法

1. 麻醉及体位

患者全身麻醉，取侧卧位或上臂屈曲90°角，上臂外侧常规消毒铺手术巾。

2. 皮瓣设计及手术步骤

首先，在肱骨外上踝与三角肌粗隆之间画一条直线，这一直线中下1/2代表后桡侧副动脉的体表投影，且该体表投影一般位于肱桡肌与肱三头肌直接的肌间隔后方约1 cm。以该直线为轴，在该直线周围寻找皮肤穿支点，并定点；以该定点为圆心，设计皮瓣，长轴沿着体表投影线。皮瓣可以延长设计至前臂近中外踝以外3～4 cm。

从皮瓣的前外侧切开皮肤皮下至肱三头肌肌肉筋膜表面，找到穿支及穿支血管后向上解剖。在筋膜和肌膜之间解剖，所有的肌肉穿支都进行结扎或双极电凝去除，仅保留主干血管，并沿着肱三头肌与三角肌肌间隔之间向上解剖至后桡侧副动脉，并解剖至肱骨外侧面。在肌间隔内，除了该血管外，还可以看到桡神经、桡侧皮神经的后支。桡神经应该通过橡皮片分离提起后予以保留。沿着肌肉间隔解剖至所需长度，通过分离肱三头肌外侧头肌腱可以进一步延长血管蒂长度1～2 cm。

五、注意事项

切取皮瓣前应该进行体表投影画线设计。皮瓣切取可以使用止血带,也可以不使用止血带直接切取。供区是否能直接拉拢缝合并不仅仅取决于皮瓣宽度,还与肌肉发达程度有关。一般而言,皮瓣宽度 ≤ 5 cm,即不超过1/3上臂围,供区缺损可以直接拉拢缝合,否则需要植皮修复。

第七节 胸背动脉穿支皮瓣

一、胸背动脉穿支皮瓣的历史与发展

1995年,Angrigiani等首次提出胸背动脉穿支皮瓣的概念,将其称为"不带肌肉的背阔肌皮瓣"。胸背动脉穿支皮瓣有其自身优势,血管蒂长、皮瓣厚度较为一致;同时不用切取破坏背阔肌的完整性、皮瓣供区较为隐蔽等。胸背动脉也有其劣势:穿支不恒定,必须在肌肉内进行穿支分离;如果皮瓣切取较大时,远端可能发生局部坏死。

近年来,胸背动脉穿支皮瓣被广泛运用于乳房、四肢、胸壁、肩关节、头颈部组织的重建。该皮瓣越来越受到重视的原因,是因为其厚度可以被修薄而同时不损伤其血运;血管蒂最长可达16～17 cm,皮瓣柔软易于折叠。

随着近年来对于胸背动脉穿支的影像学及解剖学研究的深入,该皮瓣的切取与制备也越来越规范化,术前定位寻找合适的穿支仍然是该皮瓣成功的关键。

二、应用解剖

胸背动脉发自肩胛下动脉,在背阔肌深面向近中内侧走行约2.5 cm后分为两个肌肉分支:水平支(近中支)及垂直支(外侧支)。水平支平行于背阔肌上缘下方3.5 cm,在肌肉深面走行3.5 cm;垂直支在背阔肌外侧缘近中垂直走行约2.5 cm。然后这两支血管穿行入肌肉内,从肌肉内可以发出一支或数支穿支血管分支到皮肤,这些穿支血管供养着整个胸背动脉皮瓣。

从垂直支发出的穿支通常在肌肉内穿行距离较短,较水平支更好,更适合作为胸背动脉的穿支血管。解剖学研究也证实:管径 > 0.5 mm(可以作为可靠穿支)的穿支血管主要来源于胸背动脉的垂直支。少数情况下,可以从胸背动脉直接发出皮下穿支,但胸背动脉穿支大多为肌皮穿支,多数发自垂直支。胸背动脉血管蒂的平均长度可以达到12.7 cm,血管蒂平均管径为2.3 mm。

在新鲜尸体解剖研究的基础上,许多学者提出了两个解剖学定点以利于临床皮瓣切取。第一个体表投影(解剖学定点)由 Angrigiani 提出,主要位于腋后襞下方8 cm、背阔肌外侧缘的近中2 cm;第二个体表投影(解剖学定点)为胸背动脉分为水平支及垂直支的分叉点。

Heitmann等认为所有穿支基本都在这个分叉点周围。这一体表投影位于肩胛尖下方4 cm、背阔肌游离侧近中2.5 cm。当然,患者的体位和手臂位置都与穿支定位有关。

关于皮瓣的皮肤穿支定点有许多相关的临床及解剖学研究。大多数研究认为:大多数穿支位于背阔肌外侧及近中侧缘小于4 cm范围内。胸背动脉穿支解剖分布情况大概可以分为4种:① 单个大穿支;② 两个穿支来源于胸背动脉的同一个分支血管;③ 两个穿支来源于胸背动脉的两个分支血管;④ 穿支来源于胸背动脉及肋间动脉。最后两种情况下,穿支需仔细解剖、分辨,并进行取舍。

胸背动脉穿支皮瓣的厚度(背阔肌中央、肩胛下角位置)为1.2～14.5 mm,平均约6.5 mm,当然皮瓣的厚度与患者的体重指数呈正相关。

术前多普勒超声定位基本与术中穿支点的定位相吻合,但6%～7%的穿支术前影像学测量管径相比术中显得要小。胸背动脉穿支皮瓣的大小可以由3 cm×5 cm到27 cm×13 cm(平均皮肤面积约117.4 cm²),皮瓣中可以包括1～3支肌皮穿支。少部分患者(3%～5%)会发生远端皮肤坏死。供区关创后瘢痕平均长度为18.3 cm。

三、适应证

胸背动脉穿支皮瓣血管蒂比较长,皮下脂肪少于腹部,能够修复头颈部的大型缺损。但由于其需要翻身,切取过程中解剖穿支血管大多需要在背阔肌肌肉内解剖,运用相对较股前外侧少。

胸背动脉主要用于修复头颈部大型缺损,设计皮瓣一般包括1～2支穿支,以多穿支皮瓣较为常用。术前多普勒超声、CTA定点尤为关键,影像学测量血管位置及管径对于手术成功与否至关重要。

四、手术方法

1. 麻醉及体位

患者全身麻醉,鼻插管,取侧卧位显露肩及背部供区。

2. 手术步骤

首先,在腋后襞到髂后上棘之间画一定位线,大致标出背阔肌的后界。然后,将胸背动脉分叉点,也就是近中穿支点的体表投影画出,一般该点位于腋后襞下方8 cm、背阔肌外侧缘后方2～3 cm。根据术前多普勒超声或CTA的穿支血管定点。皮瓣设计参考离近中穿支点体表投影最近的影像学定点画出,皮瓣设计稍靠下方,利于延长血管蒂长度。

首先切开胸背动脉穿支皮瓣的前界,切开皮肤、皮下、深筋膜直到背阔肌肌肉表面;在肌肉筋膜表面,找到皮肤穿支;找到可靠穿支后,切开皮瓣的远中及外侧端。

在找到可靠的穿支(管径>5 mm)后,沿着背阔肌肌肉内侧逆行解剖穿支,将肌肉内的穿支主干保留,其余小穿支予以结扎切除,并携带约5 mm肌袖穿过背阔肌,向内找到胸背动脉主干,沿着胸背动脉主干解剖至所需长度及血管管径。皮瓣制备完毕。

五、注意事项

切取胸背动脉穿支皮瓣要比切取前臂皮瓣难度大得多,尤其是在肌肉内穿支血管的解剖上必须慎之又慎,避免穿支受到损伤。

除了要翻身,无法上下同时开始手术以外(两组手术),胸背动脉穿支皮瓣是股前外侧皮瓣以外一个非常好的选择,局部皮肤质地柔软,头颈部缺损修复效果也较好。

(马春跃,刘克)

参 考 文 献

1. Amin AA, Rifaat M, Farahat A, et al. The role of thoracodorsal artery perforator flap in oncoplastic breast surgery [J]. J Egypt Natl Canc Inst, 2017, 29(2): 83－87.

2. Bach CA, Wagner I, Lachiver X, et al. The free thoracodorsal artery perforator flap in head and neck reconstruction [J]. Eur Ann Otorhinolaryngol Head Neck Dis, 2012, 129(3): 167－171.

3. Chang EI, Ibrahim A, Papazian N, et al. Perforator mapping and optimizing design of the lateral arm flap: anatomy revisited and clinical experience[J]. Plast Reconstr Surg, 2016, 138(2): 300e－306e.

4. Dusseldorp JR, Pham QJ, Ngo Q, et al. Vascular anatomy of the medial sural artery perforator flap: a new classification system of intra-muscular branching patterns[J]. J Plast Reconstr Aesthet Surg, 2014, 67(9): 1267－1275.

5. Geddes CR, Morris SF, Neligan PC. Perforator flaps: evolution, classification, and applications[J]. Ann Plast Surg, 2003, 50(1): 90－99.

6. Green R, Rahman KM, Owen S, et al. The superficial circumflex iliac artery perforator flap in intra-oral reconstruction[J]. J Plast Reconstr Aesthet Surg, 2013, 66(12): 1683－1687.

7. Heitmann C, Guerra A, Metzinger SW, et al. The thoracodorsal artery perforator flap: anatomic basis and clinical application[J]. Ann Plast Surg, 2003, 51(1): 23－29.

8. He Y, Jin SF, Zhang CP, et al. Medial sural artery perforator flap aided by preoperative computed tomography angiography mapping for tongue reconstruction[J]. Int J Oral Maxillofac Surg, 2014, 43(9): 1064－1068.

9. He Y, Jin SF, Zhang ZY, et al. A prospective study of medial sural artery perforator flap with computed tomographic angiography-aided design in tongue reconstruction[J]. J Oral Maxillofac Surg, 2014, 72(11): 2351－2365.

10. He Y, Jin S, Tian Z, et al. Superficial circumflex iliac artery perforator flap's imaging, anatomy and clinical applications in oral maxillofacial reconstruction[J]. J Craniomaxillofac Surg, 2016, 44(3): 242－248.

11. He Y, Tian Z, Ma C, Zhang C. Superficial circumflex iliac artery perforator flap: identification of the perforator by computed tomography angiography and reconstruction of a complex lower lip defect[J]. Int J Oral Maxillofac Surg, 2015, 44(4): 419－423.

12. Hwang JH, Lim SY, Pyon JK, et al. Reliable harvesting of a large thoracodorsal artery perforator flap with emphasis on perforator number and spacing[J]. Plast Reconstr Surg, 2011, 128(3): 140e－150e.

13. Ireton JE, Lakhiani C, Saint-Cyr M. Vascular anatomy of the deep inferior epigastric artery perforator flap: a systematic review[J]. Plast Reconstr Surg, 2014, 134(5): 810e－821e.

14. Jandali Z, Lam MC, Aganloo K, et al. The free medial sural artery perforator flap: Versatile option for soft tissue reconstruction in small-to-moderate size defects of the foot and ankle[J]. Microsurgery, 2018, 38(1): 34－45.

15. Karamürsel S, Bağdatly D, Markal N, et al. Versatility of the lateral arm free flap in various anatomic defect reconstructions[J]. J Reconstr Microsurg, 2005, 21(2): 107－112.

16. Ki SH. Lateral arm free flap with preservation of the posterior antebrachial cutaneous nerve[J]. Ann Plast Surg, 2016, 76(5): 517－520

17. Lin DT, Coppit GL, Burkey BB. Use of the anterolateral thigh flap for reconstruction of the head and neck[J].

Curr Opin Otolaryngol Head Neck Surg, 2004, 12(4): 300−304.

18. Lyons AJ. Perforator flaps in head and neck surgery［J］. Int J Oral Maxillofac Surg, 2006, 35(3): 199−207.

19. Ma C, Tian Z, Kalfarentzos E, et al. Superficial circumflex iliac artery perforator flap: a promising candidate for large soft tissue reconstruction of retromolar and lateral buccal defects after oncologic surgery［J］. J Oral Maxillofac Surg, 2015, 73(8): 1641−1650.

20. Ma C, Tian Z, Kalfarentzos E, et al. Superficial circumflex iliac artery perforator flap for tongue reconstruction ［J］. Oral Surg Oral Med Oral Pathol Oral Radiol, 2016, 121(4): 373−380.

21. Marques Faria JC, Rodrigues ML, Scopel GP, et al. The versatility of the free lateral arm flap in head and neck soft tissue reconstruction: clinical experience of 210 cases［J］. J Plast Reconstr Aesthet Surg, 2008, 61(2): 172−179.

22. Masià J, Sommario M, Cervelli D, et al. Extended deep inferior epigastric artery perforator flap for head and neck reconstruction: a clinical experience with 100 patients［J］. Head Neck, 2011, 33(9): 1328−1334.

23. Mun GH, Kim HJ, Cha MK, et al. Impact of perforator mapping using multidetector-row computed tomographic angiography on free thoracodorsal artery perforator flap transfer［J］. Plast Reconstr Surg, 2008, 122(4): 1079−1088.

24. Mun GH, Lee SJ, Jeon BJ. Perforator topography of the thoracodorsal artery perforator flap［J］. Plast Reconstr Surg, 2008, 121(2): 497−504.

25. Özkan HS, İrkören S, Aydin OE, et al. Medial sural artery perforator flap in head and neck reconstruction［J］. Eur Arch Otorhinolaryngol, 2016, 273(12): 4431−4436.

26. Sandy D, Eric H, Lidia D, et al. Anatomical basis of the extended TDAP flap: study of its territories of vascularization and its volume［J］. Surg Radiol Anat, 2017, 39(8): 821−826.

27. Sauerbier M, Germann G, Giessler GA, et al. The free lateral arm flap—a reliable option for reconstruction of the forearm and hand［J］. Hand (N Y), 2012, 7(2): 163−1671.

28. Sinna R, Hajji H, Qassemyar Q, et al. Anatomical background of the perforator flap based on the deep branch of the superficial circumflex iliac artery (scip flap): a cadaveric study［J］. Eplasty, 2010, 10: e11.

29. Tashiro K, Yamashita S, Araki J, et al. Preoperative color Doppler ultrasonographic examination in the planning of thoracodorsal artery perforator flap with capillary perforators［J］. J Plast Reconstr Aesthet Surg, 2016, 69(3): 346−350.

30. Thankappan K, Kuriakose MA, Chatni SS, et al. Lateral arm free flap for oral tongue reconstruction an analysis of surgical details, morbidity, and functional and aesthetic outcome［J］. Ann Plast Surg, 2011, 66(3): 261−266.

31. Thione A, Valdatta L, Buoro M, et al. The medial sural artery perforators: Anatomic basis for a surgical plan［J］. Ann Plast Surg, 2004, 53(3): 250−255.

32. Ulatowski Ł, Kaniewska A. The use of the DIEP flap in the modern reconstructive surgery［J］. Pol Przegl Chir, 2015, 87(9): 472−481.

33. Wong CH, Wei FC. Anterolateral thigh flap［J］. Head Neck, 2010, 32(4): 529−540.

34. Wong MZ, Wong CH, Tan BK, et al. Surgical anatomy of the medial sural artery perforator flap［J］. J Reconstr Microsurg, 2012, 28(8): 555−560.

35. Yang XD, Zhao SF, Wang YX, et al. Use of extended lateral upper arm free flap for tongue reconstruction after radical glossectomy for tongue cancer［J］. Aesthetic Plast Surg, 2015, 39(4): 562−569.

36. Yang XD, Zhao SF, Zhang Q, et al. Use of modified lateral upper arm free flap for reconstruction of soft tissue defect after resection of oral cancer［J］. Head Face Med, 2016, 12: 9.

第八章

头颈部带蒂穿支皮瓣在口腔颌面－
头颈部的应用

第一节　带蒂穿支皮瓣概述

1989年，日本学者Koshima等首次报道应用游离穿支皮瓣移植来修复重建组织缺损的方法，使皮瓣的切取挣脱了"深筋膜是皮瓣赖以生存的基础"这一传统理念的束缚。在随后的20多年里，穿支皮瓣因具有设计灵活、不牺牲供区重要神经血管、血供恒定、血管蒂长、供区能直接闭合、受区美观等优点，迅速得以发展和普及。特别是近年来，诸多学者在秉承穿支皮瓣微创、美观的核心理念基础上，不断创新术式，各种形式的穿支皮瓣，如血流桥接穿支皮瓣、显微削薄穿支皮瓣、联体穿支皮瓣、分叶穿支皮瓣、穿支嵌合皮瓣等的出现，使外科医师们在各自的修复重建领域手术中更加游刃有余。

随着对人体全身浅表血管研究的深入，越来越多可供临床运用的穿支皮瓣被发掘出来并进行了一系列的实践。但在口腔颌面－头颈部的修复重建中，学者们也发现了游离穿支皮瓣自身所固有的一些缺点，如供受区颜色不匹配、制备技术复杂、手术时间长，且存在血管吻合口栓塞和皮瓣坏死的风险，尤其是对于高龄或合并糖尿病、高血压、冠心病、脑梗死等全身性疾病的患者而言，可能导致更为严重的后果。

近年来，临床经济学已成为全球卫生领域的一个热门话题，皮瓣经济学也应运而生，其基本理念是针对不同患者"量体裁衣"地选择和设计最为合适的皮瓣，在供区损伤最小化和达到最佳修复效果的前提下，实现有限的财力、精力和时间资源的最大化利用。带蒂穿支皮瓣的出现较好地顺应了这一潮流。顾名思义，带蒂穿支皮瓣是指将穿支皮瓣供区选择在受区周围，皮瓣切取后即可直接转移到受区重建缺损，从而规避了游离穿支皮瓣手术时间长、存在吻合口栓塞风险等缺点，使得修复重建简便易行。目前，带蒂穿支皮瓣在临床上的应用，主要是以躯体或四肢主干动脉远端发出的肌间隔穿支为血供来切取皮瓣，如腹壁上动脉穿支皮瓣、胸背动脉穿支皮瓣、臀上动脉穿支皮瓣、股深动脉穿支皮瓣、旋股外侧动脉穿支皮瓣、胫后动脉穿支皮瓣、腓动脉穿支皮瓣、桡动脉穿支皮瓣、尺动脉穿支皮瓣等,用以修复腹部、背部、臀部、会阴、小腿、足踝及手等部位的缺损,转移方式包括V-Y推进和螺旋桨旋转2种类型。

口腔颌面头颈部血供丰富,存在众多的知名动脉和穿支血管,为在该区域制备带蒂穿支皮瓣直接修复邻近部位的缺损提供了良好的解剖学基础。当然,并不是所有的穿支血管都可以相应地被设计成带蒂穿支皮瓣,充分了解并掌握头颈部血管尤其是穿支血管的位置与走行是保证皮瓣制备成功的前提。本章将较为系统地介绍几种目前在临床上应用较为成熟的带蒂穿支皮瓣。

第二节　颏下动脉穿支皮瓣

1978年,Futrell等首次报道以颏下区为供区来制取颈阔肌皮瓣的方法,但该技术创伤大、皮瓣臃肿,在当时并没有引起学术界的广泛关注。1993年,Martin等报道了以颏下动脉为血管蒂且只携带二腹肌前腹的颏下岛状瓣,并详细介绍了该皮瓣的解剖学基础与临床运用。此后,颏下岛状瓣因颜色质地与面部皮肤相近、厚度适中、血供相对恒定、制备简单、瘢痕隐蔽等优点,迅速在临床上得到广泛应用。1996年,Sterne等介绍了逆行血供的颏下岛状瓣,使血管蒂的长度得以延长,能够修复更远距离的缺损。但颏下岛状瓣也因存在携带Ⅰ区淋巴结转移至受区的风险而广受诟病,多数学者建议在应用该瓣修复口腔颌面部恶性肿瘤根治术后缺损时要十分慎重。随着穿支皮瓣研究的深入,2002年Kim等为解决皮瓣臃肿及携带Ⅰ区淋巴结等问题,首次提出了颏下动脉穿支皮瓣的概念。2008年,Ishihara等详细介绍了颏下区穿支血管的解剖学研究结果。Tang等应用Scion Image软件及三维成像技术对颏下动脉皮穿支的供血面积进行测量,发现单穿支的供血范围可达$(45.0 \pm 10.2)\,\text{cm}^2$,充分证实了颏下动脉皮穿支血供的可靠性。

一、应用解剖

1. 颏下动脉

颏下动脉是面动脉较为恒定的分支,并且是面动脉颈部分支中管径最大的一支,在面动脉穿出下颌下腺后,于下颌下腺的上极发出,起始时管径$1.3 \sim 2.0\,\text{mm}$。颏下动脉的起源偶有变异,自面动脉的发出点可位于下颌下腺上极深面或腺体实质内,其源动脉也可为舌动脉或颈外动脉。颏下动脉自发出后,于下颌骨下方、下颌舌骨肌表面向前下走行于下颌下腺内侧面,最后进入下颌骨正中联合后方的二腹肌前腹。根据颏下动脉及皮穿支的走行与二腹肌前腹及下颌骨下缘的关系,可分为2种类型:Ⅰ型为颏下动脉自二腹肌前腹浅面至下颌骨下缘表面发出穿支血管入皮,占30%~40%;Ⅱ型为颏下动脉自二腹肌前腹深面至下颌骨下缘深面发出穿支血管入皮,占60%~70%。颏下动脉走行弯曲,距面动脉起点2.7～2.8 cm，全程长4.7～6.5 cm。颏下动脉在向中线走行并最终与对侧同名动脉发生交通吻合的过程中，发出分支分别供应舌下腺、颏部肌肉与皮肤以及舌骨上区前部等区域的血供，并与舌下动脉、下唇动脉、颏动脉和下牙槽动脉形成吻合。此外，当舌下动脉缺如时，颏下动脉的穿支可经下颌舌骨肌至舌下区代替舌下动脉，也有舌动脉来源于颏下动脉的报道。

2. 颏下动脉穿支血管

颏下动脉发出5个主要分支供应周围组织血供。① 腺体支：与舌下动脉交通，共同参与下颌下腺及舌下腺供血；② 下颌舌骨肌支：与下颌舌骨肌动脉广泛交通，共同营养下颌舌骨肌；③ 下颌骨骨膜支：与下牙槽动脉及颏动脉交通，共同参与下颌骨骨膜供血；④ 二腹肌支：为二腹肌前腹供血；⑤ 皮穿支：主要为颏下区及颈前区皮肤供血。

颏下动脉皮穿支一般为2～4支，彼此交通吻合形成丰富的皮下血管网。笔者在该皮瓣的制备过程中发现，皮穿支出现的位置可分为3类：① 颏下动脉主干在二腹肌前腹浅面沿下颌骨下缘走行，皮穿支多位于下颌骨下缘表面和二腹肌前腹后缘附近。对于这种类型，在切开皮瓣上缘时尤其要注意不要误伤穿支血管。② 颏下动脉主干走行远离下颌骨下缘，皮穿支多数出现在二腹肌前腹中点附近，且后缘出现粗大皮穿支的概率较前缘大。③ 颏下动脉主干穿过二腹肌前腹，穿支在二腹肌前腹内发出并穿过肌肉进入皮内。对于该类型可适当保留少量血管周围的二腹肌袖以免损伤穿支血管。

3. 颏下静脉及相关引流静脉

颏下动脉穿支皮瓣的回流静脉主要为颏下静脉，按是否与颏下动脉紧密伴行，可分为2支。一支称为紧密伴行颏下静脉；另一支称为非紧密伴行颏下静脉，直径为1.0～2.9 mm，平均2.2 mm。两者之间有1～3个交通支。颏下静脉于下颌下腺上方浅面汇入面静脉，面静脉除最终汇入颈内静脉外，还与颈外静脉之间有1～3个吻合支。此外，非紧密伴行颏下静脉还可在颈前区与颈前静脉交通。

皮瓣的静脉回流有3种形式：① 只存在1支颏下静脉，该颏下静脉汇入面静脉，最终汇入颈内静脉；② 紧密伴行颏下静脉汇入非紧密伴行颏下静脉，并经面静脉汇入颈内静脉；③ 紧密伴行颏下静脉汇入非紧密伴行颏下静脉，并经面静脉汇入颈外静脉（见图8-2-1）。此外，颏下静脉还存在其他变异，但大多在这3种基本形式上发生变化。

二、适应证

（1）颏下动脉穿支皮瓣血管蒂长6～8 cm，可旋转90°～180°角，适用于口腔颌面部中下2/3及颈前区上部缺损的修复。

（2）根据患者颏下区组织松弛程度的不同，最大切取面积可达18 cm×7 cm。

（3）由于颏下区皮肤较薄，因此不适用需要无效腔填塞的缺损。

（4）颏下淋巴结已有转移，存在被皮瓣携带至受区的风险，应慎用。

（5）颏下区有外伤、手术或放疗病史者，颏下动脉及穿支可能受损，也应慎用。

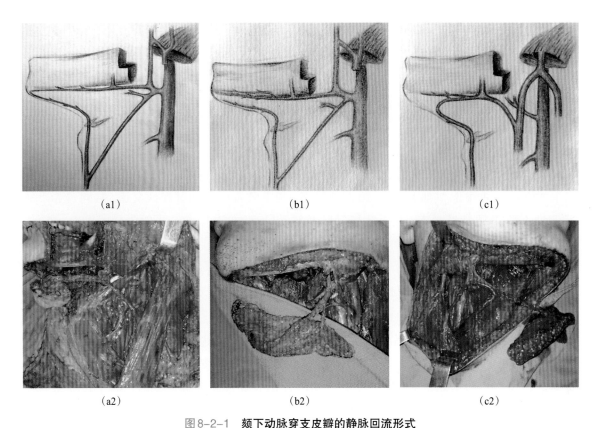

图8-2-1　颏下动脉穿支皮瓣的静脉回流形式

（a1）（a2）单一颏下静脉回流至面静脉最终汇入颈内静脉；（b1）（b2）紧密伴行静脉汇入非紧密伴行静脉后经面静脉汇入颈内静脉；（c1）（c2）紧密伴行静脉汇入非紧密伴行静脉后经面静脉汇入颈外静脉

三、手术方法

1. 术前准备与评估

术前除对全身进行系统评估外，还要对颏下区进行详细的检查。采用多普勒血流探测仪标记颏下动脉皮穿支的位置。颈部曾行放疗或手术的患者，应着重评估术后供区能否拉拢缝合、颈部动静脉系统是否完整。对于颏下淋巴结发生转移尤其是已与皮肤粘连固定者应放弃使用该皮瓣。术前应告知患者皮瓣携带毛发并可能继续在受区生长的可能性。

2. 皮瓣设计

患者取仰卧位，垫肩，头偏向对侧。根据面动静脉的位置及颏下动脉走行的体表投影，设计皮瓣切取及颈部淋巴结清扫的切口线。因不同患者的颈部皮肤松弛程度存在差别，可使用提捏法判断是否能够直接拉拢缝合。皮瓣通常设计成椭圆形或类圆三角形，也可以用纸片大致勾勒出缺损范围后，再在供区绘制所需大小面积的皮瓣。皮瓣上缘尽量平齐下颌骨下缘，这样可避免切断靠近下颌骨下缘穿入颈部皮肤的皮穿支，下界由所需宽度决定，注意最大宽度的限制。皮瓣的长度可自一侧下颌角至对侧下颌角（见图8-2-2）。

3. 皮瓣制备

切开皮肤、皮下及颈阔肌，于下颌骨下缘与咬肌前缘交界处附近寻找到面动静脉，显露并保护面神经下颌缘支,沿面动静脉向下颌下腺方向解剖分离。在下颌下腺深面或前内侧缘,距下颌骨下缘约 1 cm 处,颏下动脉发自面动脉,并沿下颌骨内下缘在下颌舌骨肌表面向前内侧走行。颏下动脉在下颌下腺段的走行与其自面动脉发出的位置密切相关。当颏下动脉自面动脉离开下颌下腺上极处发出时,大多走行于腺体表面;当颏下动脉发出的位置在面动脉尚未离开下颌下腺上极时,多走行于腺体上极;当颏下动

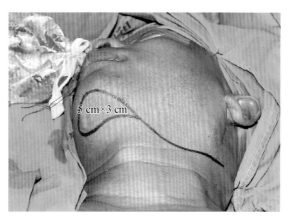

图 8-2-2　皮瓣设计及肩胛舌骨肌上颈淋巴清扫术切口

脉在下颌下腺上极深面发自面动脉时,则一般会穿过腺体实质并在腺体内发出腺分支,对于这种情况,术者应小心分离腺小叶,并预先结扎切断所有的腺体分支,否则分支血管破裂出血,很容易引起局部高凝状态,使穿支内形成血栓,导致皮瓣制取失败。同时,在颏下动脉外下侧通常可见到两条伴行的颏下静脉,其中一条与动脉关系密切,称为紧密伴行颏下静脉,另一条为非紧密伴行颏下静脉。若制取皮瓣时未发现紧密伴行颏下静脉,或该颏下静脉已受损,则应小心分离保护非紧密伴行颏下静脉以保证皮瓣静脉引流。小心向远心端分离并结扎颏下动静脉其他分支如颌下腺支、下颌舌骨肌支及下颌骨骨膜支,继续沿颏下动静脉分离至二腹肌前腹浅面,此时血管蒂主干已基本显露,可将皮瓣四周切开以显露术野。在二腹肌前腹后缘与下颌骨下缘附近可见到 1～2 支皮穿支穿出至颈阔肌层,保留粗大的皮穿支并结扎切断颏下动静脉向中线前行的终末支。若穿支为穿过二腹肌前腹的肌穿支,可携带二腹肌前腹部分肌袖,也可切断二腹肌前腹。总之,以保证皮瓣血运为首要原则。至此,完成颏下动脉穿支皮瓣的切取。

生理盐水湿纱布包裹保护皮瓣,防止牵扯及扭转。如为恶性肿瘤患者,继续行颈淋巴结清扫及肿瘤原发灶的扩大切除。肿瘤根治完成后,将皮瓣转移至受区进行缺损修复(见图 8-2-3)。一般来说,单独的穿支血管蒂不足以获得足够的旋转自由度和长度,因此需要将颏下动脉源血管作为一个整体来进行转移,皮瓣旋转度可达 90°～180°。必须保证血管蒂无张力,必要时可通过两种方式来延长血管蒂的长度,一是结扎切断面动脉其他分支与颏下动脉之间的交通支;二是切断面静脉,再将断端与受区静脉或是颈外静脉吻合,但这会增加手术时间并带来了血管吻合口栓塞的风险,违背了应用带蒂穿支皮瓣的初衷。

4. 供区处理

根据术前颈部皮肤松弛度的评估,供区创面一般

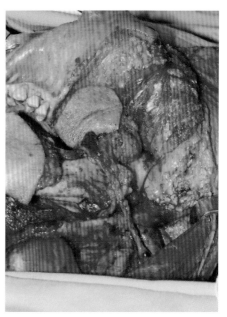

图 8-2-3　颏下动脉穿支皮瓣转移至受区

均可直接拉拢缝合。对于部分张力较大者,可以潜行分离周围皮下组织再行缝合,必要时可行附加切口形成局部组织瓣修复。椭圆形的皮瓣设计常常会有"猫耳",稍加修整即可。类圆三角形设计的皮瓣,缝合后"猫耳"常不明显。

5. 围术期护理

(1)避免头部过度后仰,可适当垫枕以减少颈部皮肤张力。如血管蒂稍短,应将头部偏向皮瓣切取侧。

(2)注意引流通畅,引流管的放置尽量远离血管蒂。

(3)一般无须使用抗凝、解痉药物。

(4)术后颏下区容易积液,可早期适当局部加压包扎。

(5)因供区存在张力,应延迟拆线时间。

(6)术后1个月开始抬头、转头等颈部功能锻炼,避免瘢痕挛缩。

四、典型病例

1. 颏下动脉穿支皮瓣修复右颊部缺损病例

男性,49岁,右颊黏膜高-中分化鳞癌,原发灶3.5 cm×2.5 cm。颏下动脉穿支皮瓣设计为类三角形,皮瓣切口与颈淋巴结清扫术切口相连续。颏下动脉在二腹肌前腹浅面发出穿支至颏下皮肤,颏下静脉汇入颈外静脉。皮瓣经下颌骨表面转移至受区,供区直接拉拢缝合。术后3个月,患者口内皮瓣愈合良好(见图8-2-4)。

2. 颏下动脉穿支皮瓣修复右舌缺损病例

男性,43岁,右舌缘高分化鳞癌。原发灶3 cm×1.5 cm。颏下动脉穿支皮瓣设计为类三角形,大小为4 cm×8 cm,皮瓣切口与下唇正中及根治性颈淋巴结清扫术切口相连续。颏下动脉穿支为穿过二腹肌前腹的肌穿支,切断二腹肌前腹后完成皮瓣制备,颏下静脉汇入颈内静脉属支。复位缝合切断的二腹肌前腹,皮瓣经下颌骨内侧转移至受区,供区直接拉拢缝合。术后2个月口内皮瓣愈合良好(见图8-2-5)。

五、要点及注意事项

(1)颏下动脉由面动脉发出,起始处管径1.3~2.0 mm,长5~6.5 cm,分支众多,术中需仔细辨别、结扎。

(2)颏下动脉皮穿支可能位于下颌骨下缘表面与二腹肌前腹后缘附近,在切开皮瓣上缘时注意不要误伤,如颏下动脉穿支在二腹肌前腹内发出,并穿过肌肉进入皮内,可适当保留少量血管周围的二腹肌袖。

(3)制备过程中若紧密伴行静脉受损或较细小,可保留非紧密伴行静脉,以保证皮瓣的静脉回流。

(4)术后采取适当措施减少供区切口张力,早期加压包扎以消灭无效腔,促进一期愈合。

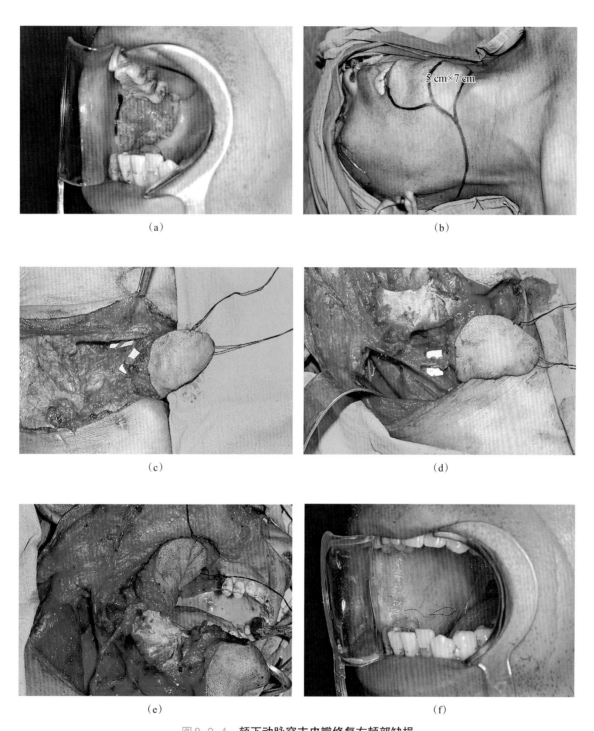

图 8-2-4　颏下动脉穿支皮瓣修复右颊部缺损

(a) 右颊黏膜高-中分化鳞癌原发灶;(b) 皮瓣设计与颈淋巴结清扫术切口;(c) 穿支经二腹肌前腹浅面进入颏下区皮肤;(d) 颏下静脉汇入静外静脉;(e) 皮瓣转移至受区;(f) 术后 3 个月口内皮瓣愈合良好

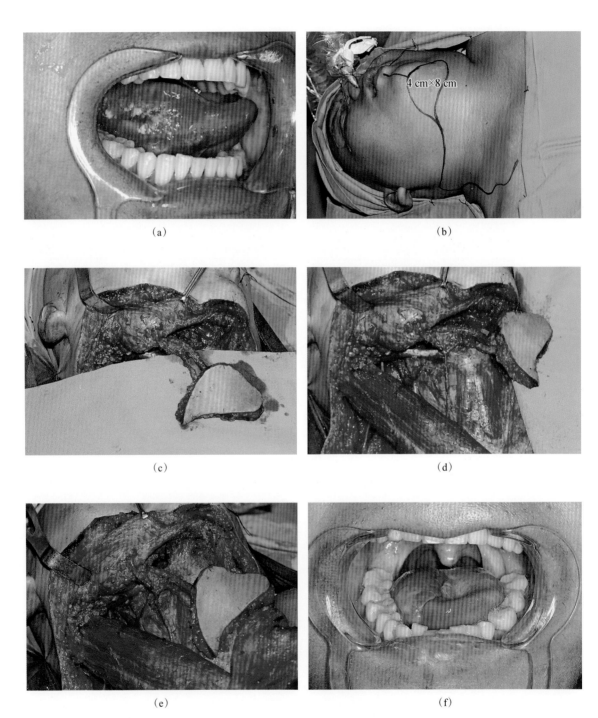

图 8-2-5　颏下动脉穿支皮瓣修复右舌缺损

（a）右舌缘高分化鳞癌原发灶；（b）皮瓣设计与颈淋巴清扫术切口；（c）切断二腹肌前腹，完成皮瓣制备；（d）颏下静脉汇入颈内静脉；（e）复位缝合切断的二腹肌前腹；（f）术后2个月口内皮瓣愈合良好

第三节　面动脉穿支皮瓣

在20世纪早期，面动脉就因其丰富的血管分支及与内眦动脉之间良好的交通吻合而被设计成鼻唇沟轴型皮瓣用于颊部和下眼睑的修复，但该皮瓣由于不能提供理想的旋转自由度，临床应用受到一定限制。2005年，Hofer等首次提出了面动脉穿支皮瓣的概念，通过对10具尸体的血管造影研究，发现面动脉存在大量的穿支血管（每侧3～9支，平均5.7支），穿支血管长度平均为25.2 mm，因而能使皮瓣拥有较好的旋转度。以此为基础，Hofer等制备5例面动脉穿支皮瓣修复口周缺损，均获得成功。2009年，Saint等提出了穿支体区的理念，即每条穿支血管都有其唯一的营养区域，并且相邻穿支体区间有着直接或间接的关联。Qassemyar等进行了更为详细的尸体解剖研究，通过向穿支注入墨水，明确了面动脉的7个主要穿支体区，染色的皮肤平均面积为8.05 cm^2。在接下来的十余年间，关于面动脉分支如鼻旁动脉、上下唇动脉的穿支的解剖学研究也逐步深入开展，相应的穿支皮瓣用于修复鼻部、口周、颊部及颏下的软组织缺损，并获得了满意的效果。

一、应用解剖

1. 面动脉

面动脉于舌骨大角稍上方、二腹肌后腹下缘处，自颈外动脉前壁发出后，经二腹肌后腹与茎突舌骨肌深面进入下颌下三角，穿下颌下腺鞘到达腺体的上缘，继经腺体上沟或腺体实质内急转向外，在咬肌附着处前缘呈弓形绕过下颌骨体的下缘上行至面部。之后经面神经下颌缘支深面，于笑肌和颧大肌深面、颊肌浅面、面静脉的前方迂曲向前上方走行，经口角外侧约1.7 cm处转至鼻翼下缘外侧约1.4 cm，上行至眼内眦，更名为内眦动脉。

2. 面动脉穿支

面动脉在面部迂曲走行，所发出的穿支也随主干弯绕，以适应唇颊部的运动。得益于这种特殊的解剖结构，面动脉穿支皮瓣具有旋转角度大、应用灵活的特点。面动脉穿支主要位于下颌骨下缘与鼻翼外侧之间（见图8-3-1）。在下颌骨下缘至口角水平线附近，即距面动脉起始处60～80 mm的范围内穿支出现的数量最多，这段也是面动脉走行最为曲折的地方。每侧面动脉穿支数量5～6支，穿支长度平均达2.5 cm。每个穿支供应一个穿支体区的血运，共有7个穿支体区，分别为下颌骨水平支后区、下颌骨水平支前区、唇下区、唇联合区、颊区、鼻唇沟区和眼睑下区。

在口角外侧1.5 cm处，面动脉穿支数量较多且恒定。鼻

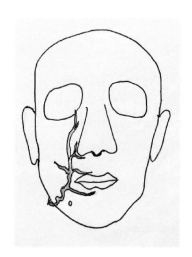

图8-3-1　**面动脉走行及分支**

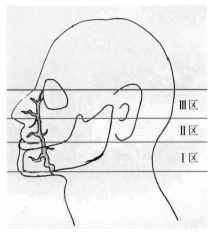

图8-3-2　**面动脉穿支的分区**

唇沟附近也有较为粗大的穿支,平均管径0.91 mm,称为鼻旁动脉穿支。鼻旁动脉穿支可分为3种类型:A型为面动脉经鼻唇沟在鼻翼上下方分别发出1个穿支供应鼻翼周围皮肤;B型为穿支自鼻翼外侧1.5 cm处共干发出后再分为2支,供应鼻翼周围皮肤;C型为穿支不从鼻唇沟附近的面动脉发出,而是口角外侧穿支在上唇上方分出1支向上走行至鼻唇沟附近。其中A型最为常见,约占60%。

另有学者将面动脉穿支分为3个区域(见图8-3-2)。Ⅰ区:颏下动脉起始处至口角水平之间;Ⅱ区:口角水平至上颌骨颧突基底部水平;Ⅲ区为上颌骨颧突基底部水平以上。大多数穿支位于Ⅰ区和Ⅱ区。但无论是穿支体区的解剖还是穿支血管的分区,都表明面动脉最稳定的穿支为口角外侧穿支和鼻旁动脉穿支,也是目前在临床上利用比较成熟的穿支。

3. 伴行静脉

面动脉穿支的伴行静脉一般成对地出现在动脉周围。了解穿支伴行静脉的特点可以在皮瓣制备过程中更精确地去除穿支周围限制皮瓣活动的结缔组织,使皮瓣获得更好的自由度,同时避免发生皮瓣血运障碍等不良事件。但迄今为止有关伴行静脉的解剖知之甚少,多数研究聚焦于动脉穿支的灌注范围。

目前已知的是,穿支伴行静脉最终回流至面静脉,面静脉再通过3种不同途径汇入下一级静脉系统。这3种途径分别为颈内静脉、颈外静脉和颈前静脉,其中颈内静脉和颈外静脉回流方式最为常见。偶见面静脉缺如,由面后静脉或颞浅静脉代替。

二、适应证

(1)面动脉穿支长度13～30 mm,皮瓣旋转自由度良好,根据选取穿支位置的不同,可修复口腔颌面部中下2/3,尤其是颊部、牙龈、口底及舌等部位的缺损。

(2)面部皮肤的厚度和松弛度有限,因此皮瓣的最大宽度不超过4 cm,也不适用于填塞无效腔。

(3)根据选取的穿支不同,能够切取的皮瓣长度有所差别,口周穿支4～10 cm,鼻唇沟穿支3～4 cm。

(4)面部皮肤健康,无感染或粗大瘢痕,否则会影响修复效果。

三、手术方法

1. 术前评估与准备

术前采用多普勒血流探测仪标记面动脉及其穿支血管。根据所需修复缺损的位置选择利用口周穿支或鼻旁动脉穿支;此外,还要考虑缺损的范围、血管蒂的长度等因素。对于恶性肿瘤需行颈部淋巴结清扫术者要考虑回流静脉是否会在术中受损。若切取皮瓣宽度较大,可能会在一定程度上影响面部外形,应在术前告知患者。

2. 皮瓣设计

患者取仰卧位,垫肩。标记面动脉走行及穿支位置,可利用纸片制作缺损区模板来辅助设计皮瓣大小。选择穿支后应进行皮瓣旋转角度和距离的模拟,若不足以满足缺损的修复,应选择其他穿支或改用其他修复方式。抓捏法判断皮瓣切取后瘢痕所在的位置,尽量将瘢痕隐藏于鼻唇沟、鼻面沟或唇面沟等生理皱褶处,并与对侧对称。以口周穿支为例,以口角旁1.0～1.5 cm处直径1 cm的圆形范围作为皮瓣蒂部,皮瓣设计成新月,含上、下两翼,上翼可达内眦下0.5～1.0 cm处,下翼至下颌下缘,皮瓣内侧缘与鼻唇沟皱褶重叠,外侧缘视缺损的宽度而定,最宽可达3～4 cm(见图8-3-3)。

3. 皮瓣制备

按切口设计切开皮肤及皮下组织,在浅表肌肉腱膜系统(superfcial muscular aponeurotic system, SMAS)表面将皮瓣由两端分别掀起至接近皮瓣中心的穿支点,注意保护下方的面神经和面部肌肉,用显微器械小心锐性分离皮瓣蒂部的脂肪结缔组织以获得较好的皮瓣自由度。由于穿支伴行静脉位于穿支周围较为致密的结缔组织中,在皮瓣已获得良好的活动自由度后不必刻意过度解剖穿支血管,避免损伤回流静脉。穿支周围的脂肪组织在一定程度上还能对穿支血管起到保护作用,形成较为稳定的局部环境,有利于皮瓣血供。

皮瓣制备完成后注意不要扭转或压迫血管蒂。如需修复口内缺损,笔者的经验是在皮瓣蒂部前缘处纵行切开1.5～2 cm,形成皮瓣宽度1/2左右的隧道,皮瓣可通过此隧道转移至口内修复缺损(见图8-3-4)。如修复前颊部缺损,由于口角处颊部组织菲薄,此处的皮瓣可适度修薄以形成良好的口角形态。

4. 供区创面的处理

供区拉拢缝合(见图8-3-5),无须放置引流管。创面缝合后可较好地隐藏于生理皱褶

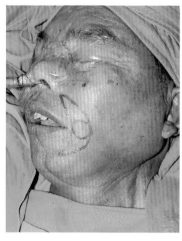 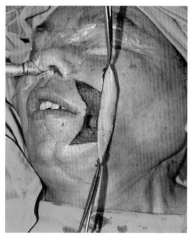 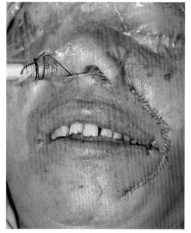

图8-3-3　面动脉穿支皮瓣的设计　　图8-3-4　面动脉穿支皮瓣制备完成,在蒂部前缘形成将皮瓣转移至口内的隧道　　图8-3-5　供区直接拉拢缝合

处。如果双侧面部不对称,在不影响创面直接闭合的基础上,对创缘稍加修剪,以期获得对称的面形。

　　5. 围术期护理

　　(1)供区纱球局部适度加压以减少创面渗血,避免形成血肿。

　　(2)一般无须使用解痉、抗凝药物。

　　(3)术后早期避免大张口运动,以免伤口开裂。

　　(4)供区适当延迟拆线时间,术后1个月开始进行张口训练。

四、面动脉穿支皮瓣修复右颊部缺损病例

　　男性,51岁,右前颊黏膜白斑。病损切除后,以面动脉口周穿支为血供设计新月形皮瓣,通过血管蒂前缘处的隧道转移至缺损区,供区直接拉拢缝合。术后1年,患者口内皮瓣愈合良好,张口度正常,面部外形满意(见图8-3-6)。

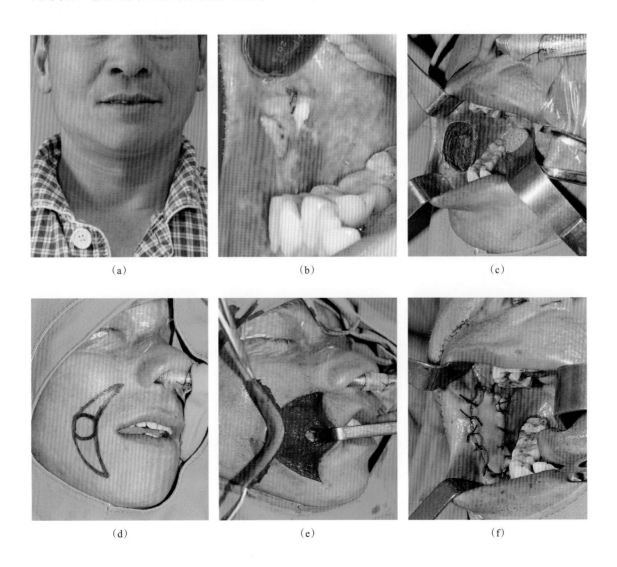

(a)　　　　　　　　　　(b)　　　　　　　　　　(c)

(d)　　　　　　　　　　(e)　　　　　　　　　　(f)

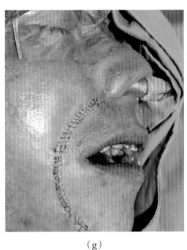
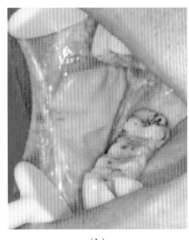
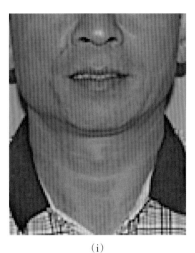

|（g）|（h）|（i）|

图 8-3-6　**面动脉穿支皮瓣修复右颊部缺损**

（a）术前正面观;（b）右前颊黏膜白斑;（c）病损切除后外观;（d）面动脉穿支皮瓣设计成新月形;（e）面动脉穿支皮瓣制备完成;
（f）受区皮瓣缝合后外观;（g）供区直接拉拢缝合;（h）术后1年口内皮瓣愈合良好,张口度正常;（i）术后1年患者面部外形满意

五、要点及注意事项

（1）面动脉穿支皮瓣常以最为稳定的口周穿支和鼻旁动脉穿支为血供来进行设计,皮瓣的分离层面不能深于浅表肌肉腱膜系统,否则可能损伤面神经分支、面部肌肉和面动静脉。

（2）适用于口腔颌面部中下 2/3 中、小范围缺损的修复,皮瓣的修复面积及转移距离有限,皮瓣宽度最大不超过 4 cm,否则会导致较为明显的面形改变。

（3）颊部恶性肿瘤如已侵犯颊肌,面动脉在肿瘤扩大根治时可能需要切除,不宜采用该皮瓣来进行修复。

（4）面部皮下脂肪结缔组织较为致密,不宜过度解剖穿支,否则极易损伤。只要皮瓣已获得足够的自由度,穿支周围可保留少许脂肪组织以达到保护血管的目的。

（5）如修复前颊部缺损,近口角处的皮瓣可适度修薄,以获得良好的口角形态。

第四节　甲状腺上动脉穿支皮瓣

在皮瓣的发展历史上,由甲状腺上动脉供血的皮瓣包括颈阔肌皮瓣、舌骨下肌皮瓣和胸锁乳突肌皮瓣等,但存在供血范围局限、蒂宽、旋转角度小、组织量有限、供区损伤大等缺点,适用范围较窄。2006年,杨大平等发现全身128支起源血管发出的440支营养皮肤的直径>0.5 mm 的穿支血管中,每侧头部有7支,面部有5支,颈部8支[其中包括甲状腺上动脉穿支（superior thyroid artery perforator）],胸部13支。Hurwitz等发现甲状腺上动脉存在一个直接的皮肤穿支,可作为颈阔肌的独立供血动脉。2012年,Wilson等通过CTA等影像学检查发现甲状腺上动脉的皮穿支位置恒定,位于胸锁乳突肌前缘中点2 cm直径范围内,穿支直径均大于0.5 mm，以该穿支为血供制备甲状腺上动脉穿支皮瓣用于8例颌面部软组织缺损患者的修复重建均获得成功。2015年，Ross等通过尸体解剖及影像学研究，详细介绍了甲状腺上动脉穿支的位置及血供范围，再次明确了甲状腺上动脉穿支皮瓣应用于临床的安全性。

一、应用解剖

1. 甲状腺上动脉

甲状腺上动脉在舌骨大角稍下方由颈外动脉起始部的前内侧壁发出，部分也可起自颈总动脉，偶见甲状腺上动脉与舌动脉共干（甲舌动脉干）发出。动脉起始后呈弓形弯向前下，沿甲状软骨外侧下行，达甲状腺上极，分支进入甲状腺。

2. 甲状腺上动脉穿支

2012年，Wilson等发现90侧颈部均存在来源于甲状腺上动脉的穿支血管，且至少有一支粗大的主要穿支，位于胸锁乳突肌前缘中点2 cm直径范围内。2015年，Ross等再次证实了Wilson等的研究结果。有关该皮瓣供血范围的研究发现，双侧甲状腺上动脉穿支在颈中线处存在丰富的血管吻合，因此皮瓣的制备长度具有很大的潜力，甚至可跨过中线至对侧。但目前关于该皮瓣静脉回流的研究较少。

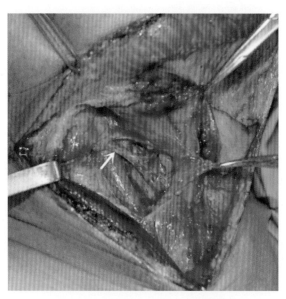

图8-4-1　甲状腺上动脉主干及穿支
注：白色箭头为甲状腺上动脉，蓝色箭头为甲状腺上动脉向前发出的穿支

甲状腺上动脉有3个主要分支，分别为胸锁乳突肌支、舌骨下肌支和环甲肌支，营养舌骨下肌群及其附近皮肤。甲状腺上动脉皮穿支发自甲状腺上动脉呈弓形向下转折处稍下方的前内侧壁，也可能起自胸锁乳突肌支。在文献报道中，穿支的穿出点位于以胸锁乳突肌前缘中点为圆心，半径为2.0 cm的范围内，穿支直径0.5～1.3 mm，平均0.9 mm。笔者临床实践中发现20例患者均有1支或1支以上直径＞0.5 mm的穿支，穿支平均管径为（0.91±0.19）mm，最小为0.65 mm，最大为1.30 mm，可游离的血管蒂（包括部分甲状腺上动脉）平均总长度为（6.75±0.79）cm，最短为5.5 cm，最长为8.0 cm（见图8-4-1）。

3. 回流静脉

目前有关甲状腺上动脉穿支皮瓣回流静脉的研究甚少，甲状腺上动脉穿支皮瓣的静脉回流主要有3种情形（见图8-4-2）：① 单独伴行静脉回流；② 伴行静脉与面静脉共同回流；③ 伴行静脉与颈外静脉共同回流，以前2种最为常见。面静脉或静外静脉的回流方向可以为顺行或逆行。因为其回流静脉变异较多，笔者的经验是在制备皮瓣时保留颈阔肌下方与皮瓣关系密切的浅静脉，这样可以有效地增加皮瓣的静脉回流。

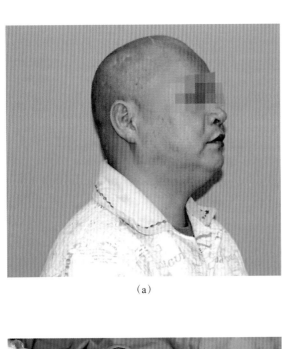

(a)

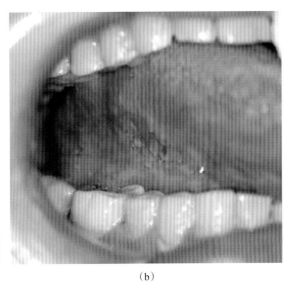

(b)

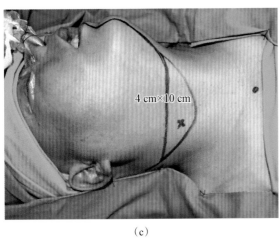

4 cm×10 cm

(c)

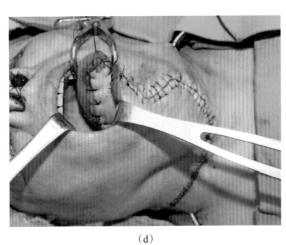

(d)

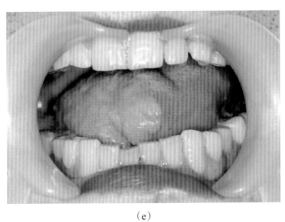

(e)

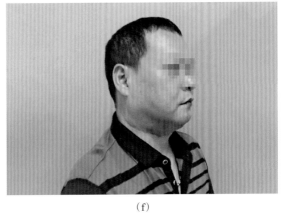

(f)

图8-4-4　**甲状腺动脉穿支皮瓣修复右舌缺损**

（a）患者术前侧斜面观；（b）右舌缘鳞状细胞癌；（c）新月形皮瓣设计；（d）舌重建完成，供区拉拢缝合；（e）重建舌体丰满，无毛发；（f）术后3个月颈部外观满意

135

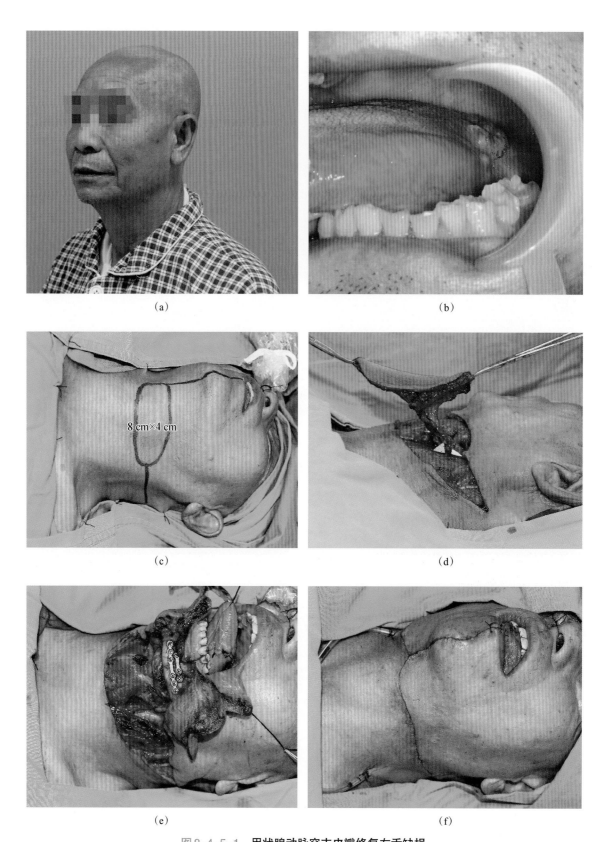

图 8-4-5-1　甲状腺动脉穿支皮瓣修复左舌缺损

（a）患者术前侧斜面观；（b）左舌根鳞状细胞癌；（c）类椭圆形皮瓣设计；（d）皮瓣携带面静脉逆行回流；（e）皮瓣转移修复舌根部缺损；（f）供区直接闭合

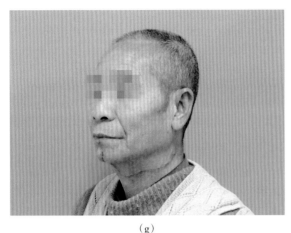
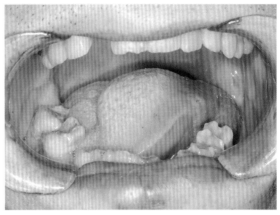

（g）　　　　　　　　　　　　　　　（h）

图 8-4-5-2　**甲状腺动脉穿支皮瓣修复左舌缺损**

（g）2个月后颈部外观满意;（h）口内皮瓣愈合良好

五、要点及注意事项

（1）甲状腺上动脉皮穿支位于胸锁乳突肌前缘中点半径为2.0 cm的范围内,皮瓣以此为中心设计成新月形或类椭圆形。青壮年或肥胖者应注意皮瓣宽度不宜过宽,皮瓣上缘切口不宜过高,否则供区直接闭合存在难度。

（2）在胸锁乳突肌前缘深面切断结扎胸锁乳突肌支时,结扎的部位应紧贴肌肉,因为甲状腺上动脉的穿支可能发自胸锁乳突肌支。

（3）甲状腺上动脉的穿支走行较为迂曲,不要过于追求穿支血管的裸化,以免损伤回流静脉。必要时可在穿支周围携带部分深筋膜,即制备成穿支筋膜皮瓣。

（4）掀起皮瓣时,应先将其下方的面静脉或颈外静脉携带在皮瓣上,如穿支的伴行静脉受损或缺如,或回流途径变异影响皮瓣的转移,可利用面静脉或颈外静脉逆行或顺行回流来增强皮瓣的静脉回流。

（5）制备皮瓣时,先只切开皮瓣上缘,从胸锁乳突肌前缘向深面钝性分离,探查甲状腺上动脉及穿支血管,如穿支血管受损或缺如,则可及时放弃使用该皮瓣而不会对患者造成额外的损伤。

致谢：本章节部分图片由郭峰副教授、黄龙医师、宾心医师提供。

（蒋灿华,李再晔）

参 考 文 献

1. Camuzard O, Foissac R, Georgiou C, et al. Facial artery perforator flap for reconstruction of perinasal defects: An anatomical study and clinical application［J］. J Craniomaxillofac Surg, 2015, 43(10): 2057-2065.

2. Geddes CR, Morris SF, Negligan PC. Perforator flaps: evolution, classification, and applications［J］. Ann Plast Surg, 2003, 50(1): 90-99.

3. Hofer SO, Mureau MA. Pedicled perforator flaps in the head and neck［J］. Clin Plastic Surg, 2010(37): 627-640.

4. Huang L, Wang WM, Gao X, et al. Reconstruction of intraoral defects after resection of cancer with two types of submental artery perforator flaps[J]. Br J Oral Maxillofac Surg, 2018 , 56(1): 34－38.

5. Kim JT, Kim SK, Koshima I, et al. An anatomic study and clinical applications of the reversed submental perforator-based island flap[J]. Plast Reconstr Surg, 2002, 109(7): 2204－2210.

6. Koshima I, Soeda S. Inferior epigastric artery skin flap without rectus abdominis muscle[J]. Br J Plast Surg, 1989, 42(6): 645－648.

7. Lee BT, Lin SJ, Bar-Meir ED, et al. Pedicled perforator flaps: a new principle in reconstructive surgery[J]. Plast Reconstr Surg, 2010, 125(1): 201－208.

8. Martin D, Pascal J F, Baudet J, et al. The submental island flap: a new donor site. Anatomy and clinical applications as a free or pedicled flap[J]. Plast Reconstr Surg, 1993, 92(5): 867－873.

9. Zhou WN, Wan LZ, Zhang P, et al. Anatomical study and clinical application of facial artery perforator flaps in intraoral reconstruction: focusing on venous system[J]. J Oral Maxillofac Surg, 2017, 75(3): 649e1－649e10.

10. 陈洁, 蒋灿华, 陈立纯, 等. 改良鼻唇沟皮瓣修复前颊部黏膜缺损[J]. 中国修复重建外科杂志, 2015, 29(5): 582－585.

11. 丁茂超, 毛以华, 陈世新, 等. 颏下动脉穿支皮瓣的数字解剖学研究[J]. 中国临床解剖学杂志, 2010, 28(6): 603－605, 610.

12. 唐举玉. 穿支皮瓣的临床应用进展[J]. 中华显微外科杂志, 2011, 34(5): 359－362.

13. 王迪, 陈文. 面动脉穿支皮瓣解剖研究及临床应用进展[J]. 中国修复重建外科杂志, 2017, 31(2): 246－250.

14. 张培培, 杨超, 邢新, 等. 面动脉穿支皮瓣修复鼻、唇与颊部皮肤软组织缺损[J]. 中华整形外科杂志, 2016, 32(1): 35－38.

第九章

上肢穿支皮瓣在口腔颌面－头颈部的应用

在上肢穿支皮瓣中,可用于口腔颌面－头颈部缺损修复的软组织瓣主要是后桡侧副动脉穿支皮瓣和前臂尺动脉穿支皮瓣,后桡侧副动脉穿支皮瓣也称上臂外侧皮瓣。在临床应用中,由于上述两种穿支皮瓣的制备相对复杂、血管蒂相对较短、血管直径相对较细,对吻合技术要求较高,对于一些无特殊美观要求的患者,许多临床医师更愿意选择制备相对容易,血管蒂也相对较长的前臂桡侧皮瓣来进行缺损修复。因此,尽管前臂桡侧皮瓣不属于传统意义上的穿支皮瓣,本章对其常规制备方法及临床应用也进行了简单的介绍。

第一节　后桡侧副动脉穿支皮瓣

1982年,由Song等首先对上臂外侧穿支皮瓣进行了报道。其后,Matloub和Schusterman在1983年对其解剖和临床应用进行了进一步的研究。由于该皮瓣厚度适中,报道初期即在头颈部软组织缺损修复中被广泛使用。近年来,随着皮瓣制备技术和解剖认识的提高,后桡侧副动脉穿支皮瓣的各种改进组织瓣相继报道,其中最主要的包括上臂外侧筋膜瓣、携带部分三角肌的上臂外侧皮瓣等。

一、应用解剖

后桡侧副动脉穿支皮瓣的血管蒂为后桡侧副动脉及其两条伴行静脉。一般血管蒂长度6～8 cm,部分患者血管蒂较短,有时可能不足5 cm。后桡侧副动脉管径一般为0.8～2.0 mm,平均1.5 mm,两条伴行静脉直径均较细,离断后较粗的一条静脉管径与动脉大致相当,另一条静脉一般更细小。

后桡侧副动脉发自肱深动脉。肱深动脉走行于桡神经沟，与桡神经伴行。肱深动脉在三头肌的外侧头和中间头结合处分成中副动脉和桡侧副动脉。桡侧副动脉下行后又进一步分成前支和后支。因滋养上臂外侧穿支皮瓣的是后桡侧副动脉而不是前桡侧副动脉，所以该皮瓣被称为后桡侧副动脉穿支皮瓣。后桡侧副动脉的位置相对恒定，多在外上髁上方8～10 cm处发出，穿过外侧肌间隔筋膜后到达三角肌远端止点，并继续沿外侧肌间隔筋膜向外上髁延伸，沿途分别发出小分支营养骨膜、肌肉、筋膜和皮肤，其中多个分支滋养肱三头肌后部、肱肌和肱桡肌前部。因此，该皮瓣可以制备成携带部分肌肉的复合组织瓣。后桡侧副动脉的肌间隔支即穿支于肱三头肌肌筋膜的前方或后方上行，在肱肌或肱桡肌筋膜的表面到达皮下，最远端穿支到达皮瓣的位置在外上髁上方6～8 cm，然后在筋膜表面呈树枝状分布，随后进入皮下组织和皮肤。

有报道认为，在外上髁上方3～4 cm处，后桡侧副动脉还可分成前、后两支，其中前支可支配外上髁远端15 cm以内的皮肤，但在许多病例中并不能发现此分支。一般认为，即使解剖未发现该分支，若缺损修复需要较大皮瓣的时候，适度扩大该区域皮瓣的制备范围，在临床应用上仍然较为安全可靠。

有两条来自桡神经的感觉神经分支与后桡侧副动脉相邻，分别为支配臂下部至鹰嘴水平外侧皮肤感觉的臂后皮神经和支配前上臂外侧皮瓣感觉的前臂后皮神经。前者在后桡侧副动脉进入肌间隔处的近端进入肌间隔，后者在臂后皮神经穿入肌间隔和肱三头肌外侧头的下方2～3 cm处发出。这两条感觉神经分支通常在翻开皮瓣时被离断，其中臂后皮神经离断后可以和舌神经吻合，从而制备成有感觉功能的皮瓣。但前臂后皮神经只要经过仔细解剖，制备皮瓣时是可以保留的，这样可以更好地保存前臂上部外侧皮肤的感觉。

二、适应证

后桡侧副动脉穿支皮瓣可制取宽度为10 cm、长度为16 cm的皮岛。有文献报道，若制备包括外上髁远端部分皮肤的超长型上臂外侧皮瓣，其长度最长可达30 cm。后桡侧副动脉穿支皮瓣厚度介于前臂皮瓣和股前外侧皮瓣之间，在口腔颌面部，可用于修复舌、颊、口底、口咽部以及面部软组织缺损，特别是修复颊部非洞穿性缺损和舌部分缺损时，其术后外形和功能恢复均可达到较好效果。若皮瓣宽度<8 cm，一般供区创面可以直接拉拢缝合；若皮瓣宽度过宽，需要植皮来关闭供区创面。

三、皮瓣设计及制备

后桡侧副动脉穿支皮瓣的定点和设计如图9-1-1(a)所示。首先标记三角肌止点和外上髁，这两点的连线即为外侧肌间隔的表面投影，设计的皮瓣长轴应该以此连线为中心。后桡侧副动脉远端穿支进入皮瓣皮肤的位置在该连线上，并在外上髁上方6～8 cm处，皮瓣的近远中中心应该设计在该位置。

根据口腔颌面-头颈外科的手术特点，皮瓣制备可选择仰卧位。制备前可以在上臂尽可能高的位置放置止血带,有利于术中进行精细解剖,缩短手术时间。若放置止血带有困难,不用止血带也可进行皮瓣制备。首先沿外侧画线切开皮肤、皮下组织,直达筋膜表面。然后切开筋膜,暴露三头肌外侧头。从该点开始向肌间隔解剖,细心寻找并保护好穿行于肌间隔筋膜内的穿支。继续解剖,可在肌间隔的底部、近肱骨表面的筋膜内发现后桡侧副动脉,向近远中两个方向充分暴露血管走行。再沿设计皮瓣的前缘画线切开皮肤、皮下及覆盖在肱肌和肱桡肌表面的筋膜。因有肱桡肌纤维进入筋膜,此处的解剖应将进入筋膜的肌纤维仔细离断。完全将筋膜和前方的肱肌、肱桡肌分离后,切断并结扎后桡侧副动脉及其伴行静脉的远心端。随后,在肱骨表面由远端逐渐向近端游离肌间隔筋膜,这样就将包含了后桡侧副动脉、伴行静脉以及皮肤穿支在内的肌间隔筋膜和皮瓣从肱骨表面分离开来。解剖途中可遇到多个进入三头肌、肱肌、肱桡肌的穿支血管,若修复时需要进行组织充填,可以保留这些穿支并切取适当大小的肌肉组织。若不需要,则可用双极电凝凝固并离断这些穿支血管。尽可能向近端追踪解剖后桡侧副动脉及伴行静脉,以便获得尽可能长的血管蒂。制备完成,尚未断蒂的皮瓣如图9-1-1(b)所示。

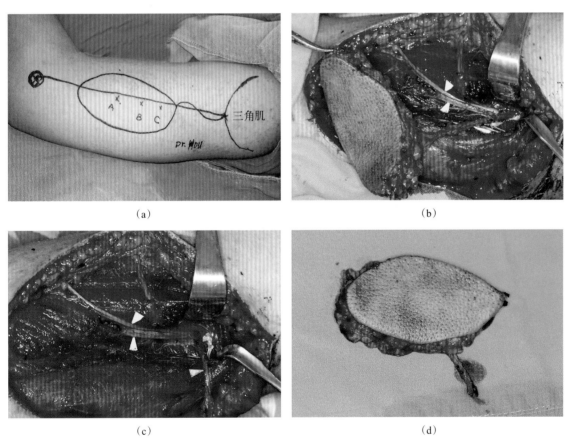

(a)　　　　　　　　　　　　　(b)

(c)　　　　　　　　　　　　　(d)

图9-1-1　后桡侧副动脉穿支皮瓣的设计和制备

(a)后桡侧副动脉穿支皮瓣的设计(A、B、C表示体表探测到的后桡侧副动脉的皮肤穿支点);(b)制备完成的后桡侧副动脉穿支皮瓣血管蒂及相邻神经(未断蒂);(c)神经走行及其与周围组织的比邻关系,较粗者为桡神经,较细者为前臂后皮神经;(d)制备好的皮瓣,近端皮下脂肪较厚,远端较薄在后桡侧副动脉穿支皮瓣的制备过程中,若需保留皮瓣下完整的肌间隔筋膜,一般需要离断臂后皮神经。臂后皮神经从桡神经沟内的桡神经发出后,在后桡侧副动脉进入肌间隔的近端1～1.5 cm处进入肌间隔。前臂后皮神经尽量不要离断,以免术后出现前臂上部外侧皮肤感觉丧失。若不需要保存非常完整的肌间隔筋膜,从后桡侧副动脉发出的皮肤穿支血管较粗,或有数支皮肤穿支的时候,在充分保证皮瓣血供的情况下,也可将桡神经的重要感觉神经分支予以保留。血管蒂和神经分支的比邻关系如图9-1-1(c)所示。充分追踪后桡侧副动脉及伴行静脉,获得足够长度的血管蒂,在桡神经发出臂后皮神经处离断或分离出臂后皮神经后,再离断血管蒂,完成皮瓣的制备[见图9-1-1(d)]。

四、后桡侧副动脉穿支皮瓣修复左舌缺损病例

男性,19岁,左侧舌癌,行左侧舌癌扩大切除术、左侧功能性颈淋巴清扫术[见图9-1-2(a)]。术后的舌缺损采用左上臂后桡侧副动脉穿支皮瓣(左上臂外侧皮瓣)进行修复[见图9-1-2(b)]。皮瓣供区直接拉拢缝合。术后3个月复诊,患者舌外形及功能恢复较好,皮瓣表面可见少量毛发[见图9-1-2(c)];上臂供区见较明显的瘢痕[见图9-1-2(d)]。该病例血管蒂长度为7 cm,后桡侧副动脉直径1 mm,两条伴行静脉在血管蒂末端融合成一条,直径为0.8 mm。

五、注意事项

该皮瓣血管蒂相对较短,部分患者的血管蒂长度仅5 cm左右。因此,在选择该皮瓣时,一定要充分考虑缺损部位与可利用供血动脉和回流静脉的距离,否则在吻合血管时可能会遇到困难。后桡侧副动脉及其两条伴行静脉较细,选用此皮瓣的术者一定要掌握熟练的显微外科技术。此外,如何选择合适的供血动脉,以及与后桡侧副动脉伴行静脉的匹配的回流静脉也非常重要。动脉的选择可考虑甲状腺上动脉的远心端。在进行颈淋巴清扫术时要有意识地保留一些直径相匹配的知名或非知名静脉,避免出现颈淋巴清扫后无合适静脉可用的情况。笔者在临床上,习惯将甲状腺上动脉的伴行静脉作为备选静脉之一。另外,二腹肌中份下方为颈部静脉分支较多区域,术中对该区域细小静脉多加保护,也可以提供较为合适的备选回流静脉。

六、后桡侧副动脉穿支皮瓣的改良

后桡侧副动脉穿支皮瓣的改进类型包括后桡侧副动脉穿支筋膜瓣(或上臂外侧筋膜瓣)、携带肌肉的后桡侧副动脉穿支皮瓣以及超长型的后桡侧副动脉穿支皮瓣。在口内进行牙龈或黏膜重建时,可以不带皮肤而采用筋膜瓣。后桡侧副动脉穿支筋膜瓣的制备方法同皮瓣的制备,只是其皮肤切口相对于皮瓣制备可以更靠近三角肌止点与外上髁连线。有时为了充填颌骨切除或大量软组织切除后遗留的腔隙,在应用皮瓣进行皮肤和黏膜缺损修复的时候,还需要携带适量的肌肉用来充填。后桡侧副动脉可以发出2～7支穿支进入三头肌,携带长10 cm、宽4 cm的三头肌肌肉组织。同样,若有穿支

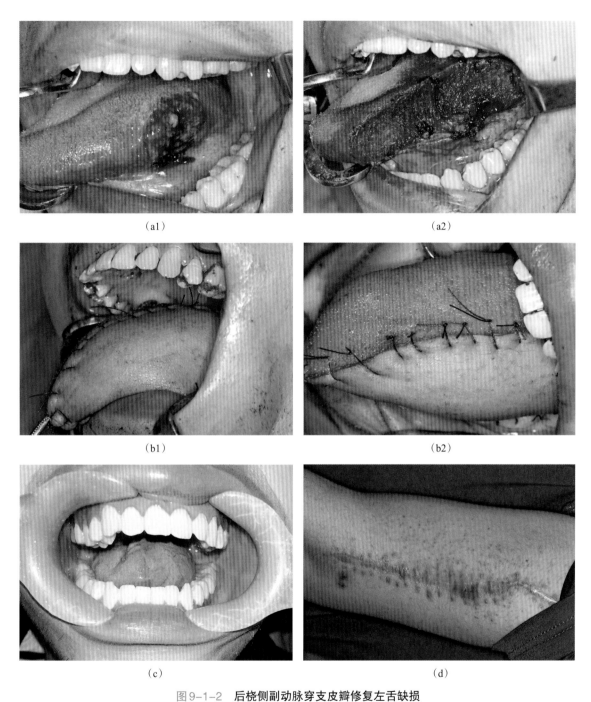

（a1）　　　　　　　　　　　　　　　　　　　　（a2）

（b1）　　　　　　　　　　　　　　　　　　　　（b2）

（c）　　　　　　　　　　　　　　　　　　　　　（d）

图9-1-2　后桡侧副动脉穿支皮瓣修复左舌缺损

（a1）（a2）左侧舌癌原发灶及扩大切除后的组织缺损；（b1）（b2）后桡侧副动脉穿支皮瓣修复后的术中效果；（c）术后3个月的舌外形；（d）术后3个月的上臂供区外形

存在，也可携带部分肱肌。携带肌肉的量取决于穿支的多少和管径的粗细。超长型后桡侧副动脉穿支皮瓣的中心供血点仍在外侧肌间隔表面，外上髁上方6～8 cm处。只是皮瓣的远端可从此点继续向远端延伸12～14 cm，使得皮瓣总长度达20 cm。对于有大面积皮肤黏膜缺损或需要折叠进行口内外上皮缺损修复的病例，该改进型皮瓣较为实用。

第二节　前臂尺动脉穿支皮瓣

　　前臂尺动脉穿支皮瓣最早在1984年由新西兰的Lovie等报道。1987年，Koshima再次对该皮瓣的临床应用进行报道。但是，前臂尺动脉穿支皮瓣的应用至今并不广泛。究其原因，传统上一般认为尺动脉为手部的主要供血动脉，担心牺牲主要供血动脉会影响手部的血供。其次，相对于前臂桡侧皮瓣，尺动脉穿支皮瓣的制备相对复杂。这两种原因在很大程度上制约了该皮瓣的临床应用。随着对前臂血管和手部血供解剖学认识的提高，发现尽管肱动脉在肘部分成桡动脉和尺动脉时，尺动脉的管径明显粗于桡动脉，但在尺动脉进一步分出骨间总动脉后，相应部位尺动脉的管径已小于桡动脉。因此，桡动脉对于手部血供的重要性并不低于尺动脉。从解剖和临床应用情况看，切断尺动脉，或者说切取尺动脉穿支皮瓣，并不会危及手部的血供。

　　相对于临床上常用的前臂桡侧皮瓣，尺动脉穿支皮瓣的优势在于：① 切口较高，相对隐蔽；② 小型皮瓣切取后可以直接拉拢缝合；③ 因基部肌肉组织丰富，创面植皮后更容易存活；④ 因切取部位的关系，不容易出现肌腱暴露的现象。但是，尺动脉穿支皮瓣也存在缺点，例如血管蒂较短、皮瓣的制备技术相对要求较高等。

一、应用解剖

　　前臂尺动脉穿支皮瓣的血管蒂为尺动脉发出骨间总动脉之后的动脉及其伴行静脉。尺动脉由肱动脉在肘部分出，随后分出骨间总动脉，骨间总动脉继而在分为骨间前动脉和骨间后动脉，尺动脉主干继续沿前臂尺侧前行至手部。尺动脉发出骨间总动脉后的位置即为皮瓣血管蒂的最近端，动脉血管管径2～3 mm，在发出骨间总动脉3～4 cm处，尺动脉恒定地发出尺侧腕屈肌穿支，以营养该肌，并在下行过程中逐渐变细。在前臂近端，尺动脉走行于指深屈肌和指浅屈肌之间；在前臂远端，尺动脉走行位置较深，位于指深屈肌和尺侧腕屈肌之间，该段与尺神经的关系较为紧密。

　　尺动脉穿支皮瓣的穿支解剖目前研究较少。余培荣通过临床病例研究，总结出一套较为实用的定位方法，该方法首先标记出豌豆骨和肱骨内上髁的连线，被称为WE线。尺动脉在分出骨间总动脉后，一般发出2～3个穿支供应WE沿线皮瓣皮肤的血供，3个穿支的管径均较细，约0.5 mm。3个穿支点A、B、C到豌豆骨的距离大约分别为8、12、16 cm。3个穿支点均位于WE线的尺侧，距WE线的垂直距离大约分别为6、9、11 mm。根据余培荣的统计，穿支A出现的比例约为75%；穿支B出现的比例为100%；穿支C出现的比例为80%。

　　血管蒂一般在发出骨间总动脉的后方切断，其中动脉管径2 mm左右，通常有两条伴行静脉，两条静脉管径大致相当或相差较大，也可汇合成短的共干，共干处静脉管径可达2.0～2.5 mm。血管蒂长度一般为4～5 cm，个别可达7 cm。

二、适应证

前臂尺动脉穿支皮瓣质地柔软,厚度与前臂桡侧皮瓣相近。在口腔颌面-头颈部可用于舌、颊、腭及颜面软组织缺损的修复。与后桡侧副动脉穿支皮瓣相同,其血管蒂较短,选择该皮瓣时要充分考虑可用供血动脉和回流静脉与缺损部位之间的距离。此外,该皮瓣的伴行静脉较细,若两条伴行静脉未融合,一般直径均在1 mm左右,需要术者有较高的显微外科吻合技术。

三、皮瓣设计和制备

尺动脉穿支皮瓣的设计和穿支定位如图[9-2-1(a)]所示。标记豌豆骨和肱骨内上髁,连接两点即形成WE线。定位A、B、C点,A、B、C三点位于WE线的尺侧,到WE线的垂直距离分别为6、9、11 mm,到豌豆骨的距离分别为8、12、16 cm。根据缺损大小,先以B点为中心设计皮瓣。

皮瓣的制备在止血带止血后进行。首先,沿皮瓣的桡侧画线切开皮肤、皮下组织、筋膜;在筋膜上向尺侧解剖,寻找到指浅屈肌和尺侧腕屈肌之间的穿支血管[见图9-2-1(b)]。一般可寻找到3个穿支,但有时只能寻找到2个穿支。此时,切开穿支桡侧的筋膜,保护好穿支,沿肌间隔向深部和近远中解剖,暴露尺神经和尺动静脉束[见图9-2-1(c)]。

在穿支A的远端,分离、切断、结扎尺动静脉,向近端仔细分离动静脉血管束,并将血管束和紧邻的尺神经分开。沿途结扎营养周围肌肉的穿支。在指浅屈肌和指深屈肌间继续向近端追踪,直至骨间总动脉分叉处[见图9-2-1(d)]。注意保护指深屈肌浅面的骨间前神经和正中神经。

血管蒂游离完成后,沿皮瓣设计的尺侧画线切开皮肤、皮下组织,直达筋膜上。从筋膜上由尺侧向桡侧,并向尺侧腕屈肌和指深屈肌间隔方向解剖,注意保护好穿支血管,如此,即可完成尺动脉穿支皮瓣的制备[见图9-2-1(e)]。在皮瓣的制备过程中,根据皮瓣的大小,可以携带或不携带贵要静脉。若携带贵要静脉作为回流静脉之一,可以增加皮瓣血液回流的可靠性。

在穿支皮瓣制备过程中,若要进行组织腔隙充填,则可保留进入尺侧腕屈肌的穿支,并切取部分尺侧腕屈肌。若皮瓣有多个独立皮肤穿支,且直径较粗,血供可靠,也可以制备成不同穿支独立供血的、"一蒂多岛"的皮瓣。因皮瓣制备位置相对较高,一般不容易出现肌腱暴露的情况。若皮瓣较小,松解两侧切口后可以直接拉拢缝合;若皮瓣较大,则需要进行创面植皮。因植皮区基底有丰富的肌肉组织支撑,植皮后较前臂桡侧皮瓣供区更容易存活。

四、左侧尺动脉穿支皮瓣修复左颊部缺损病例

男性,55岁,左侧颊黏膜白斑癌变累及下牙龈,行左颊癌扩大切除、下颌骨部分切除及颈淋巴清扫术,术后颊部缺损采用左侧尺动脉穿支皮瓣修复。血管蒂切取长度6 cm,动脉管径1.5 mm,两条伴行静脉管径分别为0.8 mm和1.2 mm,均较细。动脉则选择甲状腺上动

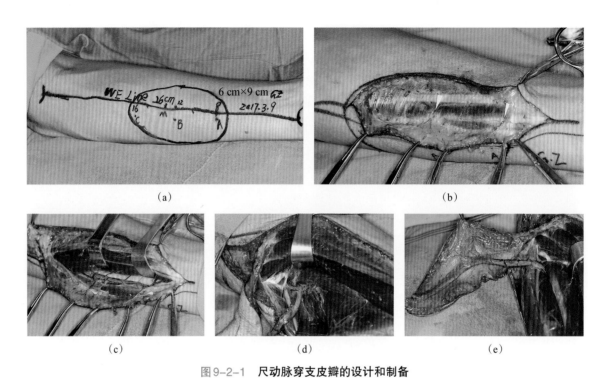

图 9-2-1　尺动脉穿支皮瓣的设计和制备

（a）尺动脉穿支皮瓣的设计和穿支定位；（b）在筋膜上寻找指浅屈肌和尺侧腕屈肌见的穿支（箭头所示）；（c）沿指浅屈肌和尺侧腕屈肌间解剖分离尺动静脉、尺神经；（d）追踪血管蒂到骨间总动脉分叉处；（e）制备完成尺动脉穿支皮瓣（未断蒂），可见清晰的皮肤穿支

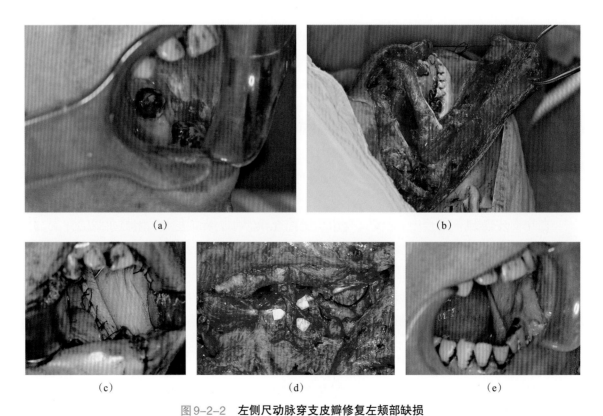

图 9-2-2　左侧尺动脉穿支皮瓣修复左颊部缺损

（a）左颊癌原发灶；（b）颈部、下颌下和颊部创面；（c）尺动脉穿支皮瓣修复颊部缺损后的即刻效果；（d）血管吻合情况；（e）术后2个月皮瓣弹性较好，患者开口度正常

脉末端,同时将较粗的一条伴行静脉与颈内静脉无名属支吻合,较细的静脉与甲状腺上动脉伴行静脉的属支进行吻合。术后2个月复诊见皮瓣愈合良好,皮瓣弹性好,患者开口度正常(见图9-2-2)。

五、注意事项

与前臂桡侧皮瓣相比,尺动脉穿支皮瓣的制备较为复杂,血管蒂也相对较短。虽然部分病例血管蒂可达6～7 cm,但多数病例的血管蒂仅4～5 cm。在修复上颌区的组织缺损时,为供血动脉和回流静脉的选择带来一定困难。虽然文献报道血管蒂动脉和静脉管径可分别达2 mm和2.5 mm,笔者在临床上经常遇到动脉管径仅为1.5 mm,而静脉管径只有1 mm左右的情况,术者对此要有充分的心理准备。此外,由于穿支的数量存在变异,特别是A、C两个穿支有时可能缺如,皮瓣设计时一般应以B点为中心进行准备。此外,血管蒂和尺神经紧邻,在解剖血管蒂时不要损伤尺神经。在分离血管蒂至骨间总动脉断蒂时,要注意保护近邻的骨间前神经和正中神经。

第三节　前臂桡侧皮瓣和穿支皮瓣

前臂桡侧皮瓣也称中国皮瓣,1979年3月由沈阳军区总医院的杨果凡发明。前臂桡侧皮瓣的临床应用及血管解剖学研究被报道后,在国内及国际整形外科界引起极大反响,被视为世界显微外科发展史上的重要里程碑。时至今日,前臂桡侧皮瓣仍然是身体不同部位、各种组织缺损修复最重要的游离皮瓣之一。在口腔颌面–头颈部,由于前臂皮瓣血管蒂长,血管管径较粗,且与颈部供血动脉和回流静脉管径较为匹配,皮瓣较薄,质地柔软,几乎可用于口腔颌面部各个部位软组织缺损的修复,包括舌、颊、腭、口底、咽、唇、鼻及额等。在严格意义上,前臂桡侧皮瓣不能称为穿支皮瓣,但其在口腔颌面–头颈部缺损修复中的应用非常广泛,因此,本节对其常规制备方法也予以介绍。

随着对前臂桡侧皮瓣滋养动脉–桡动脉解剖学研究的深入,人们发现桡动脉从肘部由肱动脉发出、下行到腕部过程中,一般可发出10～20支细小的血管分支,穿过肌间隔进入皮下形成血管网,营养表面皮肤。因此,以桡动脉为基础,前臂区也可以进行穿支皮瓣的制备和切取,其中较为典型的前臂桡动脉穿支皮瓣包括桡动脉近侧穿支皮瓣、前臂后外侧中段穿支皮瓣和桡动脉茎突部穿支皮瓣。

前臂桡侧皮瓣优点明显,如制备简单、血管蒂长、血管直径粗、易于吻合、与颈部供血动脉和回流静脉管径较为匹配。最大缺点是供区瘢痕明显,在腕部不容易掩藏,影响美观;其次也牺牲了一条手部重要供血动脉。但后期研究证实,除了尺动脉本身供血外,尺动脉和桡动脉间也有广泛的血管交通,无论是单独切取桡动脉还是尺动脉,一般都不会影响手部的血液循环。前臂桡侧皮瓣常规制备方法的另一个缺点是腕部肌腱暴露影响手的功能,一般需要植皮才能覆盖供区创面。为保护肌腱,目前有人提倡采取筋膜上取瓣的方法制备前臂桡侧皮瓣,这样可以有效避免肌腱暴露。

一、应用解剖

前臂桡侧皮瓣血管蒂为桡动脉及两条伴行静脉。多数时候,头静脉也被包括其中,作为皮瓣静脉回流的途径之一。肱动脉到达肘部后,在桡骨颈下方分为桡动脉和尺动脉。桡动脉偏桡侧下行,最终与尺动脉一起供应手部的血供。在桡动脉下行的上 1/3,血管位于肱桡肌与旋前圆肌之间;在中 1/3,血管行于肱桡肌的内侧,这两部分均为肌肉所掩盖;在下 1/3,血管位于肱桡肌和桡侧腕曲肌的肌腱之间,位置相对表浅,在皮瓣制备时容易暴露。桡动脉起始段平均直径 2.7 mm,下行过程中略微变细,达到腕部时平均直径 2.3 mm。两条伴行静脉直径 1.0～1.5 mm,且两者之间有数量不等的交通支。除了与桡动脉伴行的桡静脉外,皮瓣制备通常会将头静脉包括在皮瓣中作为皮瓣的回流静脉。头静脉起源于手背桡侧,移行到前臂后,在桡动脉桡侧上行。在肘部可以通过正中静脉汇入贵要静脉,或继续上行。头静脉在相当于腕横纹处直径约 2.5 mm,上行途中逐渐增粗,在肘部与正中静脉吻合部直径约 3.5 mm,与颈外静脉的直径相当。

在桡动脉下行过程中,除了在近端发出桡侧返动脉和在远端发出掌浅支外,沿途还可以发出 10～20 支不等的肌间隔筋膜皮肤穿支。一般近端穿支较少,但管径较粗,平均 0.4～0.9 mm,远端穿支较多,但直径较细。由于桡动脉血管解剖上的这一特点,理论上前臂桡侧皮瓣的制取可以从腕部一直到肘窝下方,有文献报道最大制取面积可达 15 cm×35 cm。在制备大面积皮瓣包括了头静脉时,应保留贵要静脉以保证手部的静脉回流。

在前臂上 1/3,桡动脉行走于肱桡肌与旋前圆肌和桡侧腕屈肌之间,在肱骨内上髁和外上髁连线下方 4～6 cm 处,桡动脉有 2～4 支管径在 0.4～0.9 mm 的穿支血管发出,并与桡侧返动脉和肘下动脉分支构成前臂近端的筋膜血管网,营养前臂近端皮肤,这是桡动脉近侧穿支皮瓣的制备部位和血供基础,其回流静脉为穿支的伴行静脉。在前臂中段,由骨间后动脉桡侧肌皮穿支、桡动脉肌间隔支和桡动脉直接骨膜支的前臂后外侧中段穿支分别在指伸肌与桡侧腕短伸肌肌间隙、旋后肌与拇长展肌之间穿过深筋膜到达皮下,并进一步分出细小分支组成血管网,营养前臂中段皮肤,该部位是前臂后外侧中段穿支皮瓣的制备区域。此外,在桡动脉下段、桡骨茎突上方 2～7 cm 范围内,桡动脉还可以发出 5～8 支肌间隔筋膜皮肤穿支。穿支穿出深筋膜后,在深筋膜表面再发出分支并相互吻合,形成血管网营养前臂下段皮肤,该部位是桡动脉茎突部穿支皮瓣的制取部位。

二、适应证

前臂桡侧皮瓣是口腔颌面部软组织缺损修复中最常用的皮瓣之一。小的皮瓣可以用于鼻、唇部缺损的修复,中等面积的皮瓣可用于部分舌缺损、颊缺损、腭缺损、口底及咽部缺损的修复,大面积的皮瓣可以折叠修复颊部贯通性缺损。由于口腔颌面及头颈部组织缺损和局部血管特点,直接采用桡动脉近侧穿支皮瓣、前臂后外侧中段穿支皮瓣或桡动脉茎突部穿支皮瓣的穿支血管作为吻合血管的情况并不多见。若头颈部软组织缺损不大,为减少供区损伤而采用以上穿支皮瓣时,可以与前臂桡侧皮瓣一样切取一段桡动脉及伴行静脉为血管蒂,以匹配头颈部供血动脉和回流静脉的直径,同时也可减少血管吻合的难度。

三、皮瓣的设计及制备

制备前臂桡侧皮瓣前,需进行Allen试验以检测尺动脉对手部的血流灌注情况,确保切断桡动脉后手部的血供安全。Allen试验的具体做法是:用双手同时压住桡动脉和尺动脉,让患者反复用力握拳和张开手指,直到手掌变白。然后解除对尺动脉的按压,保持对桡动脉的按压。若手掌在10 s内恢复正常颜色,此即Allen试验阴性,表明尺动脉足以胜任手部的血流灌注。若10 s内不能恢复正常,手掌仍苍白,则为Allen试验阳性,表明尺动脉对手部的血流灌注不足,此时要慎重权衡是否采用前臂桡侧皮瓣。

常规的皮瓣制备应在止血带加压止血下完成,每次加压时间以不超过60 min为宜。皮瓣的设计应根据缺损大小确定。首先标出头静脉和桡动脉在前臂掌侧的走行,以两者之间的中线为皮瓣的中轴。皮瓣的设计要将头静脉和桡动静脉包含其中,最远端不要超过第1腕横纹。首先按设计的画线切开皮肤和皮下组织,直达筋膜的表面。在皮瓣的远端筋膜下解剖出头静脉,并将其离断、结扎[见图9-3-1(a)]。切开皮瓣的桡侧筋膜,在筋膜下向皮瓣的中轴线解剖,可见前臂背侧皮神经[见图9-3-1(b)],解剖出桡神经浅支,并予以保护[见图9-3-1(c)]。解剖至近中轴线后,按标记部位显露桡动静脉,并切断、结扎[见图9-3-1(d)]。再沿皮瓣的尺侧切口,在筋膜下向中轴线方向解剖,到达桡动静脉后,在桡动静脉的深面将血管束和皮瓣一起掀起[见图9-3-1(e)]。按设计的血管蒂长度,沿桡动脉的走行,由皮瓣的近端向肘窝方向切开皮肤和皮下组织,向切口两边游离两侧皮肤。显露头静脉走行,并将头静脉解剖分离,注意保留静脉周围一定量的结缔组织,以保护静脉[见图9-3-1(f)]。然后在肱桡肌和桡侧腕屈肌之间解剖桡动静脉,并将血管束从深部肌筋膜表面分离至需要的长度[见图9-3-1(g)]。解剖血管的沿途要处理好各细小分支,受区准备好后再切断血管蒂。切取皮瓣遗留的创面要植皮修复,最常用的取皮部位为腹部。一般采用全厚皮片,皮片紧贴基部肌肉、肌腱,间断缝合后加压反包扎。压力不可过大,以免移植皮片表面起泡造成皮片坏死或术后色素沉着。也不可过小,以免皮瓣不能和底部组织紧密贴合,影响皮瓣存活。皮片和基部组织间可放置橡皮引流条,3~4天后去除。

四、前臂桡侧皮瓣修复腭部缺损病例

男性,52岁,腭部鳞状细胞癌,侵犯硬腭板。行腭部恶性肿瘤扩大切除术,术后遗留的创面采用前臂桡侧皮瓣进行修复。术后4个月腭部外形恢复良好,语言功能正常,供区见较明显的瘢痕(见图9-3-2)。

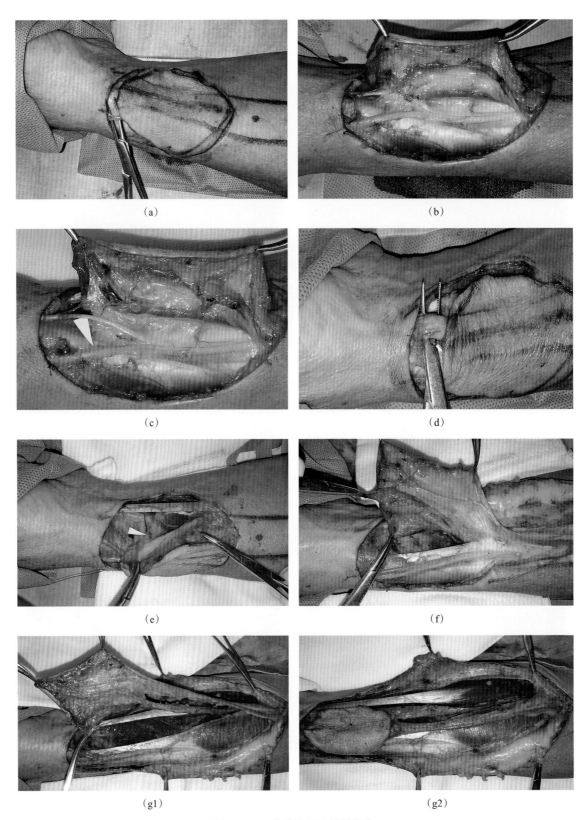

(a)   (b)

(c)   (d)

(e)   (f)

(g1)   (g2)

图 9-3-1　前臂桡侧皮瓣的制备

(a)解剖头静脉，并将其离断、结扎；(b)在筋膜下向中轴线解剖，显露桡神经浅支；(c)解剖出桡神经浅支，予以保护；(d)显露桡动静脉，切断、结扎血管束；(e)在桡静脉深面将血管束和皮瓣从深部组织分离；(f)从皮瓣近端向肘窝切口，显露、分离头静脉；(g1)(g2)制备完成的前臂桡侧皮瓣(未断蒂)

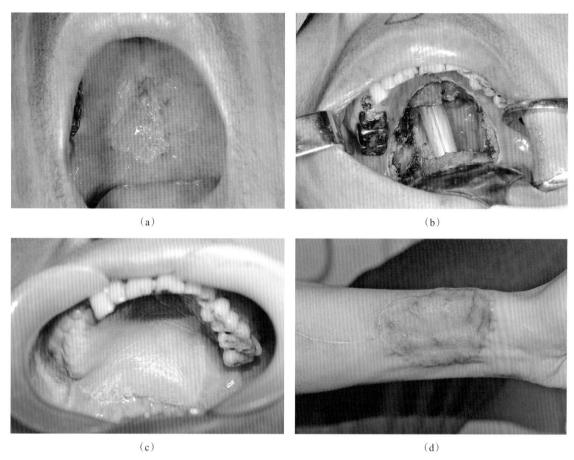

（a）　　　　　　　　　　　　　　　（b）

（c）　　　　　　　　　　　　　　　（d）

图9-3-2　前臂桡侧皮瓣修复腭部缺损
（a）腭部鳞癌原发灶；（b）原发灶切除后遗留的创面；（c）前臂桡侧皮瓣修复术后效果；（d）术后供区瘢痕

五、注意事项

　　传统前臂桡侧皮瓣的制备相对简单，但以下问题仍需特别注意：在切开和解剖桡侧皮瓣时，要注意保护前臂背侧皮神经，若有意外切断，应行神经吻合，以尽量恢复功能。皮瓣制备完成后，腕部肌腱暴露，应采用全厚皮片移植进行创面覆盖，避免肌腱粘连影响手部功能。在皮片移植修复后，要注意加压的力度，力度不足或过大均不利于皮瓣的存活和美学效果。为避免肌腱暴露，有报道提倡筋膜上解剖的方法取瓣，这样可以避免肌腱暴露，也有利于相关皮神经的保护。在解剖头静脉时，要保留血管周围部分结缔组织，以保护血管。若制备的皮瓣面积较大，应保留贵要静脉，以保证手部静脉回流通畅。以桡动脉为基础的桡动脉近侧穿支皮瓣、前臂后外侧中段穿支皮瓣和桡动脉茎突部穿支皮瓣用于口腔颌面-头颈部缺损修复时，为减低吻合的难度，可以不选择穿支血管进行吻合，而是在制备时切取一段源血管即桡动静脉进行吻合，操作起来较为方便。

（侯劲松，王成）

参 考 文 献

1. Appleton SE, Morris SF. Anatomy and physiology of perforator flaps of the upper limb［J］. Hand Clin, 2014, 30(2): 123－135.

2. Brunetti B, Tenna S, Segreto F, et al. Lateral arm reconstruction with posterior radial collateral artery perforator based flap［J］. J Plast Reconstr Aesthet Surg, 2013, 66(6): 875－876.

3. Chaput B, Faisan D, Espie A, et al. Radial collateral artery perforator (RCAP)-based propeller flap: "discussion"［J］. Ann Chir Plast Esthet, 2013, 58 (4): 379－381.

4. Hekner DD, Roeling TA, Van Cann EM. Perforator anatomy of the radial forearm free flap versus the ulnar forearm free flap for head and neck reconstruction［J］. Int J Oral Maxillofac Surg, 2016, 45 (8): 955－959.

5. Katsaros J, Schusterman M, Beppu M, et al. The lateral upper arm flap: anatomy and clinical applications［J］. Ann Plast Surg, 1984, 12 (6): 489－500.

6. Koshima I, Iino T, Fukuda H, et al. The free ulnar forearm flap［J］. Ann Plast Surg, 1987, 18 (1): 24－29.

7. Lovie MJ, Duncan GM, Glasson DW. The ulnar artery forearm free flap［J］. Br J Plast Surg, 1984, 37 (4): 486－492.

8. Mathy JA, Moaveni Z, Tan ST. Perforator anatomy of the ulnar forearm fasciocutaneous flap［J］. J Plast Reconstr Aesthet Surg, 2012, 65(8): 1076－1082.

9. Murakami M, Ono S, Ishii N, et al. Reconstruction of elbow region defects using radial collateral artery perforator (RCAP)-based propeller flaps［J］. J Plast Reconstr Aesthet Surg, 2012, 65(10): 1418－1421.

10. Saint-Cyr M, Mujadzic M, Wong C, et al. The radial artery pedicle perforator flap: vascular analysis and clinical implications［J］. Plast Reconstr Surg, 2010, 125 (5): 1469－1478.

11. Song D, Li J, Li K, et al. Modified innervated radial collateral artery perforator flap for repairing digital defects［J］. Indian J Surg, 2015, 77 (Suppl 3): 1032－1037.

12. Song R, Song Y, Yu Y, et al. The upper arm free flap［J］. Clin Plast Surg, 1982, 9 (1): 27－35.

13. Tiengo C, Macchi V, Porzionato A, et al. The proximal radial artery perforator flap (PRAP-flap): an anatomical study for its use in elbow reconstruction［J］. Surg Radiol Anat, 2007, 29 (3): 245－251.

14. Zhuang YH, Lin J, Fu FH, et al. The posterolateral mid-forearm perforator flap: anatomical study and clinical application［J］. Microsurgery, 2013, 33 (8): 638－645.

15. 储国平,杨敏烈,俞舜,等.前臂中段尺动脉穿支皮瓣修复腕部电击伤创面［J］.中华整形外科杂志,2014,30(5): 346－348.

16. 胡浩良,李学渊,周晓玲,等.个性化设计游离上臂外侧穿支皮瓣修复手部不规则皮肤软组织缺损［J］.中国修复重建外科杂志,2015,(12): 1510－1514.

17. 苏文玲,赵德安.游离前臂桡侧皮瓣重建头颈肿瘤术后缺损［J］.中南大学学报: 医学版,2015,40(10): 1121－1125.

18. 杨果凡,陈宝驹,高玉智,等.前臂皮瓣游离移植修复术［J］.中华医学杂志.1981,61(12): 139－142.

第十章

胸背部穿支皮瓣在口腔颌面－头颈部的应用

第一节　胸廓内动脉穿支皮瓣

以胸廓内动脉为营养血管来设计轴型皮瓣最早可追溯至1965年Bakamjian报道的胸三角皮瓣。20世纪70年代，该皮瓣被大量用于修复颧弓以下的面颊部、口腔及颈部缺损，也用于颈部食管及咽部的重建。但随着显微技术的发展，胸三角皮瓣基底宽、旋转半径受限、供区需要植皮造成胸壁畸形、皮瓣转移前需要延迟等缺点，使外科医师逐渐减少应用甚至摈弃了这种传统的修复方式。

20世纪80年代，我国解剖学者就有过关于胸廓内动脉穿支血管的研究。但直至2006年，才由Morain等首次提出了胸廓内动脉穿支皮瓣的概念。同年，Yu等报道应用胸廓内动脉穿支皮瓣修复2例气管造瘘口和颈前区皮肤缺损获得成功。2007年，Neligan等报道利用胸廓内动脉穿支皮瓣修复下咽癌放疗后复发再次手术后的缺损。Vesley也报道了以双侧斜行胸廓内动脉穿支皮瓣修复口底鳞癌放疗后颈部溃烂的个案。2009年，Saint对胸廓内动脉穿支血管进行灌注和三维影像学研究，进一步确定了穿支的供血范围。

胸廓内动脉穿支皮瓣可以被认为是传统意义上的胸三角皮瓣的改良。后者通常由3支肋间血管穿支供血，而前者仅由胸廓内动脉的单个穿支供血，具有旋转自由度大、皮瓣厚度适中、保留胸大肌功能和外形等优点，因而逐渐被广泛应用于颈前区和前胸壁缺损的修复重建。

一、应用解剖

1. 胸廓内动脉及其穿支

胸廓内动脉又称为乳内动脉，起自锁骨下动脉，于胸骨旁（距胸骨外侧缘约1.25 cm）紧贴胸壁下行，其前方为肋间内肌和肋间外韧带，后方为胸横肌，到达上腹部时改称为腹壁上动脉。胸廓内动脉的平均管径约2.5 mm，在走行于胸骨旁的行程中一共发出5个分支，分别为心包膈分支、肌膈支、肋间前支、腹壁上动脉支和皮穿支。皮穿支在第1～4肋间隙的出现较为恒定,常与肋间前支和肌隔支共干发出,向前穿过肋间肌和胸大肌营养相应胸前壁的皮肤。穿支血管平均管径约0.85 mm,Saint-Cyr等报道第1～3肋间隙的穿支血管管径分别为1.5、1.8和1.5 mm。

因为研究方法和标本的差异(人种、性别、年龄等),不同学者测量出的穿支血管管径数据有所不同,但大多在1.0 mm以上。其中男性以第1、2肋间穿支较为粗大,而女性则以第3、4肋间穿支最粗。穿支穿出深筋膜的方式以水平向外侧走行为主,也有部分略斜向下。血管穿出深筋膜后在皮下走行长度约11.44 cm,因此可以提供足够的血管蒂长度和旋转度。根据Yu等的研究,第1、2肋间穿支血管的吻合支多呈横向排列,而第3～7肋间穿支的吻合支多呈斜向外下的方向排列。这样的解剖特点提示,在设计第1、2肋间穿支皮瓣时,皮瓣的轴向应较为水平为宜;而设计第3肋间穿支皮瓣或以下者,皮瓣的轴向应略斜向下。如此可以保证切取皮瓣时,不会意外损伤穿支,并且穿支间血运也不会遭到破坏。

胸廓内动脉穿支血管的灌注范围很大,不同学者利用甲紫、氧化铋等材料进行血管内注射,发现第2肋间隙穿支的灌注范围,70%的标本上至锁骨、下达剑突、内至前正中线、外达腋前线,与外侧的胸肩峰动脉、上方的颈横动脉和下方的胸外侧动脉均有广泛的交通;但第3肋间隙穿支的灌注范围仅有40%的标本上至锁骨水平,60%的标本下达剑突水平,80%的标本外侧可至腋前线。

2. 伴行静脉

胸廓内动脉的伴行静脉一般为1支,约30%的概率可出现2支。单独的伴行静脉走行于动脉的内侧。当有2条伴行静脉时,静脉走行于动脉的两侧,并在第2～4肋平面汇合为1支。左侧的胸廓内静脉几乎全部汇入左侧头臂静脉,而右侧除汇入右侧头臂静脉外,偶见汇入上腔静脉与头臂静脉的交角处。

二、适应证

(1)皮瓣血管蒂长8～10 cm,可旋转90°～180°,适用于颈前区环状软骨水平以下,最远可至颏部颌下区的皮肤软组织缺损、颈段食管缺损。由于胸颈部皮肤匹配度高,尤其适用于气管食管瘘、气管造瘘口的缺损修复。其次,胸部皮肤松弛度大,可用于大面积缺损修复及无效腔的填塞。

(2)胸部有外伤、手术及放疗病史者,皮瓣血供可能受到影响,应慎用。

(3)由于供区位于胸部,拉拢缝合后会造成乳头移位、双侧胸部形态不对称,因此不适用于对胸部外形十分在意的患者,尤其是女性患者。

三、手术方法

1. 术前评估与准备

采用多普勒血流探测仪标记胸廓内动脉穿支血管的位置,根据所需修复的缺损部位选择不同的肋间隙穿支血管。采用提捏法辅助判断可切取皮瓣的宽度。术前应告知患者可能发生乳头向上移位和胸部不对称的情况。

2. 皮瓣设计

胸廓内动脉皮穿支众多,近中线的颈根部缺损或气管造瘘口,双侧胸廓内动脉穿支皮瓣均可应用,但右侧的血管通常会较左侧粗大,故可优先选择右侧。对头颈部的修复重建而言,多选择第2、3肋间隙穿支,一是穿支血管粗大,二是邻近受区,有利于制备足够长的血管蒂。当然在部分女性患者中,可以选择更为粗大的第3、4肋间隙穿支,但由于皮瓣位置靠下,所以还需采用一些方法来延长血管蒂。

皮瓣上界可达锁骨下缘,下界因选择不同的肋间隙穿支而异,最好不要跨越2个choke血管区。内界为前正中线,外界为腋前线,甚至可以略微超过。由于皮穿支的走行多为水平向外,皮瓣轴向应与其一致,通常设计成椭圆形或柳叶形,与肋间隙平行。利用单一穿支制备的皮瓣宽度可达8～9 cm,利用2个或以上穿支则宽度可至11 cm。皮瓣的长度根据受区的部位而定,基本原则是皮瓣旋转后能修复缺损,略超过受区最远边界为佳,但最长只能稍超过腋前线。

3. 皮瓣制备

患者取仰卧位,首先切开皮瓣内上界至深筋膜,于胸大肌表面锐性分离,在胸骨旁寻找到穿支后,切开皮瓣的外下界并向穿支方向掀起皮瓣,形成以穿支血管为蒂的岛状瓣。在制备的过程中,来源于胸外侧动脉和肋间动脉的穿支可以结扎。如血管蒂的长度不足,切断穿支附近的胸大肌胸骨头肌纤维和切除部分肋间肌,甚至还可进一步切除穿支上方的肋软骨头,适量增加血管蒂的长度,使皮瓣获得更好的旋转自由度。一般而言,血管蒂长度为4～6 cm,通过上述方法延长后可达8～10 cm。

4. 供区创面的处理

如供区宽度小于11 cm,一般可以直接拉拢缝合。过宽的缺损可以通过附加切口或带蒂胸背动脉穿支皮瓣序贯修复。

5. 围术期护理

(1)术后适当给予化痰止咳药物,避免剧烈咳嗽导致伤口疼痛。加强护理,拍背帮助痰液排出,可以预防肺部感染。

(2)供区视张力情况适当延缓拆线时间。

(3)如为了延长血管蒂,切断了穿支附近的胸大肌胸骨头肌纤维,切除部分肋间肌和穿支上方的肋软骨头,可能造成患者术后肋间神经痛、气胸、创面愈合不良等并发症,应及时处理,半年内不要进行剧烈的运动。

四、胸廓内动脉穿支皮瓣修复胸骨上窝缺损病例

男性,52岁,左舌缘鳞状细胞癌术后2年,胸骨上窝淋巴结转移癌。MRI检查显示转移灶4 cm×3 cm,边界不清。病灶切除范围7 cm×7 cm,使用多普勒血流探测仪标记右侧胸廓内动脉第2肋间隙穿支,皮瓣轴向与肋间隙平行。切开皮瓣内上界,寻找到穿支后,切开皮瓣的外下界并向穿支方向掀起皮瓣,形成以穿支血管为蒂的岛状瓣。以穿支血管为轴心,向上旋转100°左右,间断缝合完成缺损修复,供区直接拉拢缝合。术后14天拆除缝线,皮瓣愈合良好,与周围皮肤颜色一致,供区瘢痕可以被衣服遮盖(见图10-1-1)。

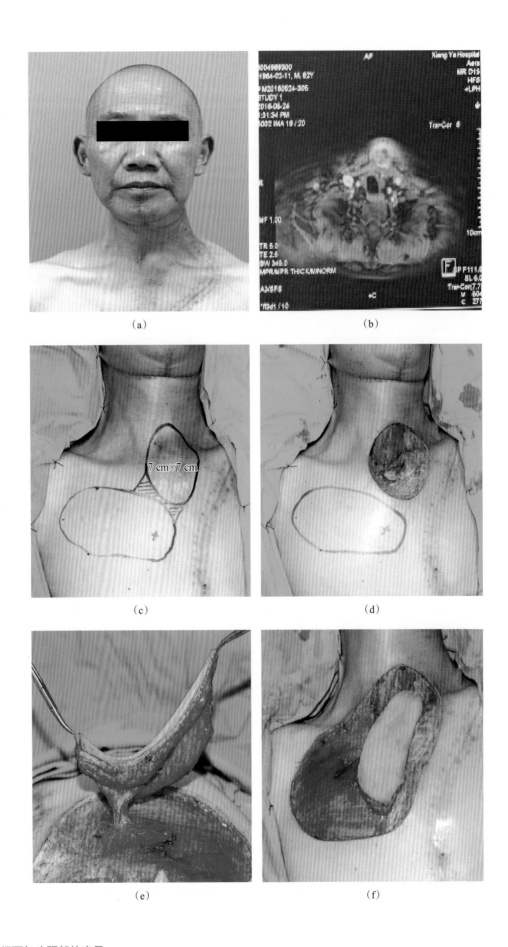

(a)　　　　　　　　　　　(b)

(c)　　　　　　　　　　　(d)

(e)　　　　　　　　　　　(f)

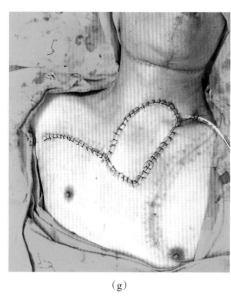
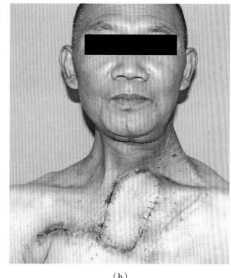

（g）　　　　　　　　　　　　　　　　　（h）

图 10-1-1　胸廓内动脉穿支皮瓣修复胸骨上窝缺损

（a）舌癌术后胸骨上窝淋巴结转移癌；（b）MRI扫描显示转移淋巴结边界不清，中央液化坏死；（c）肿瘤切除范围及皮瓣设计；（d）肿瘤切除后组织缺损范围；（e）制备胸廓内动脉穿支皮瓣；（f）皮瓣转移至受区；（g）供区直接拉拢缝合；（h）术后14天拆线，皮瓣愈合良好

五、要点及注意事项

（1）胸廓内动脉皮穿支在第1～4肋间隙的出现较为恒定，男性以第2、3肋间隙穿支最粗大，而女性则以第3、4肋间穿支最粗。术前应用多普勒血流探测仪有利于选择最合适的穿支血管。右侧胸廓内动脉及穿支较左侧粗大，颈中部缺损建议选择右侧，还能为将来可能的心脏手术保留左侧胸廓内动脉。

（2）皮瓣切取面积大，可用于修复颈前区、前胸壁缺损，最远可达颏部和颌下。如血管蒂的长度不足，切断穿支附近的胸大肌胸骨头肌纤维和切除部分肋间肌，甚至还可进一步切除穿支上方的肋软骨头，能够适量增加血管蒂的长度，使皮瓣获得更好的旋转自由度。

（3）皮瓣切取后供区拉拢缝合会造成乳头上移不对称，不适用于对胸部外形十分在意的患者，尤其是女性患者。

第二节　胸肩峰动脉穿支皮瓣

1968年，Hueston等首先应用胸大肌皮瓣修复1例大面积胸壁中份缺损获得成功。1979年，Ariyan等将胸大肌皮瓣应用于口腔颌面部缺损的修复重建。此后，该皮瓣由于具有血供稳定、易于制备、可修复大面积缺损等优点被广泛应用于头颈颌面外科，并被认为是最理想的修复重建方式之一。但临床工作中也不难发现，胸大肌皮瓣的缺点也同样非常明显，如皮瓣过于臃肿，需要切取大部分胸大肌从而对胸部外形造成损害和影响肩关节运动等。随着显微外科技术的发展,胸大肌皮瓣的使用越来越少,多数医师仅将其作为游离皮瓣失败后的补救性皮瓣。2003年,Geddes等对胸肩峰动脉进行解剖学研究,发现了较为恒定的皮穿支,提示能够以胸肩峰动脉穿支血管来制备胸肩峰动脉穿支皮瓣。2010年,Kosutic等应用胸肩峰动脉穿支皮瓣修复腋窝部缺损获得成功后,逐渐有外科医师将其应用于口腔颌面头颈部、咽喉、胸壁等部位的修复。

胸肩峰动脉穿支皮瓣除保留胸大肌功能、质地菲薄等优点外,还能制备出较长的血管蒂,直接带蒂转移修复头颈部缺损,无须行血管吻合,耗时短,技术敏感性低。作为胸大肌皮瓣的"穿支皮瓣"改良形式,在口腔颌面部、颈胸部和咽喉的修复上都有良好的应用前景。

一、应用解剖

1. 胸肩峰动脉及其穿支

胸肩峰动脉起自腋动脉的前壁或前下壁,多数发自腋动脉第2段,少数发自第1段。起始部血管管径约2.8 mm,距胸小肌上缘平均约6.27 mm。胸肩峰动脉发出后,在喙锁胸筋膜深面向前内方走行,在此间隙内发出1～4个分支,即胸小肌支、外侧胸肌支、胸外侧动脉和胸最上动脉。然后再经胸小肌上缘穿出喙锁胸筋膜,分为4支,即胸肌支、肩峰支、三角肌支和锁骨支,向周围肌肉皮肤方向走行,并发出小分支供应相应软组织血运。胸肩峰动脉的终末支与胸廓内动脉、胸外侧动脉和肋间动脉之前存在丰富的交通,有利于扩大皮瓣的可切取范围。

胸肩峰动脉的皮穿支通常在胸大肌锁骨头和胸肋头之间的肌间隙内发出,可分为3种类型。Ⅰ型:1个皮穿支,自胸肩峰动脉发出后,经肌间隙穿出,营养皮肤和皮下组织;Ⅱ型:2个皮穿支,先在深筋膜下形成1主干,再分为2支,1支穿过肌间隙,1支穿过胸大肌;Ⅲ型:2个皮穿支,在深筋膜下直接发出2个穿支。以Ⅰ型最常见,Ⅲ型最少见。

穿支在体表的投影:通过锁骨中点作平行于人体长轴的纵线,设为Y轴,再经该纵线与肩峰-剑突连线的相交点作Y轴的垂线,设为X轴,将胸前壁分为4个象限(内上、内下、外下、外上)。穿支多位于以相交点为圆心,半径1.2 cm的圆形范围内,其中外上、外下象限最常见。穿支血管90%以上管径>1 mm。皮瓣厚度适中,1～2 cm,非常适合于头颈部的修复。由于与胸廓内动脉、胸外侧动脉和肋间动脉之间存在非常丰富的交通吻合,穿支的灌注范围上界至锁骨下缘、下界达第5肋间、内界至前正中线、外界可达腋前线。

2. 伴行静脉

胸肩峰动脉的各级分支均有伴行静脉,多数为1支,少数可有2支。胸肩峰静脉在喙锁胸筋膜深面直接汇入腋静脉或头静脉和胸外侧静脉。其中三角肌支和锁骨支伴行静脉约50%汇入头静脉,另外50%汇入腋静脉。胸肌支伴行静脉多汇入腋静脉。

二、适应证

(1)血管蒂长6～8 cm,可修复口腔颌面部下1/3、颈前区、颈根部、气管造瘘口和前胸壁的缺损。如皮瓣纵行设计"变相"延长血管蒂,可修复的部位最远能至同侧咬合线。

（2）皮瓣切取的内界为胸骨旁,外界可至腋前线,长度最大可达14 cm。

（3）皮瓣宽度＜6 cm,供区可直接缝合,否则需植皮或利用附加切口关闭。

（4）胸部手术、外伤或放疗病史者,胸肩峰动脉及其穿支可能受损,术前应仔细评估。

（5）供区缝合后会造成乳头移位、双侧胸壁不对称,不适用于对胸部美观极为在意的患者。

三、手术方法

1. 术前准备与评估

采用多普勒血流探测仪明确胸肩峰动脉及其穿支的穿出点、血管管径和走行方向,对于有胸部手术、外伤或放疗病史者尤其要引起重视。提捏法有助于判断可切取的皮瓣宽度。通常而言,胸大肌越发达,能够切取的皮瓣宽度越有限。术前应告知患者乳头向上移位和不对称的情况。

2. 皮瓣设计

胸肩峰动脉的供血范围上界为锁骨下缘,下界至第5肋间隙,外界达腋前线,内界可至胸骨旁。围绕标记好的穿支点,皮瓣可设计为纵行、斜行或横行。纵行皮瓣血管蒂比横行皮瓣长2～4 cm,加上近血管蒂皮瓣可去表皮经皮下隧道转移,因此能够修复距离较远的口腔颌面部缺损。纵行皮瓣上界为第2肋缘,下界到第5肋上缘,内界为乳头线,外界至腋前线,长度可达10 cm,最长至14 cm,宽度不超过6 cm。横行皮瓣的范围与胸廓内动脉穿支皮瓣设计相似,但位置略低,上界为第2肋缘,下界在乳头水平上方,内界为胸骨旁,外界可达腋前线,长度也可达10～14 cm,宽度也不超过6 cm。一般来说,由于胸肩峰动脉穿支在胸骨旁与胸廓内动脉的第2～4肋间隙穿支有广泛的交通吻合,因此横行皮瓣的远端血管网更为完善,血供也更为可靠。

3. 皮瓣制备

患者取仰卧位,横行皮瓣可先切开皮瓣外下缘,也可先切开内侧缘。纵行皮瓣建议先切开内侧缘,这样可以最大限度地避免损伤穿支血管。切开皮肤、皮下后,于胸大肌表面由下向上小心掀起皮瓣,在胸大肌锁骨头和胸肋头之间的肌间隙中寻找到穿支血管。若只有1个穿支,则直接分离该穿支至胸肩峰动脉。若还有1个穿支从胸大肌穿出,则切开2穿支之间的胸大肌肌束,将2个穿支一并保留。测量血管蒂长度,评估皮瓣是否能够在血管蒂无张力的情况下到达受区。如长度不足,则切断结扎胸肩峰动脉的胸肌支,锁骨支和三角肌支切断,如此能延长血管蒂2 cm,总长度可达8 cm。

4. 供区创面的处理

如皮瓣宽度＜6 cm,供区可以直接拉拢缝合。胸肌发达或胸前皮肤瘢痕者则需要附加切口或皮片移植来关闭创面。

5. 围术期护理

（1）适当给予化痰止咳药物,避免剧烈咳嗽导致伤口疼痛。

（2）供区存在张力，适当延缓拆线时间。

（3）术后1月开始抬臂、扩胸等功能锻炼，避免因瘢痕挛缩引起上肢运动受限。

四、胸肩峰动脉穿支皮瓣联合胸廓内动脉穿支皮瓣修复左颈根部缺损病例

男性，43岁，右舌鳞状细胞癌术后放疗后左颈根部皮肤转移癌。MRI扫描显示左颈根部高信号影，边界不清。多普勒血管探测仪标记胸廓内动脉和胸肩峰动脉穿支的位置。扩大切除病灶后，缺损面积15 cm×11 cm，拟采用胸肩峰动脉穿支皮瓣（15 cm×5 cm）联合胸廓内动脉穿支皮瓣（15 cm×7 cm）修复缺损。胸肩峰动脉穿支皮瓣设计成纵行，上界至第2肋骨，下达第5肋骨，内侧为乳头线（下方避开乳头），外侧至腋前线。分离穿支血管至胸肩峰动脉主干，无须结扎胸肌支，血管蒂长约6 cm。然后制备胸廓内动脉穿支皮瓣，供区均直接拉拢缝合。术后14天拆线，皮瓣与颈胸部肤色接近，颈部、上肢运动无明显影响，可被衣物覆盖（见图10-2-1）。

五、要点及注意事项

（1）胸肩峰动脉皮穿支多位于锁骨中线与肩峰-剑突连线相交点2 cm范围内，较为恒定，灌注范围大。皮瓣可设计为横行、斜行或纵行。其中纵行皮瓣的血管蒂较长，且供区创面直接拉拢缝合后对乳头水平位置的影响较小。

（2）若术中只发现1个穿支，则直接分离该穿支至胸肩峰动脉。若还发现有穿支从胸大肌穿出，则切开2个穿支之间的胸大肌肌束，将2个穿支一并保留，以期最大限度地保证皮瓣的血供。

（3）如血管蒂长度不足，可切断结扎胸肩峰动脉的胸肌支、锁骨支和三角肌支或将近血管蒂端皮瓣去表皮，如此能延长血管蒂2 cm，总长度可达8 cm。

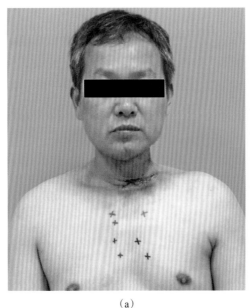
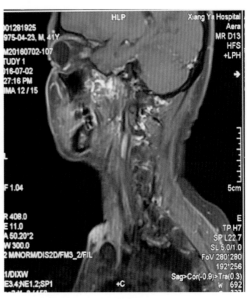

(a)   (b)

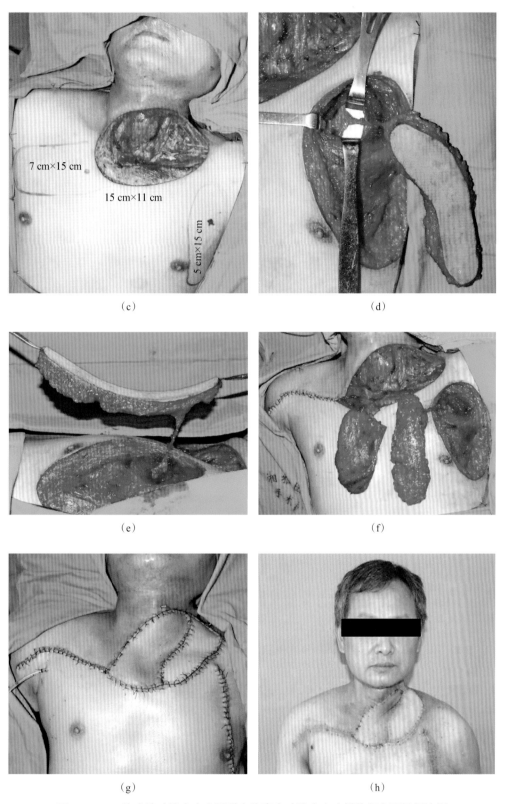

图 10-2-1　胸肩峰动脉穿支皮瓣联合胸廓内动脉穿支皮瓣修复左颈根部缺损

（a）左颈根部皮肤转移癌；（b）MRI扫描显示颈根部高信号影，边界不清；（c）缺损范围与皮瓣设计；（d）分离穿支血管至胸肩峰动脉主干；（e）皮瓣血管蒂长约6 cm；（f）穿支皮瓣制备完成，右侧胸廓内动脉穿支皮瓣供区已拉拢缝合；（g）受区及供区缝合后外观；（h）术后14天拆线，皮瓣愈合良好

第三节　胸背动脉穿支皮瓣

　　口腔癌和口咽癌是头颈部最常见的癌症之一,约占所有癌症病例的4%。手术治疗是这类癌症最常规的治疗手段,但同时肿瘤切除后将造成组织缺损,特别是在外貌和功能方面。这对于口腔颌面部和颈部的影响是非常巨大的,如果这些部位的缺陷不及时修复,术后组织缺损可能造成语音、咀嚼和吞咽功能障碍,以及心理问题。

　　随着显微外科技术的发展,游离皮瓣被广泛应用于组织缺损的修复。目前有十几种可用的皮瓣,选择正确的皮瓣是成功重建的重要因素。理想的头颈部缺损修复游离皮瓣应具有成功率高、制备简单、血管解剖固定、供区并发症少、组织多样化及受区血管匹配等特点。世界各地的研究者都在努力寻找最合适的游离皮瓣来修复头颈部缺损。

　　1995年,Angrigiani等首次报道了一种穿支皮瓣,称为"不含背阔肌的背阔肌皮瓣",随后有学者将这一皮瓣称为"薄型背阔肌穿支皮瓣"。2003年,Heitmann首次将该皮瓣命名为胸背动脉穿支皮瓣。该皮瓣由胸背动脉穿过背阔肌的一个肌皮分支供血,可不包含背阔肌成分。该皮瓣的优势在于供区并发症少;术后患者恢复较快,可大大缩短住院时间;皮瓣血供可靠;皮瓣柔软易塑性,与口腔颌面部组织匹配度好;因其为仅包含皮肤和浅筋膜的轴型皮瓣,可以减少术后供区严重的塌陷畸形以及相关背肌损伤的风险。因为胸背动脉穿支皮瓣具有的这些优点,目前已经越来越广泛地被应用于口腔颌面部和颈部软组织缺损的重建修复。

一、应用解剖

1. 胸背动脉及其穿支

　　胸背动脉的体表标志在腋皱襞下8～10 cm(笔者常选用9 cm点为参考点),背阔肌前缘内侧2～3 cm、肩胛下角水平线附近。大多起自肩胛下动脉,沿着背阔肌深部和筋膜之间斜行向下约2.2 cm,在肩胛下角平面上方1.8～3.8 cm、肩胛下角垂线外侧4.4～6.1 cm处分为内、外两个分支,此分叉点又称为神经血管窗。内、外侧支血管长度在2.5 cm,管径为1 mm左右,入肌后再分别发出不同方向的节段动脉,营养相应节段的背阔肌,其中最大的胸背动脉穿支起自外侧支。胸背动脉的外侧支为优势分支,发出的分支一般在2～3支,平均1.8支。第1个穿支斜行发出(直径0.4～0.6 mm),穿过肌肉组织到皮下组织,位于腋后襞下8 cm,背阔肌外侧缘内侧2～3 cm处;第2个穿支(直径0.2～0.5 mm)一般出现在第1穿支起源处远端的2～4 cm处;第3个穿支较少出现。胸背动脉内侧支的穿支在1～3支,平均1.9。胸背动静脉及其分支管长和管径不同学者的报道不尽相同,冯云等人报道胸背动脉最粗穿支血管平均蒂长(12.41 ± 2.84)cm,肩胛下动静脉管径(3.59 ± 0.62)、(3.75 ± 0.41)mm,胸背动静脉管径(2.71 ± 0.43)、(2.98 ± 0.18)mm。因此,胸背动脉及其穿支的解剖较为稳定,其管径和管长都适用于头颈部肿瘤术后组织缺损的重建修复。

为背阔肌提供血供的血管除了胸背动脉以外,还有肋间动脉穿支和腰动脉穿支;背阔肌内侧除了胸背动脉内侧支的穿支外,还有来自脊柱旁动脉的穿支,解剖时应仔细区分,避免其他血管的损伤。有学者认为胸背动脉穿支在管径、位置和数量具有一定的变异,术前应根据术中体位再次以高敏感度和高分辨率的多普勒成像仪检查穿支穿出部位,以提高手术成功率。

2. 皮瓣血供分布

成年人胸背动脉外侧支最大的穿支可提供血供的面积最多可达15 cm×25 cm,良好的血供是保证皮瓣成活的条件。根据背阔肌皮肤血供来源可以将其分为3部分。胸背动脉穿支皮瓣位于背阔肌上1/3部分的血供来自胸背动脉较大的穿支,因而血供较为稳定;处于中1/3的部分,血供来源于较小的胸背动脉穿支下支,以及部分肋间动脉及腰动脉穿支;处于下1/3且位于髂嵴上方的部分,血供来源于节段性穿支供血,与胸背动脉穿支一般无吻合支。这意味着在制取胸背动脉穿支皮瓣时,位于背阔肌下1/3部分的血供可靠性相对较低。

3. 伴行静脉与神经

所有胸背动脉均有伴行静脉和神经,通常血管蒂由一条同名伴行静脉和一根神经组成,也可出现一条动脉和两条静脉和一根神经的情况。单根伴行静脉的血管蒂中,静脉明显较动脉粗。血管蒂中动脉血管直径0.8～2.5 mm,静脉血管直径1.5～2.2 mm,血管蒂长度6～12 cm(平均8.5 cm)。

二、适应证

胸背动脉穿支皮瓣因其良好的柔韧性及可塑性适用于口腔颌面部及头颈部肿瘤术后软组织缺损的重建修复,常见部位包括舌、口底、颊部及口咽等。

除此之外,胸背动脉穿支皮瓣也常用于四肢及躯干创伤性组织缺损修复及女性乳房再造手术中。

三、手术方法

1. 术前准备

术前按照手术所需体位进行彩色多普勒超声检查对皮瓣血供具有精确定位作用,并能将其走行及穿支位点在对应体表进行标识,从而使术者对皮瓣相应的血供有整体把握,特别是血管的走行、数目、管径等基本信息。这一无创、准确的检查可降低手术过程的不确定性,避免因个体变异而导致的皮瓣穿支位置及数目异常可能带来的术后皮瓣危象和坏死,从而提高手术成功率。

2. 皮瓣制取

胸背动脉的穿支数量较多,其管径也有所差异,通过术前评估,选取管径合适的穿支有利于皮瓣移植的成活和防止术后皮瓣危象的发生。

患者取仰卧位，上臂外上展，切口线与背阔肌表面投影线平行，并且在背阔肌表面投影线前2～4 cm。根据所需皮瓣的大小调整切口线的位置和距离，如果需要一个偏狭窄的皮瓣时，切口线应该向后移动；如果需要一个较宽的皮瓣时，切口线应该向前移动。术中进行逆行解剖，确定合适的血管蒂。并根据缺损面积及所需充填无效腔的大小，游离出不同组织量的血管蒂肌组织或脂肪组织。在修复复杂缺损时，可分别制备脂肪瓣和肌瓣。

因胸背动脉在神经门处并未真正进入肌肉内，而是在背阔肌内表面与筋膜间潜行一段距离再进入肌肉内营养组织，因此在解剖过程中，如需要增加皮瓣血管蒂长度，可在神经门处将胸背动脉主干与内、外侧支完全游离出来。

3. 供区创面的处理

皮瓣制备好以后，供区大多情况可直接拉拢缝合。如果伤口张力过大，则采用局部随意交叉皮瓣或滑行皮瓣修复。

4. 术后护理

皮瓣手术后的患者除了对基本生命体征进行严密观察外，呼吸道护理应该放在首要位置，防止术后出现组织水肿、出血和口内分泌物的积聚。主要措施包括密切观察血氧饱和度、拍背、吸痰、清理口鼻腔分泌物、使用化痰药物等。同时应加强对皮瓣的观察，包括温度、色、形、质，及时发现皮瓣危象；在饮食方面，应该使用鼻饲管进食，有利于皮瓣的愈合。

四、胸背动脉穿支皮瓣修复口底部缺损病例

男性，46岁，口底鳞状细胞癌，常规行口底、颌颈联合根治术。采用胸背动脉穿支皮瓣（7 cm×5 cm）修复缺损。术前彩色多普勒超声辅助下画出胸背动脉的体表标志，纵向切口切开，制备胸背动脉穿支皮瓣，离体后血管蒂长约10 cm。术后14天拆线，口底皮瓣形态与功能良好，供区可见术后瘢痕，无明显功能障碍（见图10-3-1）。

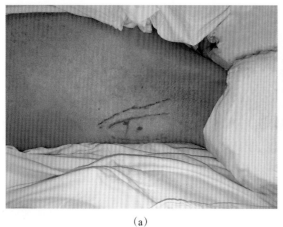

(a)

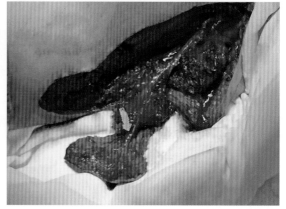

(b)

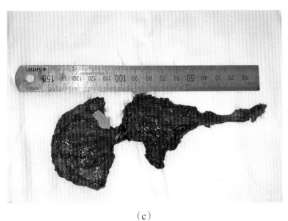

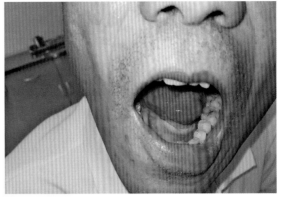

(c)　　　　　　　　　　　　　　　　　　(d)

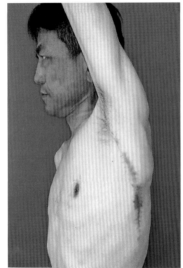

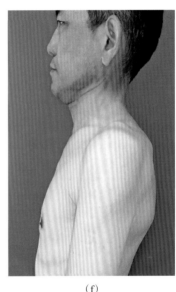

图 10-3-1　胸背动脉穿支皮瓣修复口底部缺损

(a)皮瓣制备前切口线设计;(b)皮瓣制备完成(离断血管蒂前);(c)皮瓣制备完成(离断血管蒂);(d)术后口底形态与功能良好;(e)(f)术后一年供区功能恢复良好,供区瘢痕隐蔽

(e)　　　　　　　　　　　　　　　(f)

（蒋灿华　胡镜宙）

参考文献

1. Angrigiani C, Grilli D, Siebert J.Latissimus dorsi musculocutaneous flap without muscle[J]. Plast Reconstr Surg, 1995, 96(7): 1608-1614.

2. Hayden RE, Nagel TH, Donald CB. Hybrid submental flaps for reconstruction in the head and neck: part pedicled, part free[J].Laryngoscope, 2014, 124(3): 637-641.

3. Heitmann C, Guerra A, Metzinger SW, et al. The thoracodorsal artery perforator flap: anatomic basis and clinical application[J]. Ann Plast Surg, 2003, 51(1): 23-29.

4. Lee K, Kim A, Mun G. Comprehensive analysis of donor-site morbidity following Free thoracodorsal artery perforator flap harvest[J]. Plast Reconstr Surg, 2016, 138(4): 899-909.

5. Li Z, Cui J, Zhang YX, et al. Versatility of the thoracoacromial artery perforator flap in head and neck reconstruction[J].J Reconstr Microsurg, 2014, 30(7): 497-503.

6. Schellekens PP, Paes EC, Hage JJ, et al. Anatomy of the vascular pedicle of the internal mammary artery perforator (IMAP) flap as applied for head and neck reconstruction[J].J Plast Reconstr Aesthet Surg, 2011, 64(1): 53-57.

7. Tashiro K, Yamashita S, Araki J, et al. Preoperative color Doppler ultrasonographic examination in the planning of thoracodorsal arteryperforator flap with capillary perforators[J]. J Plast Reconstr Aesthet Surg, 2016, 69(3): 346-350.

8. Wang Q, Wang J. Expanded thoracoacromial artery perforator flap for reconstruction of full-perioral scar contracture[J].J Craniofac Surg, 2015, 26(2): 506-508.

9. Yu P, Roblin P, Chevray P. Internal mammary artery perforator (IMAP) flap for tracheostoma reconstruction[J]. Head Neck, 2006, 28(8): 723-729.

10. Zhang YX, Li Z, Grassetti L, et al. A new option with the pedicle thoracoacromial artery perforator flap for hypopharyngeal reconstructions[J].Laryngoscope, 2016, 126(6): 1315-1320.

11. 杜威,唐举玉.胸背动脉穿支皮瓣的研究进展[J].中国临床解剖学杂志,2013,31(3):365-367.

12. 冯云,李文婷,唐平章,等.胸背动脉穿支皮瓣的解剖学研究及其在头颈修复中的意义[J].山东大学耳鼻喉眼学报,2009,23(2):20-23.

13. 侯团结,高学宏,郑和平,等.胸背动脉肌皮穿支皮瓣的解剖学研究与临床意义[J].中华整形外科杂志,2007,23(3):202-205

14. 沈美华,阿里木江·阿不来提,艾合买提江·玉树甫,等.高频超声引导下胸背动脉穿支移植皮瓣的设计[J].中国组织工程研究,2014,18(38):6141-6145.

15. 王旭,谢松林,邬娇,等.胸肩峰动脉穿支皮瓣的应用解剖研究[J].中国耳鼻咽喉颅底外科杂志,2017,23(2):137-140.

16. 支丹,高玉琴,程丹.穿支皮瓣修复口腔颌面部缺损患者的围术期护理[J].中国医科大学学报,2017,46(3):284-285.

第十一章

腹部穿支皮瓣在口腔颌面-头颈部的应用

腹部穿支皮瓣由腹壁上/下动脉、下位肋间后动脉、肋下动脉、腰动脉、腹壁浅动脉、旋髂浅/深动脉以及阴部外浅动脉供血,各血管穿支在腹前外侧壁存在广泛的吻合。下腹部前壁软组织量多、质地柔软,重建颌面部缺损后可获得良好的外形与功能。腹壁浅动脉、腹壁下动脉、旋髂浅动脉及下位肋间后动脉在筋膜层存在丰富的吻合。该部位皮肤的供血主要依靠腹壁下动脉穿支及腹壁浅动脉,然而这两支动脉供养下腹部皮肤软组织的解剖构筑有所不同。腹壁浅动脉走行于腹壁真皮下的浅筋膜中,直接供养所在区域的皮肤及软组织,而腹壁下动脉则发出多个肌皮穿支,这些穿支在筋膜中存在广泛的吻合以此供养所在区域的皮肤组织。

第一节　腹壁下动脉穿支皮瓣

腹壁下动脉穿支皮瓣是在横行腹直肌肌皮瓣的基础上所做的一种精进和改良。1979年,Holmstrom首次报道应用横行腹直肌肌皮瓣对乳腺癌患者进行乳房再造;1984年,Boyd和Taylor等对来自腹壁下动脉的肌皮穿支血管进行局部解剖;1989年,Koshima等首次报道了腹壁下动脉穿支皮瓣的临床应用。腹壁下动脉穿支皮瓣可提供充足的组织量,血运可靠,便于塑形,同时还克服了由于腹直肌切取所导致的劣势,如术后腹壁薄弱、膨隆,甚至是腹壁疝。由于其供区损伤小,术后疼痛轻,患者康复快,目前已广泛应用于各部位软组织缺损的修复。

一、应用解剖

腹壁下动脉在近腹股沟韧带中点内侧上方约1.5 cm处发自髂外动脉,在腹膜外组织内斜向内上,行经弓状线进入腹直肌鞘内腹直肌深面,继续上行,在腹直肌内的中1/3段分为内

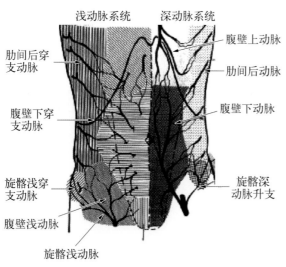

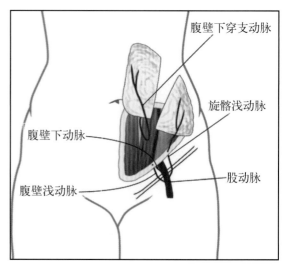

图11-1-1　**腹部浅、深动脉系统解剖**　　　图11-1-2　**腹壁下动脉穿支皮瓣解剖示意图**

侧支和外侧支,沿途有节段性分支发出。腹壁下动脉最后在脐上一个腱划水平与腹壁上动脉吻合(见图11-1-1)。

　　分支中除至腹内斜肌、腹横肌和腹直肌的肌支外,主要为肌皮动脉穿支,其穿出点主要分布在脐下8 cm范围,尤其是在脐下4 cm范围内或脐旁两侧的腹直肌腱区,在每侧腹直肌鞘的前面有排列整齐的内、外、上、下4～5组穿支血管,其直接皮肤供应区为脐至剑突区域的下1/3,脐至耻骨联合区域上2/3的脐周区域。

　　内侧支的穿支多从腹直肌鞘内1/3穿出,斜行向外上方,经浅筋膜到达皮下,管径较粗,行程较长,供应腹前外侧部皮肤(见图11-1-2)。这些分支呈放射状排列,在脐平面附近的分支走向外上,在脐平面以下的多为横行分布。其终末分支与腹壁上动脉、腰动脉、肋间动脉、旋髂浅动脉、旋髂深动脉、腹壁浅动脉以及对侧腹壁下动脉等穿支的终末支吻合形成血管网。腹壁下动脉的首选穿支管径约0.8 mm,大多位于脐旁2～4 cm、脐下0～2 cm处;次选穿支大多位于脐旁1～3 cm、脐下4～5 cm处。腹壁下动脉常有两条伴行静脉。

二、适应证

　　可应用于口腔颌面头颈肿瘤切除后软组织缺损的修复,如舌癌、颊癌、口底癌等根治术后缺损的修复。

三、皮瓣制备方法

　　腹壁下动脉穿支皮瓣可以在腹部以任何轴线设计皮瓣,但临床常用的是斜行和横行轴线。斜行切口在男性患者可获得较大的组织量,术后切口容易关闭,但瘢痕不如横行切口隐蔽。横行切口又称为比基尼切口,与腹部皮纹方向一致,位置隐蔽,符合整形外科的设计理念,尤其适合中老年女性患者。此类患者大多下腹皮肤松弛、脂肪肥厚,腹壁下动脉穿支皮瓣切取后腹部可获得较好的外形。皮瓣制备具体步骤如下。

（1）术前行彩色多普勒超声探测皮肤穿支点，并作标记。依据探测到的穿支位置，以该穿支点为中心，根据缺损范围设计皮瓣大小。

（2）沿皮瓣外侧缘设计线切开皮肤及皮下组织，由外向内于浅筋膜层掀起皮瓣至腹直肌前鞘区域，寻找到穿支，并沿穿支蒂部纵行切开前鞘。

（3）用拉钩向内侧牵开腹直肌，显露腹壁下血管主干及其高位分出的粗大外侧支和内侧支，沿着腹壁下血管外侧支顺行肌肉内解剖分离至两穿支发出平面，可保留穿支周围0.5 cm的肌肉组织，结扎沿途细小分支，逆行分离血管蒂至腹壁下动脉主干。

（4）检查皮瓣边缘血供，如皮缘有活动性渗血，表明血供正常，随后切开皮瓣内侧皮缘至前鞘表面，向外掀起皮瓣至穿支附近。

（5）向近端进一步牵开前鞘，逆行分离腹壁下血管至足够长度后结扎离断腹壁下血管蒂。

（6）将腹壁下血管蒂主干自穿支的腹直肌隧道内逆行穿出至皮瓣同侧。

四、注意事项

（1）皮瓣设计要点：腹壁下动脉穿支皮瓣的设计可根据缺损形状、大小，以及患者性别、年龄综合考虑；术前可行彩色多普勒超声定位腹壁下动脉穿支在体表的位置，更有利于皮瓣的设计；皮瓣设计尽量以穿支点为中心，设计成梭形或椭圆形，两侧至髂前上棘，上界位于脐上2～3 cm，下界可达耻骨结节上方，最大宽度在不超过8 cm的情况下可直接拉拢缝合。

（2）皮瓣解剖：穿支皮瓣成功的关键就在于对穿支血管的仔细解剖。术中首先找到外侧肌皮穿支，再向内侧解剖，找到内侧肌皮穿支。由于腹壁下动脉穿支纤细，最好在显微镜下解剖分离，配备双极电凝可减少出血，缩短手术时间，提高皮瓣成功率，可于穿支周围携带约0.5 cm宽的肌肉床，避免穿支损伤。

（3）腹壁下动脉穿支有肋间神经感觉支伴行，可选择较粗大的神经血管束为蒂，这样既可满足皮瓣的血供需要，还可在颈部选择感觉神经进行吻合恢复皮瓣的感觉功能。

第二节　腹壁浅动脉穿支皮瓣

腹壁浅动脉穿支皮瓣最早是由Antia和Buch于1971年报道并成功应用于面部缺损的游离移植修复。该皮瓣是在腹直肌的表面切取，不需要打开腹直肌鞘，可切取的皮瓣面积大，制取方便，且供区部位较隐蔽，术后无功能障碍；但腹壁浅动脉解剖不恒定，变异较大，且血管直径较小，限制了其进一步的临床应用。

一、应用解剖

95%的腹壁浅动脉起始于股动脉，发出点一般位于腹股沟韧带下方5 cm以内，可单独发

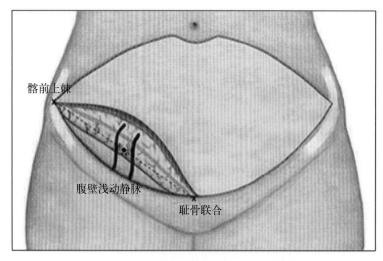

图中标注：髂前上棘、腹壁浅动静脉、耻骨联合

图11-2-1　腹壁浅动脉穿支皮瓣示意图

出,也可与旋髂浅动脉共干发出。腹壁浅动脉自股动脉发出后,斜向内上指向脐部,分为内、外两支,在深筋膜深面走行约1.0 cm后穿过阔筋膜进入深筋膜浅层,多在股动脉起始点内侧约1.0 cm处跨过腹股沟韧带到达腹壁,然后垂直上行,约2/3的腹壁浅动脉可达下腹部上半部分(见图11-2-1)。

腹壁浅动脉的起源与旋髂浅动脉、阴部外动脉和旋髂深动脉等多呈共干的形式,部分旋髂浅动脉的升支还参与下腹壁的血供,与腹壁浅动脉关系密切。腹壁浅动脉起始管径1.4～1.9 mm,血管蒂平均长度3.0～5.2 cm。腹壁浅动脉皮瓣的静脉回流主要是通过腹壁浅静脉和(或)动脉的伴行静脉,回流到大隐静脉。腹壁浅静脉的走行较腹壁浅动脉的走行略表浅,位于Scarpa筋膜的浅层,接近皮肤,走向与腹壁浅动脉不完全一致,多在其内侧走行,汇入总干时的平均管径约2.1 mm。在脐周、腹壁浅静脉与腹壁上静脉、腹壁下静脉和对侧的腹壁浅静脉均存在广泛的交通吻合。

二、适应证

游离的腹壁浅动脉穿支皮瓣适用于口腔颌面头颈部舌癌、颊癌、磨牙后区恶性肿瘤等缺损的修复,但由于腹部脂肪较多,切取皮瓣较厚,一般不适用于小面积缺损的修复。

三、皮瓣制备方法

(1)皮瓣设计:在腹股沟韧带中点下方扪及股动脉搏动点,至脐作一连线,即为腹壁浅动脉的体表投影线,也就是皮瓣的轴线。设计皮瓣时,内侧界不能超过腹部中线,上界不超过脐。腹壁浅动脉常分为内、外两支,行于腹壁浅筋膜深面;静脉回流由腹壁浅静脉注入大隐静脉。术前也可行彩色多普勒超声探测皮肤穿支点,并作标记。依据探测到的穿支位置,以该穿支点为中心,根据缺损范围设计皮瓣大小。

(2)沿皮瓣设计线切开皮肤、皮下组织,显露皮下浅筋膜内的腹壁浅动脉和伴行静脉。

(3)在腹外斜肌腱膜表面由远及近掀起皮瓣,把腹壁浅动脉和伴行静脉包裹在脂肪组织内,完整分离。

(4)进一步逆行解剖并分离腹壁浅动脉和伴行静脉至接近股动脉发出高度。

四、注意事项

(1)因腹壁浅动脉变异较大,术前应常规应用彩色多普勒超声测定血管走行、管径大小,也可于术中采用血管荧光造影等技术对皮瓣的血供进行更为精确的评估,必要时可设计成双蒂的腹壁浅动脉皮瓣或更换成腹壁下动脉皮瓣。制备皮瓣时,应先显露血管蒂,观察其走行及管径,认为适宜时再切取皮瓣。

（2）设计皮瓣时需注意到下腹壁脂肪越靠近脐部脂肪越厚,髂部脂肪最薄。

（3）腹壁浅血管管径较小,血管壁较薄,制备时建议在显微镜下仔细解剖。

（4）当分离血管蒂至腹股沟韧带附近时,应注意避免损伤血管,细致分离血管蒂后,在穿过腹股沟韧带处可连同韧带一同切下,不要从韧带内强行分离。

（5）大隐静脉高位结扎、腹股沟疝修补术及腹股沟区有手术史的患者不宜应用该皮瓣。

第三节　旋髂深动脉穿支皮瓣

Taylor于1979年报道了旋髂深动脉穿支皮瓣（deep circumflex iliac artery perforator flap, DCIAP）并对其基础解剖学做了较为详尽的描述。旋髂深动脉穿支皮瓣在临床上有着广泛的应用,如上下颌骨缺损的重建以及股骨头坏死的重建等,一度成为修复硬组织合并软组织缺损的重要方法之一。

一、应用解剖

腰区的血管非常丰富,穿支血管来源有旋髂深动脉、旋髂浅动脉、肋间后动脉、腰动脉及髂腰动脉。旋髂深动脉的穿支与肋间后动脉及腰动脉的穿支较容易区别,因为后者常有神经伴行。旋髂深动脉与旋髂浅动脉之间的穿支可通过位置来区别,旋髂浅动脉穿支的位置相对靠下;而旋髂深动脉穿支与髂腰动脉穿支之间的鉴别则存在一定的难度,可以在穿支根部分开腹外斜肌,追踪其血管来源进行区分,如来源于前方的为旋髂深动脉,来源于后方的为髂腰动脉。

旋髂深动脉的起源、走行及分支:旋髂深动脉在紧贴腹股沟韧带上方起自髂外动脉与股动脉移行处附近,沿腹股沟韧带外侧的深面行向外上方至髂前上棘稍内侧,行程中发出1～2支升支至腹壁。升支主要自旋髂深动脉腹股沟段发出,走行于腹内斜肌与腹横肌之间,其中自旋髂深动脉起始约3 cm处发出的一支较为粗大。升支发出后穿腹横肌行于腹内斜肌与腹横肌之间,向外上方行走,途中发出分支与腹壁下动脉、腰动脉的分支相吻合。

主干继续沿髂嵴前部内侧上行,后于髂嵴上缘、腹内斜肌与腹横肌止点之间行向后上方,约平髂结节后方与髂腰动脉吻合。期间发出一些小分支营养髂肌,同时发出1～2支穿支营养该区域的皮肤。肌皮穿支为旋髂深动脉终末段的分支。旋髂深动脉穿过筋膜愈合线进入髂嵴上缘向后走行进入腹壁肌中,除供养肌肉外,发出分支穿过深筋膜分布其表面皮肤。穿支穿出深筋膜后在浅筋膜内呈放射状分布,与肋间动脉外侧皮支的前支、腹壁下动脉脐旁穿支、腹壁浅动脉、旋髂浅动脉等分支吻合。

旋髂深动脉至髂嵴的血供有两种途径：① 旋髂深动脉行向髂前上棘发出小分支到髂嵴内侧面的骨膜；② 通过它的髂肌支与其后方的骨膜血管之间的吻合支供血。骨膜支主要由旋髂深动脉髂嵴内段发出。此段动脉贴近髂嵴内下2 cm，走行于髂嵴内侧的双层筋膜鞘内，沿途发出2～8支骨膜支穿过腹壁肌进入髂嵴前份内，供应髂嵴前部及其表面的皮肤。

股外侧皮神经在髂窝处自腰大肌外侧缘穿出后，于髂窝基底部髂腰肌表面行向外下方，在髂前上棘内后方2～3 cm处与旋髂深动脉相交叉，继续向外下经髂前上棘内侧1.5～2.5 cm处，腹股沟韧带外侧端的下方浅出至股外侧。

髂腹下神经在髂结节后5 cm处降至髂嵴上缘水平，然后穿至腹横肌、腹内肌间沿髂嵴上缘前行，至髂结节后3 cm处向外下方发出一皮支，分布于臀区外上部皮肤，主干继续前行，在髂结节前方3.0～4.0 cm处与旋髂深动脉相交叉后入腹股沟区。

髂腹股沟神经在髂结节后方6 cm处越髂嵴后份上缘入髂窝后沿髂嵴内唇稍下方并大致与内唇平行水平前行，至髂结节内侧缘处与旋髂深动脉形成交叉关系，继续前行进入腹股沟区。髂腹下神经与髂腹股沟神经相距约1.0 cm，两者相伴而行。

二、适应证

（1）旋髂深动脉穿支皮瓣与髂骨嵌合移植适用于上、下颌骨伴皮肤软组织缺损的修复。

（2）旋髂深动脉穿支皮瓣可应用于软组织缺损的修复，如舌癌、颊癌、口底癌等术后缺损的修复重建。

三、皮瓣设计和制备方法

1. 皮瓣设计

患者取仰卧位，供侧臀后垫以沙袋。根据术前彩色多普勒超声探测穿支皮肤定点设计皮瓣。根据缺损大小、形状设计旋髂深动脉穿支皮瓣。皮瓣的轴线为股动脉向上延伸至肩胛下角的连线，皮瓣的2/3部分位于髂嵴上方，1/3部分位于髂嵴下方（见图11-3-1）。

2. 皮瓣制备

（1）先切开皮瓣上缘，并向髂腹股沟部延长，于腹外斜肌浅层游离皮瓣。

（2）于浅筋膜层向外侧分离皮瓣，显露穿支血管进入皮瓣，穿支位置一般位于髂前上棘后部约9 cm处。

（3）平行于髂嵴上方切开腹外斜肌及其腱膜，保留约2 cm宽与髂骨内板相连的腹外斜肌肌袖。

（4）进一步沿髂嵴内侧缘上方2 cm切开腹内斜肌。

（5）于髂前上棘内侧约1 cm处显露走行于腹内斜肌深面自旋髂深动脉发出的升支，进一步切开腹横肌，显露腹膜前脂肪及旋髂深血管升支走向。

（6）用拉钩向两侧牵开腹壁肌肉，显露由腹横筋膜和髂肌组成的鞘膜包裹的旋髂深血管主干。

（7）在髂嵴外侧的弯曲行程中，旋髂深血管在腹横肌和髂肌连接所形成的沟中沿髂骨

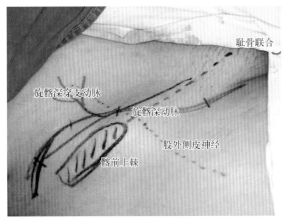

图11-3-1　旋髂深动脉穿支皮瓣体表解剖定位

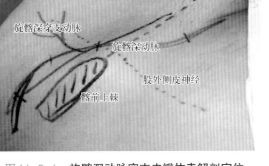

图11-3-2　旋髂深动脉穿支皮瓣术中解剖

内板走行,该沟位于髂嵴内唇下方0.4～2.2 cm处。

(8)显露沿髂前上棘内侧走行于髂肌表面的股外侧皮神经,见其位于血管蒂深面,予以小心分离并牵开保护,顺行分离血管蒂并高位结扎升支(见图11-3-2)。

(9)然后顺行分离血管蒂至接近拟切取骨瓣表面,沿途显露并保护髂腹下神经和髂腹股沟神经,于肌内逆行分离穿支,会师法显露穿支全段。可见穿支自主干发出后横跨髂嵴于其表面进入皮瓣。将其游离并携带部分肌袖于其周围保护,分离血管蒂至拟切取骨瓣表面以远。

(10)转而于深筋膜表面自外侧向内侧分离皮瓣至穿支附近,牵开皮瓣,设计切取髂骨瓣;可通过内外路径由内向外切取髂骨瓣。

(11)于骨瓣远端游离旋髂深血管蒂主干并结扎远端,逆行分离血管蒂,完全游离嵌合瓣。

四、注意事项

(1)旋髂深动脉管径粗、主干长、行程恒定,供血范围广,可视受区需要设计为单纯骨瓣、嵌合组织瓣,以满足各种组织缺损的修复.

(2)由于皮瓣的穿支及旋髂深动脉的终末段比较纤细,在分离和转移过程中应避免过度牵拉,否则容易痉挛,影响皮瓣的成活。

(3)分离血管蒂到髂前上棘稍内侧的髂腰肌表面要仔细操作,避免损伤股外侧皮神经;在分离腹横肌和腹内斜肌时注意保护髂腹股沟神经和髂腹下神经。

(4)制备髂骨瓣时可带上1.0～1.5 cm肌袖,以免损伤旋髂深动脉肌骨支。

(5)术中若发现肌皮穿支细小不能以此切取穿支皮瓣时,可切取腹壁浅动脉皮瓣或旋髂浅动脉皮瓣,血管蒂吻合于旋髂深动脉升支或受区其他血管上,以组合皮瓣的方式修复缺损。

(6)关闭腹壁伤口时,应深层缝合髂筋膜和腹横筋膜、髂肌和腹横肌,浅层分别缝合腹内斜肌、腹外斜肌、臀肌和阔筋膜张肌,以避免发生腹壁疝。在血管蒂的腹股沟段先修复切开的腹横筋膜,再将腹横肌和腹内斜肌与腹股沟韧带缝合。皮肤向两侧潜行游离后可直接拉拢缝合。

（7）旋髂深动脉穿支携带的皮瓣面积有限，仅适用于口腔颌面部头颈部中等面积的皮肤软组织缺损。

第四节　旋髂浅动脉穿支皮瓣

旋髂浅动脉穿支皮瓣，由旋髂浅动脉的穿支血管供血。Koshima等于2004年首次将旋髂浅动脉穿支应用于四肢缺损的修复重建。旋髂浅动脉穿支皮瓣切取较为简便，含知名血管，皮瓣设计不受比例限制，且供区隐蔽，被广泛应用于软组织缺损的修复。此外，旋髂浅动脉穿支皮瓣质地柔软，皮下脂肪丰富，适合于口腔颌面部缺损的修复，尤其是舌、颊、软腭、口咽等部位的缺损，柔软的质地利于患者术后张口度的恢复。

一、应用解剖

95%的旋髂浅动脉起始于股动脉，其发出点在腹股沟韧带下方5 cm位置，可单独发出，也可与其他动脉共干发出。旋髂浅动脉与旋髂深动脉和腹壁浅动脉的关系可分为5型：Ⅰ型，旋髂浅动脉、旋髂深动脉和腹壁浅动脉分别起源于股动脉，且起始处间距≥5 mm；Ⅱ型，旋髂浅动脉、旋髂深动脉分别起源于股动脉，且起始处间距<5 mm；Ⅲ型，旋髂浅动脉和旋髂深动脉共干起源于股动脉，共干段≥3 mm；Ⅳ型，旋髂浅动脉和旋髂深动脉共干起源于股动脉，共干段<3 mm；Ⅴ型，旋髂浅动脉和腹壁浅动脉共干起源于股动脉（见图11-4-1）。

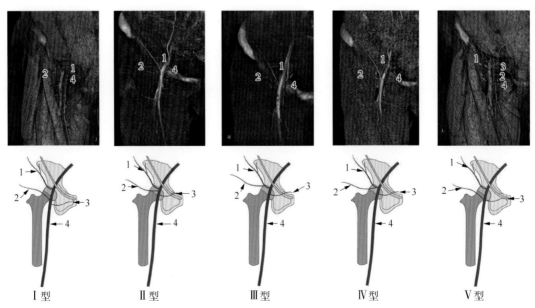

图11-4-1　CTA显示旋髂浅动脉与旋髂深动脉和腹壁浅动脉的解剖关系

1. 旋髂深动脉；2. 旋髂浅动脉；3. 腹壁浅动脉；4. 股动脉

旋髂浅动脉可分为深、浅两个分支,浅支在筋膜深面走行0.5 cm后穿出阔筋膜,向髂前上棘方向走行,可远达棘上10 cm处,超过脐平面,主要分布于腹股沟外侧半;深支在深筋膜下沿腹股沟韧带下方走行,在髂前上棘附近穿出深筋膜转向外下进入臀部,主要分布于股外侧上方及臀部。旋髂浅动脉常有静脉与其伴行,伴行静脉略粗于动脉。旋髂浅动脉的分支与腹壁浅动脉、腹壁下动脉穿支、肋间动脉、肋下动脉、胸外侧动脉及腰动脉等的分支相吻合,因此皮瓣供区范围较大。

二、适应证

旋髂浅动脉穿支皮瓣适用于磨牙后区、唇、颊部、舌、口底等部位缺损的修复。

三、皮瓣设计和制备方法

1. 皮瓣设计

于腹股沟韧带中点下方2.5 cm处扪及股动脉搏动点,通过此点作与髂前上棘和耻骨结节连线的平行线,即为旋髂浅动脉的体表投影,在此线上设计皮瓣的长和宽(见图11-4-2)。

2. 皮瓣制备

(1)采用逆行解剖切取法较为安全便捷,先沿皮瓣外侧设计线切开皮肤、皮下组织,直达腹外斜肌腱膜表面。

(2)自下而上紧贴腹外斜肌腱膜表面分离皮瓣并显露穿支血管。

(3)进一步分离皮瓣,显露旋髂浅动脉浅支主干,先前显露的穿支如过于细小可予以结扎离断。

(4)切开皮瓣内侧设计线的皮肤及皮下组织,在深筋膜浅层由远及近掀起皮瓣,注意勿损伤真皮下血管网,形成仅以穿支血管为蒂的穿支皮瓣(见图11-4-3)。

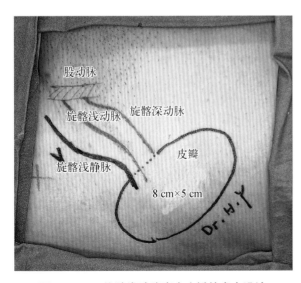

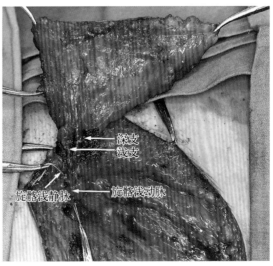

图11-4-2　**旋髂浅动脉穿支皮瓣的术中设计**　　图11-4-3　**旋髂浅动脉穿支皮瓣的术中制备**

（5）沿穿支血管向深部解剖需谨慎，在接近主干发出平面处切断，进行吻合穿支血管的游离皮瓣移植。

四、注意事项

（1）因旋髂浅动脉有一定的变异，设计和切取皮瓣时需考虑到动脉缺如等解剖因素，术前可应用彩色多普勒超声或CTA检测血管走行情况（见图11-4-4和图11-4-5）。制备游离皮瓣时应先显露血管蒂，认为适合移植时再切取皮瓣。

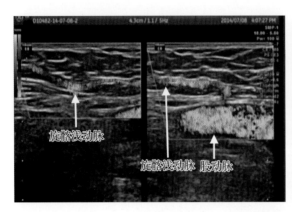
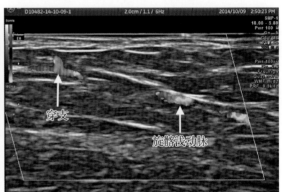

图11-4-4　彩色多普超声技术术前探测旋髂浅动脉

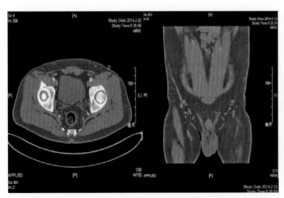
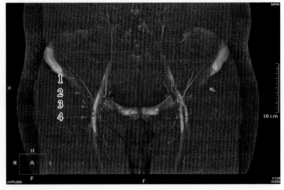

图11-4-5　CTA技术术前探测旋髂浅动脉
注：左图中的红色箭头指示旋髂浅动脉；右图中1.旋髂深动脉，2.旋髂浅动脉，3.旋髂浅静脉，4.股动脉

（2）当分离至腹股沟韧带附近时应特别细致，因为腹壁血管穿过腹股沟韧带时的解剖相对比较恒定，容易损伤血管，应在腹股沟韧带上下方看清楚血管的走行，在穿过腹股沟韧带处可连同韧带一同切下，不要从韧带内强行分离，以免损伤血管蒂。

（3）旋髂浅动脉穿支皮瓣质地柔软、供区隐蔽，尤其适用于磨牙后区和颊部缺损的修复，对患者张口度的改善有其独特优势（见图11-4-6和图11-4-7）。

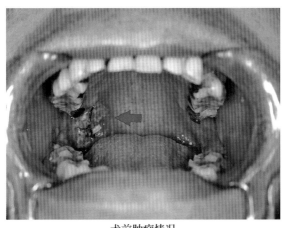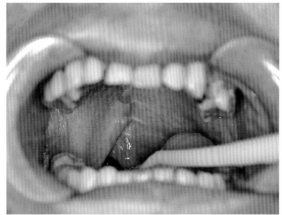

术前肿瘤情况　　　　　　　　　　　　　　　　　术后修复状态

图11-4-6　旋髂浅动脉穿支皮瓣修复右侧磨牙后区鳞癌术后缺损

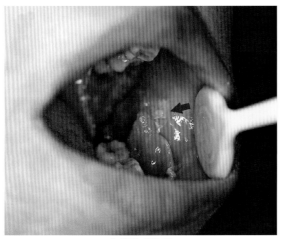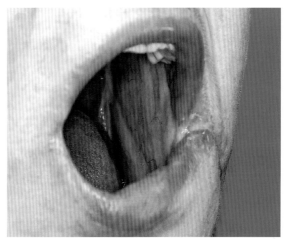

术前肿瘤情况　　　　　　　　　　　　　　　　　术后修复状态

图11-4-7　旋髂浅动脉穿支皮瓣修复左颊鳞癌术后缺损

第五节　阴股沟穿支皮瓣

阴股沟穿支皮瓣（pudendal-thigh perforator flap, PTPF）位于会阴与股内侧之间，以阴部外动静脉或阴唇后动静脉（或以闭孔动脉穿支或旋股内侧动脉皮支）为蒂。该皮瓣较薄，质地柔软，血管管径粗，解剖相对恒定，供区隐蔽，是修复会阴部创面、阴道再造的理想供区，同时也是口腔颌面部软组织缺损修复的可选供区。

一、应用解剖

由两侧腹股沟向下延续，大腿与会阴之间的皱襞、阴囊或阴唇外侧及股内侧无毛区为阴股沟。该区动脉血液供应充足，有阴部外动脉、闭孔动脉前皮支、阴囊或阴唇后动脉的外

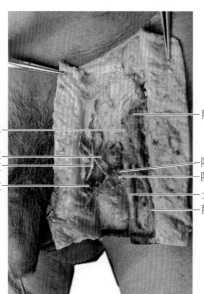

股静脉
阴部外动脉升支
生殖股神经股支
阴部外动脉降支

股动脉
阴部外静脉
阴部外动脉
大隐静脉
股外侧静脉

图11-5-1　阴股沟皮瓣血管解剖

侧支、旋股内侧动脉的皮支、股内侧的主要动脉支以及来自阴部内动脉支的肛动脉（直肠下动脉）等，且血管位置均比较恒定，尤以阴部外动脉、阴囊或阴唇后动脉的外侧支解剖最为恒定。

阴部外动脉为股动脉近端内侧的分支，主要分布于阴股沟区。该动脉约70%起始于股动脉，约30%与腹壁浅动脉共干起始于股动脉，动脉发出后经大隐静脉终端深面或浅面走行。阴部外动脉伴行静脉1～2支，均汇入大隐静脉（见图11-5-1）。

阴部外动脉经大隐静脉的前方、耻骨肌和长收肌的前面向内走行，可分为阴部外浅动脉和阴部外深动脉，后又分出升支、降支、股皮支和淋巴支。升支在耻骨结节外侧缘或越过耻骨嵴跨腹股沟韧带进入耻骨上区，其分支主要分布于外阴、腹股沟内侧和耻骨上区；降支发出股支分布于阴股沟区的皮肤；股支末端与阴唇后动脉（阴囊后动脉）、闭孔动脉皮支和旋股内侧动脉皮支相互吻合。

阴囊或阴唇后动脉是阴部内动脉终末分支之一。会阴动脉越过会阴浅横肌后即分出会阴横动脉和阴囊或阴唇后动脉两个终末分支，阴囊或阴唇后动脉主要分布于阴囊或阴唇后端，并在阴囊或阴唇皮下恒定地以本干形式与阴部外浅动脉和（或）阴部外深动脉形成血管吻合于阴囊阴唇内。阴囊或阴唇后动脉主干在阴道口后缘前后各15 cm范围内恒定地向阴股沟区发出2～3支，分为阴囊或阴唇后动脉内侧支和外侧支，其中内侧支即阴囊或阴唇中隔动脉，分布于阴囊或阴唇中隔区皮肤；阴囊或阴唇后动脉外侧支发出后向前外侧走行，透过深筋膜随神经血管束沿阴囊或阴唇外侧前行，沿途向阴囊或阴唇发出3～5个分支，分布于阴股沟皮瓣下端，与闭孔动脉前皮支降支和旋股内侧动脉在大腿内上方的分支相吻合（见图11-5-2）。阴唇后动脉主干在阴道口后缘水平，血管直径（0.98±0.42）mm，距会阴正中线距离（2.69±0.88）cm，距皮肤距离（2.55±0.62）cm。

在阴股沟区，阴囊或阴唇后动脉与旋股内动脉、闭孔动脉前支及阴部外动脉的分支存在广泛的吻合，并在内收肌内侧以上的深筋膜形成血管网。阴部外静脉在汇入大隐静脉处多数位于阴部外动脉上方，少数位于

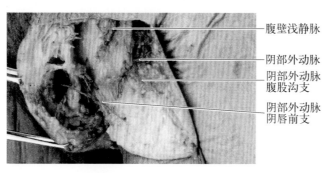

腹壁浅静脉
阴部外动脉
阴部外动脉
腹股沟支
阴部外动脉
阴唇前支

图11-5-2　阴股沟皮瓣解剖

其下方。阴股沟穿支皮瓣的神经支配分为4组：① 生殖股神经股支；② 髂腹股沟神经皮支；③ 阴囊或阴唇后神经；④ 股后皮神经会阴支。

二、适应证

阴股沟穿支皮瓣皮下脂肪少、皮瓣较薄、质地柔软、血供可靠，以会阴外动静脉血管为蒂的游离皮瓣可以用于半舌缺损的修复，尤其适用于颊癌、口底癌等中小面积缺损的修复。

三、皮瓣设计和制备方法

1. 皮瓣设计

根据受区缺损大小设计皮瓣，以会阴部与大腿间的皱襞为轴，皮瓣上界平耻骨联合，若需要可延至下腹部，下界可超过臀沟。皮瓣宽度最大可达9 cm，长度最大可达17 cm。

2. 皮瓣制备

（1）患者取平卧位，两腿略分开。沿皮瓣近端外侧缘切开皮肤、皮下组织，首先寻找大隐静脉，沿其走行方向仔细分离并找到阴部外静脉汇入处。在阴部外静脉的上方或下方找到阴部外动脉。

（2）仔细解剖并分离出阴部外动静脉进入皮瓣后，切开皮瓣两侧，于深筋膜下从两侧向中间，从远中侧向近中侧解剖，直到皮瓣完全掀起。

四、注意事项

（1）术前用彩色多普勒超声测定阴部外动静脉在皮肤的体表投影并做好标记。

（2）切取皮瓣时应在深筋膜下进行，并适当保留血管蒂周围组织以防损伤血管蒂。

（3）皮瓣近端位于股前部，该部位较薄，切开皮瓣近端及顶端时，不宜过深，以防损伤大隐静脉及股动脉。

（4）若因缺损区域的要求切取较大皮瓣时，术后可用石膏固定髋、膝关节于屈曲位。

（何悦，李晓光，刘正武）

参 考 文 献

1. Aydin MA, Serdar NMD. Free SCIA/SIEA skin flap: a dual blood supply approach to groin region［J］. Microsurgery, 2007, 27(7): 617-622.

2. Boyd JB, Taylor GI, Corlett R. The vascular territories of the superior epigastric and the deep inferior epigastric systems［J］. Plast Reconstr Surg, 1984, 73(1): 1-16.

3. Cappiello J, Piazza C, Taglietti V, et al. Deep inferior epigastric artery perforated rectus abdominis free flap for head and neck reconstruction［J］. Eur Arch Otorhinolaryngol, 2012, 269(4): 1219-1224.

4. Chang LR, Jeng SF. Application of microsurgery in facial trauma reconstruction［J］. Modern Plast Surg, 2012, 2(3): 64-76.

5. Daniel RK, Taylor GI. Distant transfer of an island flap by microvascular anastomoses. A clinical technique［J］. Plast Reconstr Surg, 1973, 52(2): 111-117.

6. Fathi M, Hatamipour E, Fathi HR, et al. The anatomy of superficial inferior epigastric artery flap[J]. Acta Cir Bras, 2008, 23(5): 429−434.

7. Feller AM, Galla TJ. The deep inferior epigastric artery perforator flap[J]. Clin Plast Surg, 1998, 25(2): 197−206.

8. Garrido MF, Shan SQ, Garcia CV, et al. Chimeric superficial circumflex iliac perforator flap including external oblique fascia: a refinement of conventional harvesting[J]. Plast Reconstr Surg Glob Open, 2016, 4(6): 1−4.

9. Geddes CR, Morris SF, Neligan PC. Perforator flaps: evolution, classification, and applications[J]. Ann Plast Surg, 2003, 50(1): 90−99.

10. Green R, Rahman KM, Owen S, et al. The superficial circumflex iliac artery perforator flap in intra-oral reconstruction[J]. J Plast Reconstr Aesthet Surg, 2013, 66(12): 1683−1687.

11. He Y, Jin S, Tian Z, et al. Superficial circumflex iliac artery perforator flap's imaging, anatomy and clinical applications in oral maxillofacial reconstruction[J]. J Craniomaxillofac Surg, 2016, 44(3): 242−248.

12. Itoh Y, Arai K. The deep inferior epigastric artery free skin flap: anatomic study and clinical application[J]. Plast Reconstr Surg, 1993, 91(5): 853−863.

13. Jin S, He Y, Tian Z, et al. Superficial circumflex iliac artery perforator flap aided by color Doppler sonography mapping for like-with-like buccalreconstruction[J]. Oral Surg Oral Med Oral Pathol Oral Radiol, 2015, 119(2): 170−176.

14. Jin X, Teng L, Zhao M, et al. Reconstruction of cicatricialmicrostomia and lower facial deformity by windowed, bipedicled deep inferior epigastric perforator flap[J]. Ann Plast Surg, 2009, 63(6): 616−620.

15. Kimata Y. Deep circumflex iliac perforator flap[J]. Clin Plast Surg, 2003, 30(3): 433−438.

16. Koshima I, Inagawa K, Urushibara K, et al. Paraumbilical perforator flap without deep inferior epigastric vessels [J]. Plast Reconstr Surg, 1998, 102(4): 1052−1057.

17. Koshima I, Moriguchi T, Fukuda H, et al. Free, thinned, paraumbilical perforator-based flaps[J]. J Reconstr Microsurg, 1991, 7(4): 313−316.

18. Koshima I, Nanba Y, Tsutsui T, et al. Superficial circumflex iliac artery perforator flap for reconstruction of limb defects[J]. Plast Reconstr Surg, 2004, 113(1): 233−240.

19. Koshima I, Soeda S. Inferior epigastric artery skin flaps without rectus abdominis muscle[J]. Br J Plast Surg, 1989, 42(6): 645−648.

20. Lee KT, Mun GH. Effects of obesity on postoperative complications after breast reconstruction using free muscle-sparing transverse rectus abdominis myocutaneous, deep inferior epigastric perforator, and superficial inferior epigastric artery flap: a systematic review and[J]. Ann Plast Surg, 2016, 76(5): 576−584.

21. Ma C, Tian Z, Kalfarentzos E, et al. Superficial circumflex iliac artery perforator flap: a promising candidate for large soft tissue reconstruction of retromolar and lateral buccal defects after oncologic surgery[J]. J Oral Maxillofac Surg, 2015, 73(8): 1641−1650.

22. Ma C, Tian Z, Kalfarentzos E, et al. Superficial circumflex iliac artery perforator flap for tongue reconstruction [J]. Oral Surg Oral Med Oral Pathol Oral Radiol, 2016, 121(4): 373−380.

23. Masia J, Kosutic D, Clavero JA, et al. Preoperative computed tomographic angiogram for deep inferior epigastric artery perforator flap breast reconstruction[J]. J Reconstr Microsurg, 2010, 26(1): 21−28.

24. Mcgregor IA, Jackson IT. The groin flap[J]. Br J Plast Surg, 1972, 25(1): 3−16.

25. Nasir S, Aydin MA. Versatility of free SCIA/SIEA flaps in head and neck defects[J]. Ann Plast Surg, 2010, 65(1): 32−37.

26. Niranjan NS. Perforator flaps for perineal reconstructions[J]. Semin Plast Surg, 2006, 20(2): 133−144.

27. Ochoa O, Pisano S, Chrysopoulo M, et al. Salvage of intraoperative deep inferior epigastric perforator flap venous congestion with augmentation of venous outflow: flap morbidity and review of the literature[J]. Plast Reconstr Surg Glob Open, 2013, 1(7): e52.

28. Rizzuto RP, Allen RJ. Reconstruction of a partial mastectomy defect with the superficial inferior epigastric artery (SIEA) flap[J]. J Reconstr Microsurg, 2004, 20(6): 441−445.

29. Rozen WM, Chubb D, Grinsell D, et al. The variability of the superficial inferior epigastric artery (SIEA) and its angiosome: a clinical anatomical study[J]. Microsurgery, 2010, 30(5): 386−391.

30. Schliephake H, Schmelzeisen R, Neukam F W. The free revascularized rectus abdominismyocutaneous flap for the

repair of tumour related defects in the head and neck area[J]. Br J Oral Maxillofac Surg, 1996, 34(1): 18-22.

31. Sinna R, Hajji H, Qassemyar Q, et al. Anatomical background of the perforator flap based on the deep branch of the superficial circumflex iliac artery (SCIP flap): a cadaveric study[J]. Eplasty, 2010, 10: e11.

32. Smith PJ, Foley B, Mcgregor IA, et al. The anatomical basis of the groin flap[J]. Plast Reconstr Surg, 1972, 49(1): 41-47.

33. Soltanian HT, Zochowski CG, Chepla KJ, et al. The first muscular branch of the deep inferior epigastric artery: an anatomical study and clinical applications[J]. Plast Reconstr Surg, 2012, 129(2): 463-468.

34. Tashiro K, Yamashita S. Superficial circumflex iliac artery perforator flap for dorsalis pedis reconstruction[J]. Plast Reconstr Surg Glob Open, 2017, 5(4): 1-3.

35. Taylor GI, Townsend P, Corlett R. Superiority of the deep circumflex iliac vessels as the supply for free groin flaps. Clinical work[J]. Plast Reconstr Surg, 1979, 64(6): 745-759.

36. Urken ML, Turk JB, Weinberg H, et al. The rectus abdominis free flap in head and neck reconstruction[J]. Arch Otolaryngol Head Neck Surg, 1991, 117(9): 1031.

37. 崔怀瑞, 吴东方, 唐茂林, 等.腹壁下动脉穿支皮瓣的应用解剖学研究[J].中国临床解剖学杂志, 2011, 29 (6): 614-618.

38. 冯云, 李文婷, 唐平章, 等.腹壁下动脉穿支皮瓣的局部解剖[J].中国耳鼻咽喉头颈外科, 2009, 16(5): 236-238.

39. 何悦, 金淑芳, 田卓炜, 等.旋髂浅动脉穿支皮瓣的临床解剖学研究及其在舌癌缺损修复中的应用[J].中国肿瘤临床, 2015, 42(16): 813-816.

40. 何志湘, 刘鸣江, 谢松林, 等.成人旋髂深动脉穿支皮瓣嵌合髂骨瓣的应用解剖研究[J].现代医药卫生, 2016, 32(22): 3488-3490.

41. 金联洲, 周小兵, 胡斯旺, 等.旋髂深动脉穿支皮瓣的数字解剖学研究[J].解剖学报, 2008, 39(2): 260-263.

42. 刘元波, 李森恺, 李养群, 等.阴股沟皮瓣应用解剖学研究[J].中华整形外科杂志, 2001, 17(5): 272-275.

43. 祁俊.腹部皮瓣动脉及血管网的应用解剖研究[D].南通大学, 2006.

44. 王小标, 陈昌杰, 熊绍虎, 等.阴部外动脉的应用解剖学[J].四川解剖学杂志, 1997(3): 157-159.

45. 王晓敏, 张凯, 马士釜, 等.腹壁浅动脉皮瓣的应用解剖研究[J].中国修复重建外科杂志, 2010(11): 1357-1360.

46. 王岩, 陈焕然.阴股沟皮瓣的解剖学基础及临床应用[J].齐齐哈尔医学院学报, 2002, 23(8): 844-844.

47. 吴东方, 庄跃宏, 王建红, 等.腹壁下动脉穿支皮瓣及腹壁浅动脉皮瓣的血供解剖研究[J].中国临床解剖学杂志, 2011, 29(6): 619-623.

48. 杨东岳.带血管的游离皮瓣移植修复颊部缺损一例报告[J].中华医学杂志, 1974, 54: 163.

49. 袁相斌, 纪荣明.吻合血管的阴股沟皮瓣临床应用[J].解剖学杂志, 1991(2): 105-107.

50. 张莉, 董佳生, 戴传昌, 等.腹壁下动脉穿支皮瓣的应用解剖及临床[J].蚌埠医学院学报, 2006, 31(1): 27-29.

第十二章

下肢穿支皮瓣在口腔颌面 – 头颈部应用

第一节　股前外侧穿支皮瓣

股前外侧穿支皮瓣应用至今已经有30余年历史,是我国首先报道并得到国际普遍认可的皮瓣之一。最早由我国学者徐达传、罗力生等于1983年进行解剖学研究,并于1984年在临床首先开展,予以报道。其血供主要来自旋股外侧动脉降支,从其血管解剖特点来讲,属于穿支皮瓣范畴。因该皮瓣供区隐蔽,血管蒂长,管径粗,解剖变异少,带有感觉神经,不牺牲肢体主要血管等原因,临床应用效果良好,在创伤、烧伤、整形等众多领域发挥着重要作用,是目前临床上的主力皮瓣之一,广泛地应用于四肢及躯干等诸多部位的缺损修复。

近些年,股前外侧穿支皮瓣在口腔颌面-头颈部的应用也越来越多,其临床应用效果也得到了肯定。需要注意的是该皮瓣的血管蒂及皮支的分布仍有一定的解剖变异存在,主要包括皮瓣血管来源的变异以及穿支数量和走行的变异,这为皮瓣的制取造成一定的困扰,因此,必要时术前可借助超声或CT等进行血管定位。

一、应用解剖

1. 供血动脉

股前外侧穿支皮瓣最常见的血供来源是旋股外侧动脉降支。旋股外侧动脉往往从股深动脉上端外侧壁发出,有时直接从股动脉发出,或者与旋股内侧动脉共干起自股动脉。旋股外侧动脉起始点一般位于腹股沟韧带下方6.0～9.0 cm处,发出后在股直肌深面走行,并逐步分出升支、横支、降支。其中,旋股外侧动脉降支则是股前外侧穿支皮瓣最常用的供血血管。

旋股外侧动脉降支在绝大多数个体中恒定存在,极少出现变异或缺如。旋股外侧动脉降支发出后在股直肌和股中间肌之间斜向外侧走行,到大腿中段时在股直肌和股外侧肌间

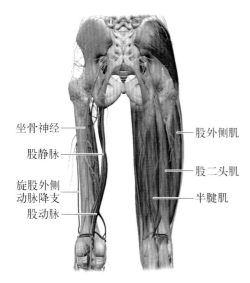

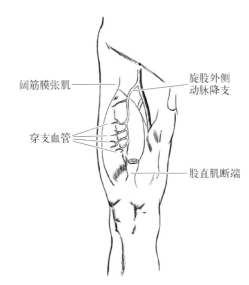

图 12-1-1 股前外侧区解剖

图 12-1-2 股前外侧动脉穿支皮瓣解剖

隙之间几乎垂直向下走行（见图12-1-1），在髂髌连线（髂前上棘与髌骨外上缘连线）中点稍上方，分为外侧支及内侧支。外侧支在向下走行过程中，于其外下侧分出数个穿支血管，营养股外侧肌及股外侧皮肤。旋股外侧动脉降支的外侧支，于髂髌连线中点附近开始分出1～4支肌皮动脉穿支，这些穿支中会出现一个以上直径较粗（0.5～1.0 mm）的优势穿支血管，进入附近的筋膜皮肤，是股前外侧皮瓣的主要供血来源，而这个优势穿支血管多为第1分支，而第2支以下管径为0.4～0.6 mm，呈阶梯状向外下侧发出。旋股外侧动脉降支内侧支为肌支，逐渐向下走行，沿途分出诸多分支营养附近的肌肉，在膝关节区域与膝上外侧动脉或股深动脉相互交通（见图12-1-2）。

虽然旋股外侧动脉降支恒定存在，极少出现变异缺如，但作为股前外侧皮瓣供血来源的旋股外侧动脉降支的皮肤穿支，该血管的类型各异。在不同个体甚至在同一个体的不同侧，该穿支血管的解剖结构不尽相同，根据临床解剖学特点，主要有以下几种。

（1）肌皮穿支型：在髂髌连线中点上方6～8 cm处，穿支血管从旋股外侧动脉降支发出，穿支进入股外侧肌，然后在该肌肉中斜向外下穿行，途中发出较多细小分支营养附近肌肉，多数在股外侧肌前份外侧近肌间隙中穿出，然后进入筋膜皮肤。有时该穿支在股外侧肌内穿行时深度较深，且可出现迂曲状。

（2）肌间隙皮支血管型：在髂髌连线中点上方，穿支血管从旋股外侧动脉降支发出，并在股外侧肌和股直肌之间的肌间隙中穿行，在髂髌连线中点附近，穿出肌间隙进入筋膜皮肤。

（3）直接皮支型：从旋股外侧动脉降支主干或其肌支分出，并在股外侧肌表面斜向走行，并在髂髌连线中点外侧附近穿出，进入筋膜皮肤。

（4）高位皮支血管型：该类型的穿支血管多数由旋股外侧动脉降支起始部或近段发至股外侧肌上部的粗大肌支发出，少数由股深动脉或横支直接发至股外侧肌上部的肌支发出。穿支血管在股外侧肌表面向外下斜行6 cm浅出肌间隙，多在髂髌连线中点外上方6 cm进入筋膜皮肤，根据其走行过程不同，可以分为高位肌皮穿支血管型和高位直接皮支型，部分个体可能出现两者并存。

（5）无粗大皮支血管型：旋股外侧动脉降支血管主干在下行途中只发出肌支或细小分散的肌皮穿支，在髂髌连线中点附近缺乏粗大的、足以供养皮瓣的轴心血管穿支。这种类型的降支血管干直径多较细小，且被股外侧肌覆盖部较高，如不向近心端追踪，容易误认为降支缺如。而这种类型往往存在高位穿支血管。

（6）非降支来源的高位皮支血管型：该类型的穿支血管往往由股深动脉或旋股外侧动脉横支发至股外侧肌上部的肌支血管所发出。多为直接皮支，穿支血管在股外侧肌表面斜向下行6～8 cm，进入筋膜皮肤。穿支血管进入筋膜皮肤的部位较偏外偏高。

旋股外侧动脉降支的平均长度22.5～37.1 cm，降支血管直径相对较大，其近心端处直径2.2～4.0 mm；在经过较长距离走行后，其远心端直径仍有0.9～1.8 mm。在发出第一个股外侧肌皮动脉穿支上方约10 cm处，常作为皮瓣的血管蒂截断及吻合的位置，而此处旋股外侧动脉降支的平均直径约2.1 mm。

自腹股沟中点向髂髌连线中点做一直线，该线的外2/3段便是旋股外侧动脉降支的体表投影标志。而作为股前外侧穿支皮瓣主要供血来源的第1肌皮动脉穿支，其浅出点位置的体表投影在以髂髌连线中点为圆心，3.0 cm为半径的范围内。

2. 回流静脉

股前外侧穿支皮瓣的回流静脉是旋股外侧动脉伴行静脉或股外侧浅静脉，以前者为主，占94%左右，且多有两个伴行静脉，管径约2.0 mm；而对于营养皮瓣的穿支动脉，均有一个伴行静脉。股外侧浅静脉多位于皮瓣浅层，邻近旋股外侧动脉降支，管径3.5～5.5 mm，有时也可以作为皮瓣的回流静脉以供吻合。

3. 神经系统

股外侧皮神经为股前外侧穿支皮瓣所在股前外侧区域的主要感觉神经，股外侧皮神经是腰丛的分支。股外侧皮神经来自第2、第3腰神经前支后股，在腰大肌外斜向外下方，经髂肌前面在髂前上棘内侧约1 cm处穿过腹股沟韧带深面至股部，经缝匠肌前后面或穿过该肌肉上部，分成粗长的前支和细短的后支，从阔深筋膜深面穿出至浅筋膜。前支负责髂膝及大腿前方的皮肤感觉，在髂前上棘下方约10 cm处穿出阔筋膜。后支在髂髌连线内外1 cm范围内下行，进入股前外侧皮肤，负责大腿外侧皮肤的感觉。股前外侧穿支皮瓣制备时，在髂髌连线中点附近，可以找到扁平状纵向走行的股外侧皮神经，直径1.0～1.5 mm，而该神经的近心端体表投影标志为髂髌连线的上1/3段，在皮瓣制备时可以据此找寻，必要时可截取此神经，与受区相应神经进行吻合，制备带有神经功能的特殊皮瓣。

二、适应证

股前外侧穿支皮瓣位于股前外侧区，作为带蒂皮瓣的形式，进行转位可修复会阴、腹股沟部、臀部等邻近部位的皮肤软组织缺损，以逆行岛状皮瓣形式可修复膝关节周围及小腿上部等部位的皮肤软组织缺损。而将该皮瓣制备成游离皮瓣形式，则应用范围更广，可移植修复躯干、四肢、头颈部等身体各个部位的软组织缺损，而在口腔颌面头颈部的应用，正是采用这种游离皮瓣的方式。针对口腔颌面头颈部的使用范围及适应证,主要有以下7个方面。

1. 大面积的软组织缺损

因肿瘤、外伤等原因造成口腔颌面头颈部的大面积软组织缺损,引起局部的外观及功能障碍,因股前外侧穿支皮瓣可提供充裕的组织量,可以作为修复这类软组织缺损的主力皮瓣,这也是目前在口腔颌面外科领域临床应用比例最高的一类适应证。

2. 组织器官的再造成形

因诸多原因造成器官的缺失,如舌体、喉、颊、眼窝等缺如等造成局部的外形及功能障碍,对患者相应的生活造成较大影响。股前外侧穿支皮瓣可经过适当塑形后用于这些器官的再造,实现功能重建,改善患者的生活质量。在口腔颌面外科领域,舌体的再造成形是较为常见的应用之一,特别是对于较大范围的舌体缺损时,股前外侧穿支皮瓣是较为合适的选择。

3. 头颈部大血管、肌腱、骨骼等组织的覆盖保护

因炎症、肿瘤、外伤等诸多原因导致头颈颌面部大血管、肌腱、骨骼等组织的暴露,无皮肤等覆盖,使用游离植皮效果较差,这类情况下使用游离股前外侧穿支皮瓣的效果良好。

4. 与其他组织瓣联合使用

对于范围较大的软硬组织联合缺损,有时一个组织瓣无法满足修复要求时,可利用该股前外侧穿支皮瓣联合其他组织瓣一起,修复这类软硬组织复合型缺损,此时股前外侧穿支皮瓣可以提供较为充裕的软组织容量。

5. 皮瓣改良后的适应证拓展

对于拥有多个优势穿支血管的股前外侧穿支皮瓣,可以采用一个血管蒂携带2个甚至多个穿支皮瓣的方式,即"一蒂双岛"或"一蒂多岛",同时修复2个或多个邻近的软组织缺损;股前外侧穿支皮瓣通过修剪皮下脂肪等方式,制备成"超薄皮瓣",并应用于组织相对菲薄的软组织缺损区域;必要时可利用阔筋膜移植修复口腔黏膜等组织,但注意保护穿支血管,防止扭曲。

6. 有感觉恢复要求的软组织缺损

股前外侧穿支皮瓣制备时,在髂髌连线上方1/3段,可以探寻解剖股外侧皮神经,必要时可以截取该神经,与受区相应神经进行吻合,恢复受区的部分神经功能。

7. 全身条件及供区条件

患者的全身情况应能耐受全身麻醉手术等,年迈高龄者及全身基础条件差者需慎用。局部供区应无外伤,无既往外科手术史,无炎症、溃疡等病史,若一侧有该类病史,建议使用对侧。

三、手术方法

1. 术前准备

由于股前外侧局部有时会有毛发覆盖,若局部毛发明显,建议术前予以剔除,但需注意防止损伤皮肤而增加感染概率。由于血管解剖变异的可能,若有条件,在股前外侧穿支皮瓣手术前,可以考虑在髂髌连线中点附近,采用多普勒超声、血管彩色多普勒超声、CTA等方式检查局部血管穿支情况,并且可以术前定位标记,方便皮瓣的设计及术中血管穿支的探查。

2. 麻醉及体位

单纯制备股前外侧穿支皮瓣可采用气管插管全身麻醉或硬膜外麻醉,但由于口腔颌面头颈部的软组织缺损修复术采用全身麻醉,因此该皮瓣用于修复该区域时均采用全身麻醉。

对于患者的体位,制备股前外侧穿支皮瓣无特殊要求,以最常用的平卧位为主,必要时可垫高皮瓣同侧臀部,便于更好地暴露股前外侧区域。

3. 皮瓣设计

(1)首先进行髂髌连线绘制,即从髂前上棘至髌骨外上缘作一直线,再于腹股沟中点向髂髌连线中点作一直线,该线的下2/3段即是旋股外侧动脉降支的体表投影(见图12-1-3)。

(2)以髂髌连线中点为圆心,作一半径3 cm的圆形,降支的第1穿支(多为优势穿支)多处于该圆形范围内,且以外下象限内多见。

(3)若术前已经通过超声多普勒、血管彩色多普勒超声或CTA等方式辅助下标记了血管穿支浅出点,则建议以标记点为中心设计皮瓣。

(4)以髂髌连线为轴心,根据缺损区域大小设计相应皮瓣,建议从形态上直接设计成与缺损区域形状相似的"适形皮瓣"。

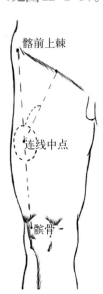

图12-1-3 **股前外侧皮瓣术中设计**

4. 皮瓣制备

(1)切开术前设计的皮瓣内侧缘,翻开皮肤、皮下组织及阔筋膜,直达股直肌肌膜表面,缝合阔筋膜及皮肤,防止撕脱。

(2)于股直肌肌膜表面、阔筋膜深面逐步向皮瓣外侧解剖,分离中需小心谨慎,寻找探查穿支血管,找到优势穿支血管,若发现该血管并非在设计的皮瓣中心,则修改皮瓣外形设计,使该穿支血管位于皮瓣中心区域略偏近心端。若受区组织缺损范围较广,则建议继续向下方寻找优势血管;若出现第2支优势血管,尽可能将其置于皮瓣中心区域。

(3)切开皮瓣的上、内、下缘,切口同样直达肌膜表面,与肌膜表面逐步分离,待大部分离完成后,切开皮瓣外侧缘,经过适当分离,整个皮瓣四周便已完全分离。

(4)切开皮瓣内上方旋股外侧动脉降支的体表投影线的远心端,将股直肌向内牵拉,自皮瓣上的优势穿支血管逆向分离,分离中需小心保护血管,离断结扎进入肌肉的分支,保留穿支血管周围部分肌肉,待分离至旋股外侧动脉,将旋股外侧动脉游离至所需血管蒂长度,离断结扎远心端。至此,该皮瓣已充分游离,基本制备完毕。

(5)待受区准备完毕,即可切断血管蒂。供区血管蒂残端需予以结扎,皮瓣端则可不予结扎。皮瓣供区若张力较小,则可考虑直接拉拢缝合或适当减张后缝合。若制备皮瓣范围较大,局部创口张力大,则可考虑游离植皮。

(6)若考虑制备带有神经功能的皮瓣,术中可切取血管蒂上外方的股外侧皮神经;若非此类皮瓣,建议保护该神经。

(7)皮瓣制备完成后,适当修剪血管蒂外膜。对于过厚的皮瓣,可在显微镜下适当修剪皮下脂肪。供区、受区血管准备完善,皮瓣位置预合理地放置于缺损术区后,则可进行显微外科吻合。吻合后,恢复皮瓣血液灌注,寻找渗血点,必要时予以止血处理。

（8）彻底冲洗止血,合理放置引流管后,各创口分别予以分层缝合。

5. 术后管理

术后与其他游离皮瓣一致,给予一定的抗感染治疗,另给予合适的活血抗凝治疗。术后嘱咐患者合适的体位,医护人员密切观察皮瓣的色泽、外形、质地等情况,一旦出现血管危象,尽早探查,必要时予以重新吻合。

四、典型病例

1. 股前外侧穿支皮瓣修复右舌缺损病例

男性,58岁,右舌鳞状细胞癌,略突出于表面,肿块部分表面"菜花状";行右半舌切除术＋同侧口底－颈淋巴结清扫术,术后右舌及邻近口底处形成一范围较大的软组织缺损;将肿瘤标本送冰冻病理切片,确保各切缘阴性;在股前外侧区域切开皮瓣内侧缘,直达阔筋膜下方,寻找"优势穿支血管";沿"优势穿支血管"向近心端分离,直达旋股外侧动脉降支,切断结扎降支远心端,并在血管蒂适宜长度下切断近中血管蒂;将制备好的股前外侧皮瓣在右舌—口底区域摆放,使血管蒂方向平顺,无扭转,于显微镜下分别吻合动静脉,创面冲洗止血处理;将创面冲洗止血处理后,再次验证血管通畅,封层缝合各创面,为防止皮瓣下血肿,必要时可于皮瓣深面放置橡皮引流条;术后严密观察皮瓣及术区情况,若发现血管危象,尽早探查;出院后定期随访复查皮瓣等情况(见图12-1-4)。

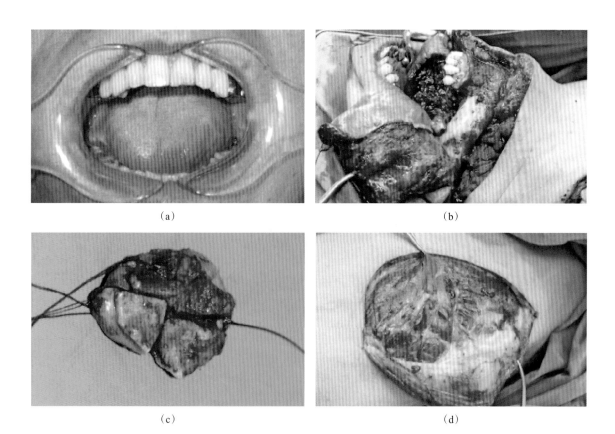

(a)　　　　　　　　　　　　　(b)

(c)　　　　　　　　　　　　　(d)

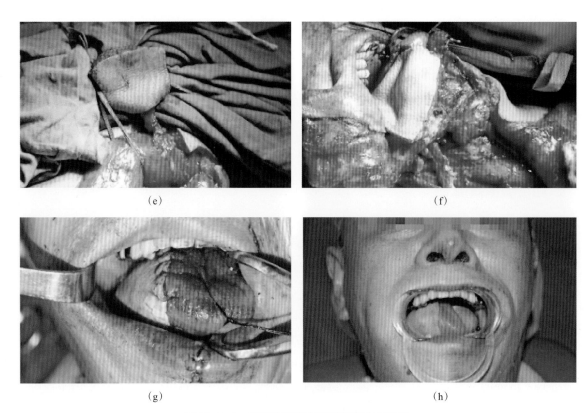

图12-1-4　股前外侧穿支皮瓣修复右舌缺损

(a)右舌鳞状细胞癌原发灶;(b)术后右舌及邻近口底处形成一范围较大的软组织缺损;(c)离体原发灶;(d)寻找"优势穿支血管";(e)在血管蒂适宜长度下切断近中血管蒂;(f)将制备好的股前外侧皮瓣在右舌—口底区域摆放,使血管蒂方向平顺,无扭转,显微镜下分别吻合动静脉;(g)分层缝合各创面;(h)随访复查

2. 股前外侧穿支皮瓣修复右颊大面积缺损病例

男性,63岁,右颊黏膜鳞状细胞癌,明显累及颊肌、颊部皮肤、上下牙龈、软腭等部位,范围较广;按照无瘤操作原则,在安全边界外,将肿瘤连同周围部分正常组织一并切除,且送冰冻病理切片确认各切缘阴性。术后右颊部(贯穿性)-软腭-牙龈软组织缺损,涉及范围较广;根据口腔颌面部的软组织缺损范围,设计股前外侧皮瓣,首先切开内侧切缘,寻找到优势穿支血管;.从优势穿支血管逆行分离,保留血管周围部分肌肉组织,直至旋股外侧动脉降支,在合适的血管蒂情况下,予以断蒂备用。由于该病例的口内、口外均有大范围缺损,故采用"一蒂双岛"的方式,分别修复口内、口外软组织缺损;将制备好的"一蒂双岛"股前外侧皮瓣摆放于口腔颌面部术区,分别用于修复口腔内、外软组织缺损;术后密切观察口内口外的皮瓣成活情况及局部愈合情况,定期复查随诊(见图12-1-5)。

五、注意事项

(1)旋股外侧动脉降支具有较为稳定的解剖特点,但其穿支血管存在多种类型,且优势穿支数量具有不确定性。因此,建议术前采用超声多普勒、血管彩色多普勒超声、CTA等方式进行术前定位,有利于皮瓣的设计及制取,但这些辅助手段仍存在一定误差,术中需小心确认。

(2)股前外侧穿支皮瓣属于穿支皮瓣,其供血血管为细小的穿支血管,在分离中需小心

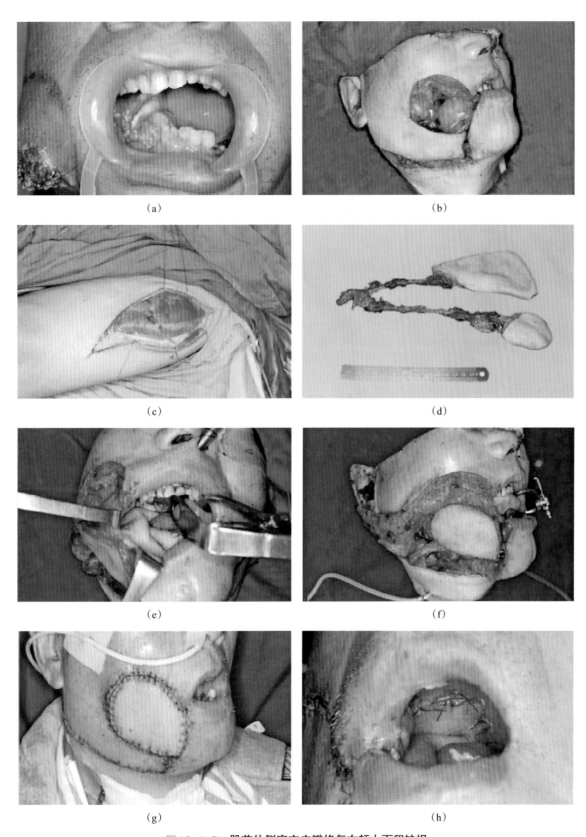

(a)　　　　　　　　　　　　　　　　(b)

(c)　　　　　　　　　　　　　　　　(d)

(e)　　　　　　　　　　　　　　　　(f)

(g)　　　　　　　　　　　　　　　　(h)

图 12-1-5　股前外侧穿支皮瓣修复右颊大面积缺损

（a）右颊恶性肿瘤；（b）将肿瘤连同周围部分正常组织一并切除，术后右颊部（贯穿性）-软腭-牙龈软组织缺损；（c）设计股前外侧皮瓣；（d）断蒂备用；（e）（f）"一蒂双岛"股前外侧皮瓣用于修复口腔内、外软组织缺损；（g）（h）术后口内外皮瓣愈合良好谨慎,防止损伤,也不宜过度剥离,建议分离中携带少量周围肌肉组织,并于受区放置时需妥善处理血管位置,使其较为平顺,防止扭曲。

(3)若制取传统股前外侧皮瓣,而并不携带股外侧皮神经,则在制取过程中尽可能保护该神经,以免术后出现局部麻木不适等并发症。

(4)若制备超薄皮瓣,可将穿支血管3 cm外的周围皮下脂肪或筋膜切除,保留真皮下血管网即可。

(5)股前外侧穿支皮瓣的供血穿支血管有时并非来源于旋股外侧动脉降支,可能来自旋股外侧动脉横支、股动脉、股深动脉等可能,若血管蒂长度条件适宜,也可用来作为供血血管制备该皮瓣。

(6)当股前外侧穿支皮瓣作为埋入式的皮瓣移植时,常规的皮瓣监测办法无法使用,术后监测可以考虑将降支远端血管留在皮肤外面小切口或者利用术后多普勒、血管超声等其他方法监测。

第二节　腓肠内侧动脉穿支皮瓣

腓肠内侧动脉穿支皮瓣是指由腓肠内侧动脉穿支供血,位于腓肠肌内侧头表面的轴型皮瓣,由Cavadas在2001年首先报道。该皮瓣只切取皮肤和薄层皮下组织,不涉及腓肠肌内侧头和深筋膜,具有较小的供区损伤。

一、应用解剖

腓肠内侧动脉自腘褶皱上方1.2~2.0 cm平面直接起源于腘动脉,起始部管径(2.58 ± 0.44)mm,肌外血管长度(2.9 ± 2.1)cm,在腘褶皱远侧0.5~2.8 cm平面行入肌内,主干入肌后沿肌纤维长轴下行,分为内侧支和外侧支(见图12-2-1),纵向穿行肌纤维之间,发出多个肌支和1~4个肌皮穿支,肌皮穿支在深筋膜穿出点距后正中线0.5~5 cm,距腘褶皱6~17.5 cm。腓肠内侧动脉起始部管径(2.49 ± 0.46)mm;穿动脉穿深筋膜部位管径(0.82 ± 0.14)mm,血管蒂长(11.6 ± 2.5)cm。

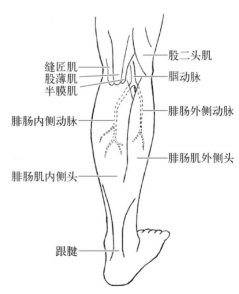

图12-2-1　**腓肠内侧动脉解剖**

缝匠肌
股薄肌
半膜肌
腓肠内侧动脉
腓肠肌内侧头
跟腱
股二头肌
腘动脉
腓肠外侧动脉
腓肠肌外侧头

二、适应证

腓肠内侧动脉穿支皮瓣游离移植主要适用于修复口腔颌面部中、小面积的软组织缺损。

三、手术方法

1. 皮瓣设计

术前采用多普勒超声血流探测仪探测并标记的腓肠内侧动脉穿支穿出皮肤部位为皮瓣

中心点,以内踝后缘顶点与腘窝褶皱中点连线为皮瓣轴线(见图12-2-2),根据创面大小、形状设计皮瓣。

2. 手术步骤

(1)患者全身麻醉,取平卧位,屈曲外旋髋关节,屈曲膝关节,画出腘窝皱褶中点,并将皱褶中点与内踝中点连线画出。术前可以用彩色多普勒超声在该沿线周围寻找穿支点,在确定穿支血管入皮点位置后,可根据创面要求和皮瓣轴线(腘窝中点和内踝连线)设计皮瓣,应尽可能将入皮点位置放在皮瓣轴线近端或远端1/3处。用气压止血带固定大腿部位,手术时气压止血带可充气,防止术中出血,影响术野。

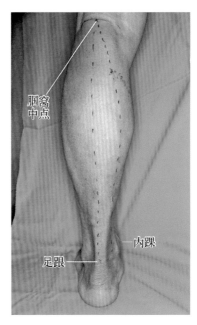

图12-2-2　腓肠内侧动脉穿支皮瓣术前设计

(2)先沿着术前设计内侧切开皮肤及皮下组织,直至暴露腓肠肌内侧头浅面,并在这个层面上,沿皮瓣深筋膜下仔细寻找穿支,找到穿支后,根据穿支再次设计皮瓣,最后切开外侧皮肤皮下组织游离皮瓣。

(3)由于腓肠内侧动脉穿支血管均为肌皮穿支血管,在肌肉内沿着穿支血管作纵向解剖。腓肠内侧动脉穿支皮瓣的肌肉穿支血管较多,术中均需仔细结扎去除。在肌肉内解剖过程中,穿支血管周围保留1 cm的肌袖组织,并避免损伤与之伴行的腓肠肌运动神经。血管蒂长度一般可达9~15 cm。静脉一般黏附在动脉周围,即为一根动脉伴行两根静脉。

(4)皮瓣供区肌肉内解剖较多,关闭创面时应于肌肉内充分止血缝扎,并放置负压引流。当设计的皮瓣宽度<5 cm时,可直接关创;当皮瓣宽度>5 cm时,需要植皮修复。

四、典型病例

1. 腓肠内侧动脉穿支皮瓣修复舌体缺损病例

男性,61岁,左舌鳞状细胞癌。行舌颌颈联合根治术,并切取3 cm×4 cm对侧腓肠内侧动脉穿支皮瓣游离移植,腓肠内侧动脉与颌外动脉吻合,其伴行静脉与面总静脉吻合,皮瓣供区直接拉拢缝合。术后4个月随访,供区和受区愈合良好,舌体略臃肿,活动自如,发音及吞咽功能几乎未受影响,下肢仅遗留瘢痕,无继发功能障碍(见图12-2-3)。

2. 腓肠内侧动脉穿支皮瓣修复颌面部大型缺损病例

男性,59岁,左面部恶性肿瘤。术前细针穿刺及正电子发射-断层扫描(PET-CT)检查证实恶性病变。行左面部肿物扩大切除及颈部淋巴结清扫术,面部皮肤软组织缺损达6 cm×12 cm,采用对侧腓肠内侧动脉穿支皮瓣游离移植,术中发现长轴方向两根血管穿支,取面积大小与面部缺损相同的皮瓣,腓肠内侧动脉与面动脉吻合,其伴行静脉与颈外静脉吻合,皮瓣供区直接拉拢缝合。半年后随访皮瓣成活良好,面部皮瓣色泽与质地与周围皮肤相近,外形无明显臃肿,供区无运动功能障碍和感觉异常(见图12-2-4)。

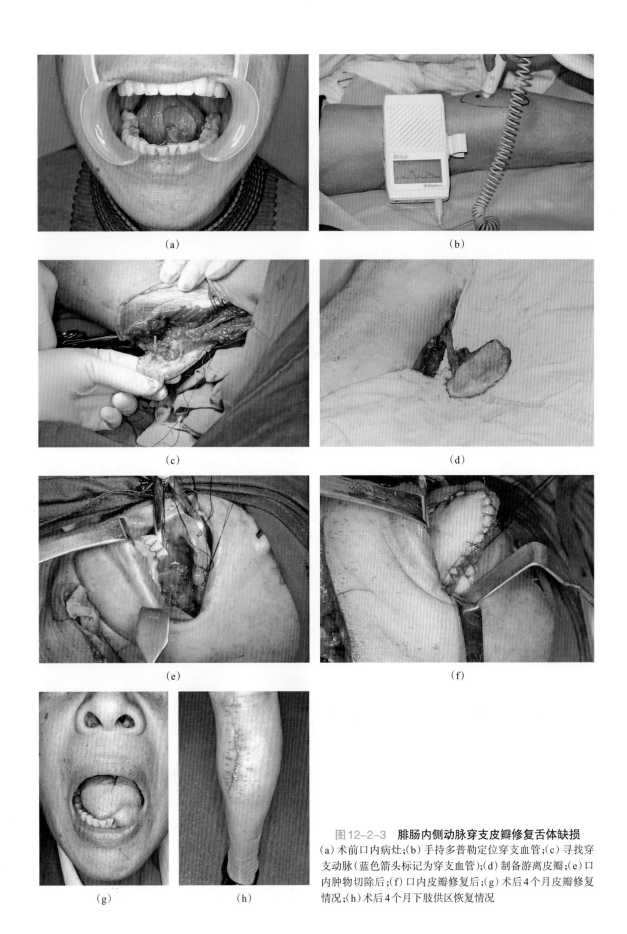

图12-2-3　**腓肠内侧动脉穿支皮瓣修复舌体缺损**
（a）术前口内病灶；（b）手持多普勒定位穿支血管；（c）寻找穿支动脉（蓝色箭头标记为穿支血管）；（d）制备游离皮瓣；（e）口内肿物切除后；（f）口内皮瓣修复后；（g）术后4个月皮瓣修复情况；（h）术后4个月下肢供区恢复情况

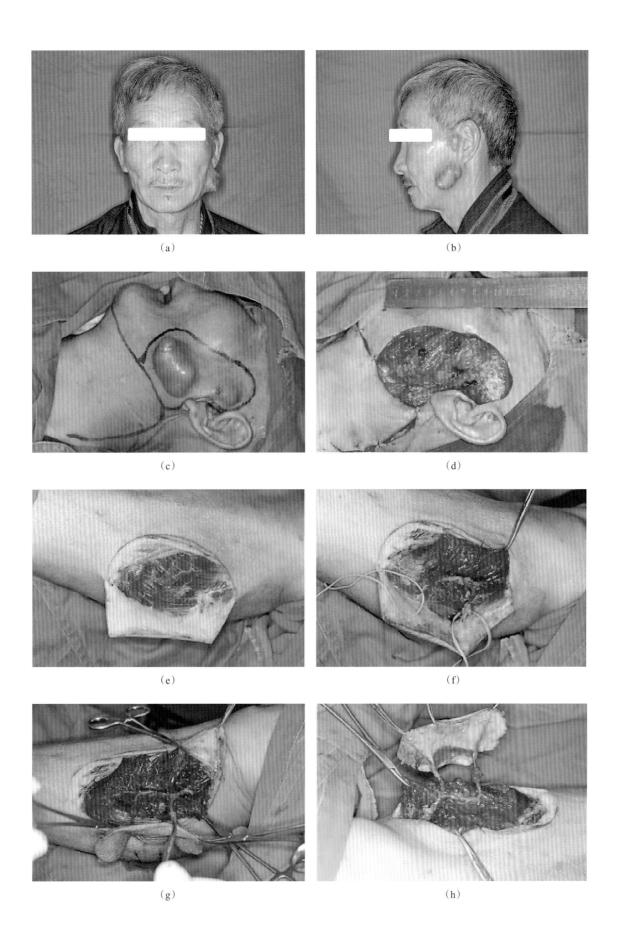

(a)

(b)

(c)

(d)

(e)

(f)

(g)

(h)

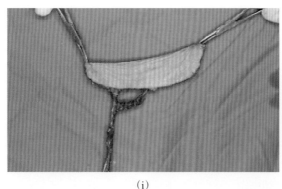
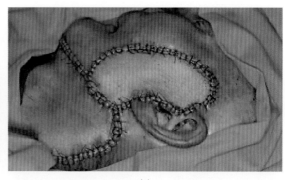

(i)   (j)

图12-2-4　腓肠内侧动脉穿支皮瓣修复颌面部大型缺损

(a)术前正面照;(b)术前侧面照;(c)肿物切除范围设计;(d)肿物切除后;(e)~(h)制备游离皮瓣;(i)腓肠内侧动脉穿支皮瓣大体观;(j)皮瓣修复后

五、注意事项

（1）皮瓣设计：虽然腓肠内侧动脉穿支较为恒定，且穿支位于腘窝褶皱下6～18 cm节段内，但穿出深筋膜的具体位置并不确定。因此，术前采用多普勒超声血流探测仪探测腓肠内侧动脉穿支的穿出部位有助于皮瓣设计。若明确探及1支以上穿支，即可制备双岛瓣。

（2）皮瓣切取：手术时宜采取不驱血上气囊止血带，利用充盈的伴行静脉有助于寻找和保护细小的穿动脉；先切开皮瓣后缘，自后向前于深筋膜表面分离皮瓣容易发现穿支，术中根据穿支情况再做皮瓣调整也是一种行之有效的方法；解剖穿支时也宜以显微器械在放大镜或显微镜下解剖，穿支保留少量的血管周围组织，可减少血管牵拉损伤和血管痉挛的发生。

（3）皮瓣的静脉回流：静脉回流障碍是导致皮瓣坏死的常见原因。腓肠内侧动脉伴行静脉管径粗大，与供区血管管径多不匹配，并且伴行静脉间有丰富的梯形静脉交通支，两伴行静脉之间不可过多分离。这类静脉的吻合难度大，较为费时，要求术者有过硬的血管吻合技术。为解决腓肠内侧动脉穿支皮瓣的静脉回流问题，提高其成功率，临床上应注意：在受区选择较粗大的浅静脉、静脉分叉口或颈内静脉行端侧吻合；保留皮瓣较粗的浅静脉以备吻合；如找不到匹配的吻合静脉，可将受区静脉吻合口修剪成鱼嘴状进行吻合；尽可能重建2条静脉回流通路。

（4）皮瓣供区应避免皮肤移植，以免遗留难看的瘢痕和造成第2供区损害。皮瓣切取宽度在5 cm以内多可直接缝合，部分老年患者肌肉萎缩、皮肤松弛，也可放宽限制。

第三节　胫后动脉穿支皮瓣

胫后动脉穿支皮瓣是以胫后动脉穿支为血管蒂的皮瓣，其可以是筋膜皮瓣也可以是脂肪筋膜瓣，特定情况下也可以包含比目鱼肌或一小部分胫骨。胫后动脉穿支皮瓣既可作为局部皮瓣修复小腿的小范围缺损，也可作为游离皮瓣修复身体其他部位（包括口腔颌面-头颈部）的组织缺损。有关胫后动脉及其皮支的解剖研究有较多报道。例如，1992年Koshima等人就描述了胫后动脉穿支有肌间隔穿支、肌皮穿支和骨膜皮穿支等多种形式。采用胫后动脉穿支皮瓣可不牺牲胫后动脉主干，因而不影响足部血供。该皮瓣切取位置主要位于小腿中下段内侧，皮瓣较薄、质地相对较好，且由于其可不携带深筋膜及肌肉等组织，缺损修复后外形不臃肿，适合一些需要薄组织覆盖的局部缺损。该皮瓣不携带大隐静脉等重要的回流静脉，减少了对足部静脉回流以及小腿内侧皮肤感觉的影响。但胫后动脉穿支皮瓣切取面积相对较小，宽度超过3～5 cm时供区创面可能难以直接拉拢缝合。该皮瓣包含了皮神经，可导致皮瓣远端下肢部分感觉丧失。此外，胫后动脉穿支较细，特别是伴行静脉管壁薄，穿支蒂较短，限制了其临床应用的范围。

一、应用解剖

1. 皮瓣动脉供应

（1）主要供应：胫后动脉穿支，长度约4 cm（2～6 cm），直径约1.5 cm（1～2 mm）。胫后动脉的穿支在小腿内侧形成3条穿支血管，这些血管分别位于离内踝9～12 cm、17～19 cm和22～24 cm的位置。发自胫后动脉的肌间隔穿支直接连接到筋膜及皮肤之间，可营养皮瓣。

（2）次要供应：来自筋膜血管丛的随意型供应。筋膜血管丛不仅来自穿支血管，而且可以来自筋膜的支线血管（筋膜的支线血管通常是指一些无伴行静脉且非常细小的动脉，存在较大变异）。

（3）局部动脉解剖：胫后动脉位于下肢，是腘动脉的两个终末分支之一，起源于比目鱼肌环的远端，在小腿后侧区段走行于约中线位置。胫后动脉的上1/3段位置较深，而在下1/3段其位置相对较浅，走行于趾长屈肌和踇屈肌之间（见图12-3-1）。胫后动脉下行至踝关节处时从屈肌支持带的深面穿过，中途走行于内踝和跟骨结节内侧之间，并随后在踇内收肌深面分支为足底动脉内侧支和外侧支。

胫后动脉发出多支皮支营养小腿前内侧和后侧的皮肤。在小腿上1/3区域的胫后动脉穿支血管主要是肌皮支和骨膜皮支；在小腿下1/3区域，其穿支血管大部分是直接肌间隔穿支，而在跟腱内侧上方则主要为肌腱皮穿支（见图12-3-2）。胫后动脉还有踝支和跟腱支

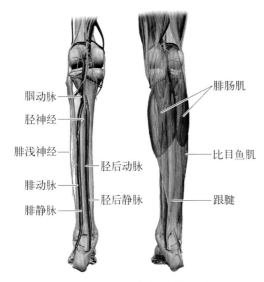

图12-3-1 **胫后动脉局部解剖**

腘动脉
胫神经
腓浅神经
腓动脉
腓静脉
胫后动脉
胫后静脉
腓肠肌
比目鱼肌
跟腱

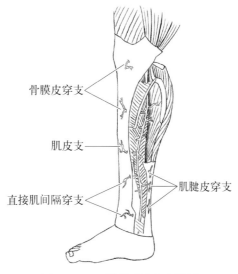

图12-3-2 **胫后动脉穿支解剖**

骨膜皮穿支
肌皮支
直接肌间隔穿支
肌腱皮穿支

可发出直接穿皮穿支。在趾长屈肌和比目鱼肌之间,胫后动脉还发出4条大的筋膜皮穿支。在胫骨前表面其发出骨膜血管,随后分成前后支。这些血管和胫骨上的胫前血管分支以及小腿内侧和后方的穿支相互吻合。这些分支中有较大应用价值的肌间隔穿支血管位于小腿内侧,主要有3条,分别位于离内踝远端9～12、17～19和22～24的位置。

2. 皮瓣的静脉回流

(1)主要静脉:穿支动脉的伴行静脉长度约4 cm(2～6 cm),直径约0.75 cm(0.5～1 mm)。

(2)次要静脉:回流至大隐静脉或小隐静脉系统的皮静脉。

(3)局部静脉解剖:皮肤的静脉回流主要是通过与穿支动脉伴行的静脉和大而较少的隐静脉系统来完成的。

3. 皮瓣的神经支配

(1)感觉神经:小腿前内侧的皮肤神经来自隐神经,而小腿后侧由腓肠神经分支支配。

(2)运动神经:皮瓣可包含一些肌肉,这些肌肉的血供是以逆行方式从皮瓣获得,然而这些肌肉并不能作为有功能的肌肉单元进行移植。

(3)局部神经解剖:该区域有两条主要的皮神经,其中一条在小腿的内侧上1/3与隐动脉伴行;另外一条主要的皮神经是腓肠神经,支配小腿的后侧。

二、适应证

胫后动脉穿支皮瓣作为带蒂皮瓣时,可应用于机体因创伤和肿瘤等所致的软组织缺损,覆盖外露的骨、肌腱和关节等关键部位。

当胫后动脉穿支皮瓣作为游离皮瓣时,如果缺损区域附近有合适的血管且这些缺损区需要较薄和柔软的组织来覆盖时,该皮瓣非常适合此类缺损的修复。

三、手术方法

1. 皮瓣设计

1)解剖标志

胫后动脉穿支的供区向前可延伸至胫骨前缘,向后可至小腿后侧的中线。所有的胫后动脉穿支沿从胫骨粗隆上方到内踝下方的纵轴方向穿过深筋膜。

2)皮瓣的设计及尺寸

当设计游离胫后动脉穿支皮瓣时,可在小腿内侧沿长轴方向,从内踝近端开始向上延伸标记椭圆形的皮肤切取范围,这样长轴方向所有的穿支都可包含在这个区域内。穿支远端一般较大且为肌间隔穿支血管,可用于游离移植修复。

(1)皮岛尺寸:长度10～12 cm,宽度2～3 cm;直接关闭创面的最大宽度为3～4 cm;皮瓣供区可直接缝合,或者行植皮手术。皮肤最大使用范围约19 cm×13 cm。

(2)肌肉尺寸:长度约4 cm,宽度约2 cm,厚度约2 cm。当受区存在无效腔需要填充组织时,可切取部分含肌肉的皮瓣(需要该肌肉有血管与皮瓣相连)。

（3）皮瓣标记：当胫后动脉穿支皮瓣作为局部皮瓣应用时，皮瓣设计应取决于伤口的位置和类型。当其作为游离皮瓣应用时，可应用多普勒超声定位穿支血管。一旦找到穿支血管则围绕该血管进行皮瓣设计。

2. 患者体位

患者取仰卧位，下肢膝关节轻度屈曲和外旋，医师坐在手术部位的对侧。

3. 皮瓣切取

（1）用多普勒超声定位穿支血管，并设计皮瓣切取范围。

（2）下肢使用止血带，但不要驱血，使血管处于充盈状态，有利于穿支血管的解剖。

（3）在皮瓣的边缘部位设计手术切口，在深筋膜层掀起皮瓣。

（4）检查和评估穿支血管。

（5）选择穿支血管（动脉和其伴行静脉），术中可能会发现2～3支相互靠近的穿支，为了安全起见，可切取较长的皮瓣，将与穿支较远或较接近的穿支都保留在皮瓣内。

（6）选择的穿支血管要用微血管夹夹住，在皮瓣的周围完成切口设计，如果发现接近皮瓣根部的皮下静脉，要予以保留。

（7）松开止血带后确认皮瓣的灌注情况，如果皮瓣的血供比较满意，结扎所有用微血管夹住的穿支血管和皮下静脉；如果灌注不满意，应等待20～30 min，若血供仍不理想，松开邻近的微血管夹，重新评估灌注情况。若静脉回流有问题，松开皮下静脉的微血管夹以增加静脉回流。

（8）若胫后动脉穿支皮瓣以局部皮瓣的形式应用，可采用3种方法转移至缺损区域：旋转、易位和推进。如果在皮瓣的转移过程中发现血管有问题，应将皮瓣置回原位；如果没有血管问题，可植入皮瓣，供区考虑直接缝合，也可以行植皮手术。由于术后血肿可导致穿支血栓的形成，因此要留置小的负压引流。

（9）当胫后动脉穿支皮瓣作为游离皮瓣使用时，可采用上述同样的方法，进行切口的设计、穿支血管的评估和选择等，应保留隐静脉以利于皮瓣的静脉回流。

四、注意事项

1. 一般处理

一旦皮瓣缝合于缺损区后，可考虑给皮瓣保暖，防止穿支血管的痉挛。术后48 h内有水肿发生的风险，水肿可导致静脉回流受阻。因此，术后第1个24 h应每小时巡视病房一次，第2个24 h应每4小时巡视病房一次。

2. 供区和受区的处理

受区如果出现静脉回流的问题，应当拆除缝合最紧的部位（常常出现在皮瓣的根部）。如果在供区使用皮肤移植，应当在术后第5天检查植皮区域；若效果满意，可建议患者下床活动。

3. 血管解剖变异

外科医师必须意识到胫后动脉存在解剖变异，一般占人群的6%，发生率较低。

第四节　臀区动脉穿支皮瓣

来自臀部上、下动脉的穿支皮瓣可以提供大量含脂肪和皮肤的组织,作为带蒂皮瓣时可用于修复褥疮及低位的背部缺损,而作为游离皮瓣时适用于乳房的修复重建。由于组织量大、皮瓣较厚,因此在修复上肢和面颈部缺损时常不作为首选。1975年,Fujino首次将臀上动脉游离肌皮瓣用于乳房的重建。1978年,Le Quang采用臀下动脉游离肌皮瓣开展了第1例乳房重建术。然而在之后的临床应用中人们发现臀上下动脉肌皮瓣存在血管蒂短、容易损伤坐骨神经等缺点。1993年,臀上动脉穿支皮瓣第一次被引入,自此上臀部穿支皮瓣取代了腹部成为乳房重建的首选。2004年初,有学者设计并报道了臀下动脉穿支皮瓣,这种皮瓣更多的是使用下臀组织,将瘢痕留在下臀沟的自然凹陷处,在美观上有了改进。

一、应用解剖

1. 皮瓣的动脉供应

(1)主要供应:臀上动脉或臀下动脉。

(2)次要供应:临床上无明显的次要供应血管。臀大肌为Mathes-Nahai分类Ⅲ型肌肉,因此认为其没有次要的血管蒂。

(3)局部动脉解剖。臀上动脉是髂内动脉在臀后方的延伸,也是其最大分支。在背部,该动脉走行于腰骶骨干和第1骶神经之间,然后从骨盆梨状肌上缘发出,紧接着分为浅支和深支。深支走行于臀中肌和髂骨之间;浅支继续走行并营养臀肌的上部及其上的脂肪和皮肤。

臀下动脉是髂内动脉前部的终末分支,通过坐骨大孔出骨盆。与动脉伴行的是坐骨神经、阴部内血管和股后侧皮神经。在筋膜下凹陷处,臀下静脉汇集了其他骨盆静脉的支流。臀下血管穿过骶筋膜继续走向皮肤,并穿出骶尾到达梨状肌。一旦进入臀大肌的下部,可以看到穿支血管从肌肉实质中穿出以营养其上的皮肤和脂肪。相对于臀上动脉穿支直接穿出肌肉到达皮肤表层来说,臀下动脉穿支的长度和供应其上的臀下动脉穿支皮瓣的蒂部长度(7～10 cm)要比臀上动脉穿支皮瓣(5～7 cm)长。

穿支血管的指向可为上方、侧方和下方。营养臀部中下部的穿支血管在肌肉内的长度相对较短(4～5 cm),主要取决于肌肉的厚度。营养表面皮岛侧部的穿支在向上转向皮肤表面之前,以倾斜的方式在肌实质内走行4～6 cm。由于在肌肉内需通过相对较长的距离,这些血管要比与其相对应的内侧血管长。穿支血管能从其下的臀大肌和筋膜分开,并可追溯到上级血管,形成了臀下动脉穿支皮瓣的基础。约有2～4条起源于臀下动脉的穿支血管位于臀大肌的下部。

在臀部发出穿支之后,臀下动脉与股后侧皮神经伴行,下降至股部,最终浅出营养大腿后侧的皮肤。臀下神经的分支(腰椎5和骶椎1、2)支配臀下方的皮肤,如果在切取皮瓣过程中能保留这些神经,就可以获得一个有神经感觉功能的皮瓣。

2. 皮瓣的静脉回流

主要静脉为臀上、下动脉穿支的伴行静脉,无次要静脉。

3. 皮瓣的神经支配

(1)感觉神经:臀神经、腰椎1至骶椎3髓核的直接分支。

(2)运动神经:无。

(3)局部神经解剖:臀上神经由腰椎4、5和骶椎1神经的后根发出,在梨状肌上缘通过坐骨大孔穿出骨盆,与臀上血管伴行,然后分为上下两支。神经的上下分支与其相应的动脉分支伴行,并各自终止于臀中肌、臀小肌和扩筋膜张肌。

臀下神经由腰椎5和骶椎1、2神经的后根发出,在梨状肌下缘通过坐骨大孔穿出骨盆,发出许多分支进入臀大肌的深面。

股后侧皮神经支配会阴、大腿和小腿背侧的皮肤,部分发自于骶椎1、2神经的后根和骶椎2、3神经的前根,与臀下动脉伴行,在梨状肌下缘通过坐骨大孔穿出骨盆;然后降至臀大肌和阔筋膜下方,穿过股二头肌长头到达腘窝;最后穿出深筋膜,伴行小隐静脉至小腿后侧的中部。许多终末支和腓肠神经相吻合。所有分支都是皮神经,分布到臀部、会阴、大腿和小腿的内侧。

穿支皮神经和臀神经,直接从腰椎1至骶椎3的后侧支发出,支配臀部皮肤的感觉。这些小的神经与臀上、下动脉伴行,吻合移植可使皮瓣具备感觉功能。

二、适应证

作为局部带蒂皮瓣,臀动脉穿支皮瓣可以运用于压疮和脊柱手术后留下的腰骶部组织缺损,其中臀上动脉穿支皮瓣可以用于修复骶部和大转子的压疮,而臀下动脉穿支皮瓣则可以用于坐骨溃疡的修复。而作为游离皮瓣,臀动脉穿支皮瓣可以用于身体其他部位的缺损,其中最常运用的是乳房重建,也可用于包括头皮、颌面部、下肢等处缺损的修复。

三、手术方法

1. 皮瓣设计

1)解剖标志

臀部轻度屈曲并内旋,从髂嵴后上缘到大转子的后上角画一条线;臀上动脉在坐骨大孔上方的出口处相当于这条线的中上1/3交界处。从髂嵴的后上方到坐骨结节外侧画第2条线;该线的中下1/3交界处既是臀下动脉从坐骨大孔下方的出口处。

2)皮瓣的设计及尺寸

(1)臀上动脉穿支皮瓣长度约22 cm(最长可达30 cm),宽度约8 cm(最宽可达12 cm),直接关闭创面的最大宽度5~12 cm(取决于周围的组织)。皮瓣可以沿多个方向设计,或者与臀间沟形成一斜线角度,或者与臀间沟垂直。只要包含穿支血管,皮瓣几乎可以沿任何方向设计。需要注意的是外侧穿支所形成的蒂更长。

(2)臀下动脉穿支皮瓣长度约8 cm(最大可达12 cm),宽度约18 cm(最宽可达30 cm)。

皮瓣可以设计成水平的椭圆形,中轴线位于臀沟的上方,下方的切口平行且低于臀沟。

3）皮瓣标记

在患者侧卧位时标记臀上动脉穿支皮瓣,使用多普勒超声定位来自臀上动脉的穿支血管。这些穿支血管通常位于从髂嵴后上方到大转子之间连线距离将近1/3的区域,在上述部位的外侧可发现其他穿支。从下内到上外斜向的方式标志皮瓣,皮瓣中应包括这些穿支血管。如果穿支血管直接穿过肌肉,那么其必定是最短的蒂;外侧穿支是斜行回到臀上动脉的起点,因而其蒂较长。考虑到所有的因素,只要穿支不在皮瓣的边缘,可以选择最大的穿支而不担心其长度。选择倾斜式切口因为瘢痕能被衣服所遮盖,且外形也会更好。水平切口的设计可能会使骨盆之间的自然凹陷加重,看上去不美观。

在患者站立时标记臀下动脉穿支皮瓣。皮瓣的中轴线位于臀沟的上方,皮瓣下极在臀沟以下2 cm,并和臀沟平行,患者取侧卧位。用多普勒超声定位来自臀下动脉的穿支血管,画出包含有这些穿支的椭圆形皮岛,最后形成皮瓣的形状是椭圆形,其上边缘长于下边缘(见图12-4-1)。

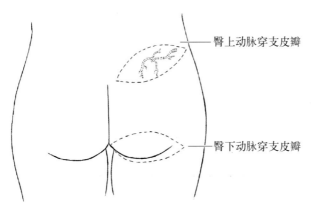

图12-4-1　臀上动脉穿支皮瓣及臀下动脉穿支皮瓣的标记

4）皮瓣切取

患者在皮瓣标记、调整体位和麻醉后,沿预先画好的标记作切口进行皮瓣切取。皮瓣切取过程中可以在臀筋膜上使用电凝器将脂肪向上下斜切分离下来,以使皮瓣包含更多的软组织量;也可从股外侧等区附加侧方斜切口以获得更多的组织量。注意在坐骨内侧保留足够的脂肪组织。

从外侧切开臀大肌筋膜,在筋膜下平面沿与臀肌肌束平行的方向进行解剖,可使穿支的视野暴露更清晰。用双极电凝分离筋膜后,可见在肌束之间出现的动脉穿支和伴行静脉。在筋膜下肌层中进行解剖直至获得足够直径的血管及足够长度的血管蒂后方可完成,以便与受区血管进行显微外科吻合。术中可以横切臀下动静脉的末梢延续以增加血管蒂的移动度。需要小心避免损伤臀下血管伴行的股后侧皮神经。

典型的血管蒂长度为7～10 cm,动脉直径1.5～2.0 mm以上,静脉直径约3.5 mm。偶尔在进入臀下动静脉之前就可以获得合适的血管尺寸和长度,这样可简化皮瓣的切取过程。

臀上下动脉皮瓣的分离过程是在筋膜下平面,从外侧面向内侧进行。臀上动脉穿支皮瓣血管直径略大,但血管蒂的长度要比臀下动脉的血管蒂短。两种皮瓣都需要解剖至骶骨筋膜,一旦进入骶骨筋膜就会导致筋膜下脂肪凹陷,影响进一步的分离。在继续分离时助手要仔细托住皮瓣,一直持续直至找到臀上动脉为止。至于臀下血管系统,静脉的直径要成比例地大于动脉的直径,分离一直持续至动脉直径接近2 mm为止。

一旦找到直径大小合适的受区血管,就可以分离血管蒂和切取皮瓣。臀部创面可以分

2～3层缝合,并放置引流。可以将缝合的切口隐藏在臀沟内和臀沟的稍外侧处。

四、注意事项

1. 手术技巧

（1）建议两组手术人员同时操作,尤其是在进行血管吻合以及准备供区、受区的时候。采用静脉吻合器可以使静脉吻合更加简单快速。在显微外科手术之前标记供区和受区血管的前侧面有利于减少血管的扭曲和打结。

（2）切取臀动脉穿支皮瓣时,以顺时针或逆时针方式进行均可。在决定使用哪一条或哪两条穿支血管之前,暴露一些外侧和中央的穿支;如果没有发现更大的穿支,就使用现有的穿支血管。取皮瓣时采用斜切可以增加更多的组织量。

（3）避免坐骨神经损伤的技巧:在分离臀下动脉穿支皮瓣时,手术医师要密切注意穿支血管至它进入臀下动脉穿支皮瓣的降支。因为在该处坐骨神经是分离的,很难被看到,如有需要可进行触诊。当完成皮瓣切取关闭肌肉时需注意保护坐骨神经。

2. 术后处理

对于游离皮瓣,术后转入重症监护病房加强护理,第1小时每15分钟监测皮瓣一次,以后每小时监测皮瓣一次。转到普通病房后,可使用多普勒超声每4小时监测一次皮瓣。术后2周穿戴外科腰带;术后4周患者可恢复工作或正常活动,建议不要从事剧烈的活动或者举重物。

3. 预期不良结果

皮瓣供区的并发症包括血肿、猫耳、瘢痕、感染或伤口裂开等。引流可减少术后积液量。分层缝合以及使用无菌胶布和皮肤黏合剂可有助于减少伤口裂开。在臀沟设计皮瓣可隐藏瘢痕。皮瓣并发症包括动静脉闭塞、静脉充血、血肿、部分坏死感染、不对称和瘢痕。也可以出现血管并发症,静脉栓塞常常是由于血管扭曲或打结而形成,发现之后一般需要再次手术,偶尔需要在血管近端重新吻合。如静脉损伤可行静脉移植,用于移植的静脉可以来源于原位供区,或者没有用过的臀动脉穿支伴行静脉。动脉阻塞需要进行再次手术。

（王慧明,赵文权,朱文渊,吕炯）

参 考 文 献

1. Chen SL, Chen TM, Dai NT, et al. Medial sural artery perforator flap for tongue and floor of mouth reconstruction［J］. Head Neck, 2008, 30(3): 351-357.

2. Wong CH, Wei FC. Anterolateral thigh flap［J］. Head Neck, 2010, 32(4): 529-540.

3. Zhao W, Li Z, Wu L, et al. Medial sural artery perforator flap aided by ultrasonic perforator localization for reconstruction after oral carcinoma resection［J］. J Oral Maxillofac Surg, 2016, 74(5): 1063-1071.

4. 罗力生,高建华,徐达传,等.股前外侧皮瓣游离移植的应用［J］.第一军医大学学报,1984,4(2): 1-3.

5. 孙家明.皮瓣与重建外科［M］.北京:人民卫生出版社,2011.

6. 徐传达,钟世镇,刘牧之,等.股前外侧部皮瓣的解剖学［J］.临床应用解剖学杂志,1984,2(3): 158-163.

7. 张春,吴恙,陈中,等.股前外侧皮瓣血管类型的临床观察与研究［J］.中国临床解剖学杂志,2001,19(3): 197-199.

第十三章

穿支皮瓣外科手术的麻醉

目前,国内在颅颌面联合手术治疗口腔颌面恶性肿瘤,使用显微技术对肿瘤切除后缺损进行游离组织移植修复技术已达国际领先水平。20世纪70年代后,显微外科技术逐渐被应用于口腔颌面外科的手术中。尤其是小血管吻合游离穿支皮瓣移植手术的成功,使口腔颌面部大面积手术缺损后施行立即修复成为可能,从而极大程度地推动了口腔颌面整复外科的发展。外科的发展推动了与之相关的麻醉学科的发展,而麻醉的保障又是外科学发展的前提和基础,两者间相互渗透和融合,不可分割。

第一节　口腔颌面-头颈部外科手术的麻醉特点

口腔颌面部肿瘤系头颈部肿瘤的重要组成部分,好发于颜面部、唇、牙龈、颌骨、颊、舌、腭及上颌窦等部位。恶性肿瘤多来源于上皮组织,尤其是鳞状细胞癌多见,约占口腔颌面部恶性肿瘤的80%以上。目前,治疗口腔颌面肿瘤最主要和有效的方法仍然是手术切除,常实施联合根治术和各种骨及软组织瓣移植修复手术。因此,了解口腔颌面外科肿瘤治疗的特点,将有助于针对性地采用合适的麻醉方法,并提高整个穿支皮瓣外科手术围术期的麻醉管理水平。

一、口腔颌面外科患者的特点

1. 口腔颌面肿瘤性疾病以老年患者居多

因年龄增长,老年人全身各器官的生理功能发生退行性变化甚至出现病理性改变,常伴有高血压、缺血性心脏病、慢性阻塞性肺疾病、水电解质酸碱平衡失调以及体内药物生物转化和排泄能力下降,对手术和麻醉的耐受力显著降低。老年恶性肿瘤患者全身状况很差,加上进食障碍,常出现消瘦,并伴有贫血、营养不良和低蛋白血症,术前应尽可能予以改善和纠正。

2. 困难气道十分常见

口腔颌面外科患者中,困难气道十分常见且程度严重。导致困难气道的常见疾患有先天性口腔颌面畸形、口腔颌面肿瘤、颞下颌关节强直、阻塞性睡眠呼吸暂停综合征、外伤、感染、肿瘤造成的口腔颌面畸形或缺损、手术或放疗引起气道附近解剖结构改变、颌颈部肿瘤压迫致气管移位等。其他的原因如肥胖颈短、颈椎病变、小下颌、门齿前突或松动、高喉头、巨舌等也会给气管插管带来困难,术前应准确预测并选择好合适的诱导方法和插管技术。

3. 多伴有严重心理问题

口腔颌面外科疾病与心理问题密切相关。一方面精神和内分泌因素可诱发口腔颌面肿瘤;另一方面,对于已患肿瘤的患者,在实施肿瘤手术前也常会因大面积组织切除后可能造成的头面部外观畸形和诸如咀嚼、吞咽、语言、呼吸等生理功能改变,而存在明显的心理障碍。先天性口腔颌面畸形的患者往往因颜面丑陋或生理功能障碍而产生各种心理异常的变化。对已接受了多次手术治疗的患者,手术麻醉的痛苦体验与不良回忆则会使其在再次手术前存在极度恐惧甚至拒绝心理。老年患者可因对病情发展和健康状况的过分关注而产生焦虑、抑郁等情绪改变。因此,对于可能出现的诸多心理问题,麻醉医师应予以高度重视,术前应做好耐心细致的解释工作,与患者及家属建立起良好的医患关系,尽可能地获得他们的配合。不良心理活动的抑制与阻断无疑对减少麻醉用药量、维持生理状态稳定和减少术后并发症都有着重要意义。

二、口腔颌面外科手术的特点

1. 根治性外科与功能性外科

手术仍是口腔颌面部肿瘤的主要有效治疗手段。根治手术和整复手术相辅相成,只有在完全根治肿瘤后才有必要实施整复手术。总之,应以肿瘤根治手术为主,与整复手术相结合。患者肿瘤既得到根治,又能在外形和功能上获得一定程度的恢复。如今,头颈肿瘤外科、整复外科和显微外科的飞速发展,使肿瘤根治术后大面积缺损和功能障碍的修复成为可能,为提高患者术后生存率和生存质量提供前提和保障。

对晚期恶性肿瘤、复发癌瘤和多原发癌瘤也应持积极态度,能一次切除者应给予一次切除,不能一次切除者应予以分次切除。另外,对恶性肿瘤的颈淋巴结处理,不应待临床上已查明有癌瘤转移时才进行颈淋巴结清扫术,这样将降低手术治疗的效果。根据不同情况可采用选择性颈淋巴结清扫术或治疗性颈淋巴结清扫术、功能性颈淋巴结清扫术或根治性颈淋巴结清扫术。

2. 综合序列治疗

目前趋向于在口腔颌面部的肿瘤患者中应用放疗、化疗等其他方法与外科手术结合行综合治疗,以期获得更好的疗效。放疗和化疗可在术前或术后使用。在口腔颌面外科领域,序列治疗的概念最早是由唇腭裂学组提出的。无论序列也好,综合也好,都是多学科的有序治疗。它应依托于多学科之间的密切协作,由一个以口腔颌面外科医师为主的协作组来完成,其他协作科室涉及麻醉科、耳鼻咽喉科、放射科、放疗科、肿瘤内科、康复科、神经外科等。

3. 显微外科技术的广泛应用

显微外科技术已广泛应用于口腔颌面外科的手术中,尤其是小血管吻合游离组织瓣移植手术的成功,使口腔颌面部大面积手术缺损后施行立即修复成为可能。

显微外科手术具有一定的特殊性,其技术条件要求较高、操作精细复杂、手术时间长,手术操作和围术期管理中的各环节都会直接影响手术最终的成败。手术过程中必须使患者保持合适体位并严格制动以利长时间手术的实施,还应保持充足的循环血容量并根据情况给予扩血管和抗凝处理。术后应尽可能使颈部制动,防止移植皮瓣血管受压形成血栓,压迫静脉导致回流受阻等。此外,维持正常的体温,对预防吻合小血管痉挛、提高游离组织的成活率也十分重要。在小血管吻合重建血循环游离组织移植手术后,不仅要进行全身循环、呼吸等重要系统的监测,而且应加强对局部移植组织的严密观察和护理。

第二节　穿支皮瓣外科手术麻醉前评估

麻醉前评估是麻醉医师在术前根据病史、体格检查、实验室检验和特殊检查结果、精神状态对外科患者整体状况做出评估,制订麻醉和围术期管理方案的过程。术前访视和术前评估是围术期管理的基础与正常工作流程,可以降低并发症的发生率,缩短患者住院时间,改善临床预后,降低医疗费用。

一、术前访视

获得病史、体格检查和化验结果以及特殊检查的结果,拟施行的手术情况、处方药和非处方药的使用情况。根据所获资料,分析患者病理生理情况,对其进行术前评估和麻醉分级,最后根据评估结果制订合适的麻醉方案。

二、术前评估

1. 全身情况评估

全身状态检查是对患者全身健康状况的概括性观察,包括性别、年龄、体温、呼吸、脉搏、血压、发育、营养、意识状态、面容表情、体位、姿势、步态、精神状态、对周围环境的反应和器官功能综合评估。应注意患者的发育、营养、体重之间的平衡。单纯依赖体重判断是否肥胖准确性较低,体重指数(body mass index, BMI)是世界公认的一种评定肥胖程度的分级方法。与较单纯以体重评估相比,BMI用于评估因超重面临心脏病、高血压等风险的准确性较高。$BMI(kg/m^2)=$体重$(kg)/$身高$(m)^2$。中国人BMI正常值为$18.5\sim23.9\ kg/m^2$,$24\sim27.9\ kg/m^2$为超重,$BMI\geqslant28\ kg/m^2$为肥胖。超重和肥胖是冠心病和高血压脑卒中发病的独立危险因素。BMI超过正常值提示可能存在气道问题。BMI每增加$2\ kg/m^2$,冠心病、脑卒中、缺血性脑卒中的相对危险度分别增加15.4%、6.1%和18.8%。肥胖使肺-胸顺应性和肺泡通气量降低,肺活量、深吸气量和功能余气量减少,肺泡通气/血流比值失调,麻醉后易并发肺部感染和肺不张等。肥胖者血容量和心输出量均增加,左心室容量负荷增加,又常伴高血压、冠心病、糖尿病、肝细胞脂肪浸润等,需予以认真对待。对体重过轻者,麻醉剂量需适当减少。在近期内体重显著减轻者,对麻醉的耐受一般均较差。

营养不良者对麻醉和手术的耐受力均较低。对贫血、脱水等症状术前均应予以纠正。成人血红蛋白浓度不宜低于80 g/L;对血红蛋白浓度过高者,应分析原因予以放血或(和)稀释以改善微循环和避免出现梗死。血细胞比容保持在30%～35%时有利于氧的释放。对于年龄≤3个月的婴儿,术前血红蛋白浓度应超过100 g/L,>3个月的婴儿其术前血红蛋白也不应低于90 g/L。如患者有急性炎症者对麻醉的耐受能力降低;急性炎症越严重,对麻醉的耐受越差。基础代谢率是指人体在清醒又极端安静的状态下,不受肌肉活动、环境温度、食物及精神紧张等因素影响时的能量代谢率,正常值为±10%。基础代谢率异常可明显影响患者对麻醉的耐受性。

2. 呼吸系统评估

近2周内有呼吸道感染病史者即使麻醉前无任何症状和体征,患者呼吸道黏膜的应激性也增高。麻醉药物可引起腺体分泌物增多,导致气道平滑肌收缩的自主神经的兴奋阈值降低,气道敏感性增高,更容易发生气道痉挛。围术期患者呼吸道并发症发生率比无呼吸道感染病史者显著增高。呼吸道感染(包括感冒)患者,择期手术宜在呼吸道疾病临床痊愈后2～4周施行;如系急症手术,术前应充分评估和准备,加强抗感染治疗,避免使用吸入麻醉,将围术期风险降到最低。对肺结核(特别是空洞型)、慢性肺脓肿、重症支气管扩张症等患者,还应警惕在麻醉过程中感染沿支气管系统在肺内扩散或造成健侧支气管堵塞,或出现急性大出血而引起窒息。对这类患者施行全身麻醉时一般均采用双腔导管行支气管内插管,将健、患侧肺分开,以进行有效的呼吸管理。慢性阻塞性肺疾病患者常有不同程度的肺动脉高压,持续和日益加重的肺动脉高压使右心负荷加重,可导致肺源性心脏病。慢性阻塞性肺疾病所致血管阻力增加、肺动脉高压在肺心病的发病机制中,功能性因素(如缺氧、高碳酸血症、前列腺素、白三烯等)比解剖因素更为重要。例如,在缺氧和高二氧化碳血症得到适当纠正后,肺动脉压常可明显降低。这类患者的麻醉处理应注意合理的呼吸管理,适当地控制或不加重肺动脉高压,维护心功能。哮喘是一种异质性疾病,常以慢性气道炎症为特征,包含随时间不断变化的呼吸道症状,如喘息、气短、胸闷和咳嗽,同时具有可变性呼气气流受限。麻醉、手术中的应激因素易引起哮喘发作或导致严重支气管痉挛。在麻醉前控制呼吸道感染至关重要,应停止吸烟,降低气管、支气管的反应性;此外,还应适当使用解除支气管痉挛的药物作为麻醉前准备。

需要根据临床症状、肺功能异常程度和并发症情况对呼吸系统疾病患者进行综合评估。肺功能是评估患者呼吸系统状态的一项重要内容,特别是患者原有呼吸系统疾病或需进行较大的手术或手术本身可以进一步损害肺功能时更为重要。此外,临床常用简单易用的床旁测试评估患者肺功能,如屏气试验、吹气试验、吹火柴试验等。

3. 心血管系统评估

心功能的评定对某些疾病如冠心病的辅助诊断、疗效评定和围麻醉期间评估具有重要价值。根据心脏对运动量的耐受程度而进行的心功能分级是临床简单实用的心功能评估方法，常用评估方法包括纽约心脏病协会心功能分级以及体能状态（运动耐量）测试等。围术期心血管风险高危因素包括心肌梗死后7～30天且伴有严重或不稳定的心绞痛；充血性心力衰竭失代偿；严重心律失常，如高度房室阻滞、病理性有症状的心律失常、室上性心动过速等。高危患者围术期心脏事件发生率为10%～15%，其中心源性病死率＞5%。围术期心血管风险中危因素包括不严重心绞痛、心肌梗死病史、心力衰竭已代偿，需治疗的糖尿病等。中危患者围术期心脏事件发生率为3%～10%，其中心源性病死率＜5%。围术期心血管风险低危因素包括老年，左心室肥厚、束支阻滞、ST-T异常，非窦性节律（房颤），有脑血管意外史，尚未控制的高血压。低危患者围术期心脏事件发生率＜3%，其中心源性病死率＜1%。

（1）对心律失常的评估。心律失常在麻醉前检诊中常遇到的问题，其临床意义主要在于引起心律失常的原因及其对血流动力学的影响。室上性和室性心律失常是围术期冠状动脉事件的独立危险因素，无症状的室性心律失常（包括成对室性期前收缩和非持续性室性心动过速）并不增加非心脏手术后心脏并发症。应明确心律失常的原因，如心肺疾病、心肌缺血、心肌梗死、药物毒性、电解质紊乱等。评估潜在的风险，积极治疗影响血流动力学稳定的心律失常。若心律失常未影响患者的血流动力学，常无须特殊治疗。迷走神经张力较强时容易出现窦性心律不齐，窦性心律不齐多见于儿童，一般无临床意义，但如见于老年人则提示患者可能有冠心病。如为病态窦房结所致，则宜作好应用异丙肾上腺素和心脏起搏的准备。窦性心动过缓时出现的室性期前收缩可在心律增快后消失，不需针对室性期前收缩进行处理。有主动脉瓣关闭不全的患者如出现心动过缓可增加血液反流量而加重心脏负担。窦性心动过速临床多见，其临床意义决定于病因，如精神紧张、激动、体位改变、体温升高、血容量不足、体力活动、药物影响、心脏病变等，应分析引起的原因予以评估和处理。室上性心动过速较多见于无器质性心脏病者，也可见于器质性心脏病、甲状腺功能亢进和药物毒性反应。如室性期前收缩系频发（＞5次/min），或呈二联律、三联律或成对出现，或系多源性，或室性期前收缩提前出现落在前一心搏的T波上（R on T），易演变成室性心动过速和心室颤动，需对其进行治疗，择期手术宜推迟。心房颤动常见于风湿性心脏病、冠心病、高血压性心脏病和慢性肺心病等，可导致严重的血流动力学紊乱、心绞痛、昏厥、体循环栓塞和心悸不适。如果不宜或尚未进行药物复律或电复律治疗，麻醉前宜将心室率控制在80次/min左右，至少不应超过100次/min。右束支传导阻滞多属良性，一般无弥漫性心肌病变，麻醉可无顾虑。左束支传导阻滞多提示有弥漫性心肌损害，常见于动脉硬化高血压、冠心病患者，一般在麻醉中不至于产生血流动力学紊乱。左前分支较易发生阻滞，左后分支较粗，有双重血液供应，如出现阻滞多表示病变较重。双分支阻滞患者有可能出现三分支阻滞或发展成为完全性房室传导阻滞，对这类患者施行麻醉应准备心脏起搏，不宜单纯依靠药物。一度房室传导阻滞一般不增加麻醉方面的困难，二度房室传导阻滞Ⅰ型较多见，但较少引起症状，二度Ⅱ型几乎均属于器质性病变，易引起血流动力学紊乱和阿-斯综合征。对二度房室传导阻滞应防止其转变为更严重的心律失常。对二度Ⅱ型和二度Ⅰ型心率＜50次/min者，宜有心脏起搏的准备。对三度房室传导阻滞患者施行手术时应考虑安装起搏器或做好心脏起搏的准备。

（2）对高血压的评估。对于术前患有高血压的患者，应首先明确其为原发性高血压或继发性高血压，特别要警惕是否为未经诊断的嗜铬细胞瘤，以免在无准备的情况下在麻醉中出现高血压危象而导致严重后果。临床常见的高血压病，其麻醉危险性主要取决于重要器官是否受累及其受累的严重程度。如果高血压患者的心、脑、肾等重要器官无受累表现、功能良好，则麻醉的危险性与一般人无异；如果患者病程长、受累器官多或（和）程度严重，则麻醉较困难而风险也增大。择期手术降压的目标：中青年患者血压控制＜130 mmHg/85 mmHg，老年患者＜140 mmHg/90 mmHg为宜。重度高血压（≥180 mmHg/110 mmHg）宜延迟择期手术，争取时间控制血压。如原发疾病为危及生命的紧急状态，则血压高低不应成为立即麻醉手术的障碍。1、2级高血压（＜180 mmHg/110 mmHg），麻醉危险性与一般患者相仿，手术并不增加围术期心血管并发症发生的风险；而3级高血压（≥180 mmHg/110 mmHg）时，围术期发生心肌缺血、心力衰竭及脑血管意外的危险性明显增加。

（3）对冠心病的评估。冠心病患者有不稳定型心绞痛，近期有发作，心电图有明显心肌缺血表现，麻醉的风险增大，应加强术前准备。对心脏明显扩大或心胸比值＞0.7的患者应视为高危患者，注意对其心功能的维护和支持，因为心脏扩大与病死率的增加有关。左心室肥厚与术后病死率之间无明显关系，但肥厚型心肌病的麻醉危险性比较大。对近期（2个月内）有充血性心力衰竭以及正处于心力衰竭中的患者，不宜行择期手术。目前指南不建议冠心病患者术前常规进行冠状动脉血管造影，若患者有冠状动脉重建的适应证，建议在进行非心脏手术前进行冠状动脉血运重建，若仅为减少围术期心脏事件，不建议术前常规进行冠状动脉血运重建。

4. 气道评估

术前认真了解患者的张口度、头后仰及颈部活动度、鼻孔通气及鼻道情况，重点了解肿瘤在口腔的位置、是否出血等，综合判断是否存在气管内插管困难，是否存在面罩正压通气困难，并结合手术方法预测术后是否可能存在阻塞性通气障碍，有针对性地在术前做好气管内插管相关准备工作。

1）提示气道处理困难的体征

相关体征包括张口困难、颈椎活动受限、颏退缩（小颏症）、舌体大（巨舌症）、门齿突起、颈短、肌肉颈、病态肥胖、颈椎外伤，以及带有颈托、牵引装置。

2）面罩通气的危险因素

面罩通气困难是最危险的，年龄＞55岁、打鼾病史、蓄络腮胡、无牙、肥胖（BMI＞26 kg/m²）是困难面罩通气的5项独立危险因素；Mallampati分级Ⅲ或Ⅳ级、下颌前伸能力受限、甲颏距离过短（＜6 cm）也是困难面罩通气的独立危险因素。当具备2项以上危险因素时，提示困难面罩通气的可能性较大。

3）体检评估气道的方法

（1）张口度：最大张口时上下门齿间距离＜3 cm或两横指时无法置入喉镜，导致喉镜显露困难。

（2）颞下颌关节活动度：颞下颌关节紊乱综合征、颞下颌关节强直、颞下颌关节脱位等可导致颞下颌关节活动受限,插管可能会困难。

（3）颏甲距离：即在颈部完全伸展时从下颌尖端到甲状软骨切迹的距离。正常在6.5 cm以上,小于6 cm或小于检查者三横指的宽度提示用喉镜窥视声门可能发生困难。

（4）头颈运动幅度：正常时患者低头应能将其下颌触及自己胸部,颈能向后伸展,向左或向右旋转颈部时不应产生疼痛或异常感觉。

（5）咽部结构分级：即改良Mallampati分级,是最常用的气道评估方法。患者取端坐位,尽可能张大口并最大限度地将舌伸出进行检查。咽部结构分级越高预示喉镜显露越困难,Ⅲ～Ⅳ级提示困难气道。改良Mallampati分级与其他方法联合应用,如与颏甲距离合用可提高预测率：Ⅰ级可见软腭、咽腭弓和腭垂；Ⅱ级可见软腭、咽腭弓和部分腭垂；Ⅲ级仅见软腭和腭垂根部；Ⅳ级仅见硬腭。

（6）喉镜显露分级：Cormack和Lehane把喉镜显露声门的难易程度分为4级。该喉镜显露分级为直接喉镜显露下的声门分级,Ⅲ～Ⅳ级提示插管困难。

（7）检查有无气管造口或已愈合的气管造口瘢痕、面、颈部的损伤,颈部有无肿块,甲状腺大小,以及气管位置等,评价其对气道的影响。

（8）对某些患者则可能还需做一些辅助性检查,如喉镜（间接、直接或纤维喉镜）检查、X线片检查、纤维支气管镜检查等。

三、麻醉前准备

为了使麻醉和手术能安全顺利进行,防止任何意外事件的发生,麻醉前必须对麻醉机、监测仪、麻醉用具及药品进行准备和检查。无论实施何种麻醉,都必须准备麻醉机、急救设备和药品。麻醉期间除必须监测患者的生命体征,如血压、呼吸、心电图、脉搏和体温外,还应根据病情和条件,选择适当的监测项目,如血氧饱和度、呼气末二氧化碳分压、有创动脉压、中心静脉压等。在麻醉实施前,对已准备好的设备、用具和药品等应再次检查和核对。主要检查麻醉机密闭程度、气源及其压力、吸引器、麻醉喉镜、气管导管及连接管等,术中所用药品必须经过核对后方可使用。尤其要做好困难气管内插管的准备工作,如可视喉镜、经鼻腔气管导管、纤维喉镜或纤维支气管镜、逆行气管内插管用具、喉罩、食管气管联合导管、枪式喷雾器,麻醉前预测可能存在困难气管内插管者应做好气管切开准备,以防不测。

第三节　穿支皮瓣外科手术麻醉的实施

穿支皮瓣外科手术需要进行显微镜下血管吻合,操作精细,麻醉要求镇痛、镇静完全,常选择在全身麻醉下完成。此类手术时间长、创面大、患者情况复杂,因此,麻醉的管理水平高低不仅是安全实施手术的前提,也是保障手术成功的关键。特别是外科手术条件不理想时,正确和恰当的麻醉处理往往对手术的结果产生明显的影响。

一、麻醉选择

口腔颌面外科手术的常用麻醉方法包括局部区域神经阻滞和全身麻醉。选择麻醉时应以患者能接受,手术无痛、安全,术后恢复迅速为原则,根据患者的年龄、体质、精神状况,以及手术的部位、范围、时间长短等综合考虑。

二、常用麻醉方法

1. 局部麻醉

一般由术者自行操作。局部麻醉对生理干扰小、易于管理、恢复快,多用于智齿拔除或时间较短的手术,也可以在全身麻醉时复合应用,以减少术中全身麻醉的用量药,缩短麻醉恢复时间。缺点在于手术区疼痛感受器的阻滞不完全。对于精神紧张、焦虑者,可在局部麻醉的基础上,经静脉辅助应用镇静、镇痛药物以完善麻醉效果。

2. 全身麻醉

由于口腔颌面部手术的解剖部位特殊,多数手术时间较长且操作精细,而手术区域又毗邻呼吸道甚至颅底、眼眶、颈部重要的神经血管的附近,术野周围血流丰富渗血较多。因此,气管内插管全身麻醉是最为理想的麻醉选择。全身麻醉的优点在于能完全消除手术的疼痛与不适,解除患者的焦虑感,最佳地控制机体反应,可与低温、控制性降压和机械通气等技术联合应用,为外科手术提供最理想的麻醉条件。常用的全身麻醉包括以下几种。

(1)全凭静脉麻醉:多种静脉麻醉药、麻醉性镇痛药复合非去极化肌松药是比较理想的全凭静脉麻醉药组合。全凭静脉麻醉不刺激呼吸道,无手术时污染和燃烧爆炸的危险,起效快、麻醉效果确切。气管内插管有助于维持气道通畅,便于清理气道,实施人工通气。静脉麻醉药首选丙泊酚,起效迅速,可控性好。麻醉性镇痛药常选芬太尼、舒芬太尼和瑞芬太尼,镇痛作用强大。肌松药首选中、短效非去极化类,如维库溴铵、罗库溴铵和阿曲库铵等,不仅可有助于呼吸管理,而且能松弛口咽部肌肉以利于手术操作。

(2)静吸复合全身麻醉:方法多样,如静脉麻醉诱导,吸入麻醉维持;或吸入麻醉诱导,静脉麻醉维持;抑或静吸复合麻醉诱导,静吸复合麻醉维持等。由于静脉麻醉起效快,患者易于接受;而吸入麻醉便于管理,麻醉深度易于控制,故临床普遍采用静脉麻醉诱导,而吸入或静吸复合维持麻醉。

3. 全身麻醉复合外周神经阻滞

口腔颌面部外周神经阻滞可提供超前及延迟的镇痛。一般在麻醉诱导后、手术开始前是实施神经阻滞的最佳时机。全身麻醉诱导后可行眶下神经阻滞。一旦神经阻滞起效,将减少全身麻醉药物的用量。眶下神经是三叉神经的终末支,支配上唇、下眼睑、两者之间直至鼻旁的皮肤和黏膜的感觉。阻滞成功可麻醉上唇、鼻翼、鼻中隔、下眼睑和面颊的中部。

三、麻醉期间患者的管理

1. 病史和体格检查

麻醉医师在术前必须进行全面的病史采集和体格检查。常规的术前实验室检查包括血常规、尿常规、血生化、肝肾功能、胸片和心电图等。麻醉前访视时,应仔细复习病史资料,了解患者是否合并其他的先天性畸形,评估有无气道困难存在、有无呼吸和循环代偿功能减退、有无营养不良和发育不全、有无呼吸道感染和严重贫血等。

2. 气道评估

了解有无喉鸣、打鼾、鼻出血史;有无气道附近手术外伤史;有无头颈部放射治疗史;有无麻醉后发生气道困难史等。检查有无肥胖、鼻腔堵塞、鼻中隔偏曲、门齿前突或松动、颞下颌关节强直、小下颌、颈短粗气道移位,以及有无口腔、颌面及颈部病变等。特殊检查包括张口度、甲颏间距、颈部活动度、Mallampati试验和Cormack-Lehane分级。

3. 术前准备

头颈颌面肿瘤外科患者常合并其他内科疾病,麻醉医师应充分认识其病理生理改变,对其严重程度做出正确评价,必要时请内科专家协助诊治,包括控制高血压,改善呼吸功能,治疗心律失常,安置临时起搏器,纠正水、电解质紊乱以及酸碱平衡失调和营养不良等,以提高患者的手术麻醉耐受力。恶性肿瘤患者全身状况差,加上摄食障碍,常出现消瘦,并伴有贫血、营养不良和低蛋白血症,术前也应尽可能予以改善和纠正。

(1) 积极治疗内科疾病。不管是心脏病患者行心脏或非心脏手术,麻醉和手术前准备的关键是改善心脏功能,心功能的好坏直接关系到麻醉和手术的安危。术前以洋地黄维持治疗者,手术当天应停药,但是如果患者有心房颤动伴心室率较快,则洋地黄可持续给药直至手术日晨。长期服用β受体阻滞剂治疗心绞痛、心律失常者,一般应持续用药至手术当天。原发性高血压患者的麻醉安危,取决于是否合并继发性重要脏器损害及其损害程度。一般推荐严重高血压患者(>200 mmHg/115 mmHg)择期手术,直至血压降至180 mmHg/110 mmHg以下。如果有严重的终末器官损伤,术前应尽可能将血压降至正常。但是过快或过低的降压会增加大脑和冠状动脉的缺血,因此延迟手术应权衡利弊。如果手术不能推迟,目标为是过快降低慢性高血压患者的血压。在选择抗高血压药时,避免使用中枢性降压药或血管紧张素转化酶抑制剂,以免麻醉期间发生顽固性低血压和心动过缓。其他降压药如β受体阻滞药、钙拮抗药和硝酸酯类药物应持续用药至手术当天,避免因停药而发生血压剧烈波动。

对术前有急性呼吸道感染者,除非是急症,手术应暂停,在感染得到充分控制1周后再手术,否则术后呼吸系统并发症明显增加。对合并慢性呼吸系统疾病如哮喘、慢性阻塞性肺疾病、支气管扩张的患者,术前应检查肺功能、动脉血气分析和X线胸片;停止吸烟至少2周,并进行呼吸功能训练;行雾化吸入和胸部物理治疗以促进排痰;术前应用支气管扩张药和肾上腺皮质激素;抗生素治疗3～5天以控制急、慢性肺部感染,通过完善的术前准备提高患者的呼吸储备功能。

中枢神经系统疾病多数涉及生命重要部位的功能状态,因此,必须针对原发疾病、病情和变化程度做好麻醉前准备工作。如急性脑梗死后应推迟4～6周再择期手术,以等待梗死周边缺血区已消失的神经功能有所恢复。帕金森病患者容易出现直立性低血压、体温调节失控和麻醉期间血流动力学紊乱,同时患者因呼吸肌僵直可出现限制性肺功能改变,因此,术前需做肺功能检查、血气分析,并指导患者锻炼呼吸功能。抗帕金森病药物需一直用至手术前。最常用的药物是左旋多巴,但容易引起心肌敏感,诱发心律失常、低血压或高血压,围术期应避免使用抗多巴胺类药如甲氧氯普胺(胃复安)、氟哌利多和噻嗪类等。

对合并不同内分泌系统疾病的患者,依其病理生理学特点,麻醉前准备的侧重点不同。对于甲状腺功能亢进患者,麻醉前准备的关键在于术前控制病情、有效降低基础代谢率、防止术中和术后甲状腺危象的发生。对于原发性醛固酮增多症和皮质醇增多症患者,麻醉前应注意纠正水、电解质和酸碱平衡紊乱,特别需要注意钾的补充。对于嗜铬细胞瘤患者,术前应尽量控制儿茶酚胺过度分泌导致的高血压,在应用α受体阻滞药扩张血管的同时应积极行液体治疗,扩充血容量,在纠正血容量不足和电解质失衡(特别是低血钾)后手术。对于糖尿病患者,择期手术应控制空腹血糖浓度≤8.3 mmol/L,尿糖低于(++),尿酮体阴性。急症伴酮症酸中毒者应静脉滴注胰岛素消除酮体,纠正酸中毒后手术;如需立即手术者,也可在手术过程中补充胰岛素、输液并纠正酸中毒,但麻醉的风险性明显增加。口服短效降糖药或正规使用胰岛素者,应在手术日晨停用。如果服用长效降糖药应在手术前2～3天停服,改为正规使用胰岛素。

临床上常用的肝功能试验大多数属非特异性,如果单凭几项试验结果作为判断依据往往不可靠,还必须结合临床征象进行综合分析方能做出较合理的诊断。有关肝功能分级可采用Child-Pugh推荐的标准加以评定。轻度肝功能不全的患者对麻醉和手术的耐受力影响不大;中度肝功能不全或濒于失代偿时,麻醉和手术耐受力显著减退。手术前需要经过较长时间的准备,积极护肝治疗,最大限度地改善肝功能和全身状态行择期手术;重度肝功能不全如晚期肝硬化,常合并严重营养不良、消瘦、贫血、低蛋白血症、大量腹水、凝血功能障碍、全身出血或肝性脑病前期等征象,则手术麻醉的危险性极高。急性肝炎患者除紧急抢救性手术外,一般禁忌施行手术。尿液分析值(血、糖、蛋白)、血尿素氮、血清肌酐值、内生肌酐清除率,以及尿浓缩试验和酚红试验结果等是临床较有价值的肾功能指标。随着医疗技术的提高和术前血液透析的应用,肾衰竭已经不是择期手术的禁忌。术前准备应最大限度改善肾功能,如果需要透析,应在计划手术24 h以内进行。

对于术前各种原因导致的血常规、出凝血异常,麻醉前应明确原因、给予相应的病因治疗并准备血液成分制品。一般成人手术要求血红蛋白浓度>80 g/L、血小板计数>50×10⁹/L。对于拟行椎管内麻醉者,应常规检查脊柱和脊髓功能;对阻塞性睡眠呼吸暂停综合征患者术前需做肺功能测定和动脉血气分析,重视静息期二氧化碳分压升高(术后肺部并发症显著增高);对偶然大量饮酒致急性酒精中毒的患者,如需急症手术,并不增加特异性;但对麻醉药的需要量可能明显减少,故应酌情合理用药,避免过量。

(2)既往用药的准备。手术患者因合并内科疾病,术前可能服用各类治疗用药,如抗高血压药、抗心律失常药、强心药、内分泌用药等，一般不主张术前停药。术前需要停用的治疗药物是某些抗凝药和抗抑郁药。使用抗凝药已成为治疗心血管疾病和围术期静脉血栓的常规疗法。现在认为对于服用阿司匹林或含有阿司匹林药物的患者，以每天3～10 mg/kg的剂量服用似乎并没有出血的危险。建议对于长期大剂量服用阿司匹林每天超过2 g和术前没有尽早停用阿司匹林的患者，均应做凝血功能的检查，在凝血功能正常的情况下谨慎手术。应用肝素抗凝时，静脉注射5 000 IU可使全血凝固时间延长2倍，维持3～4 h后逐渐恢复正常。在此期间，如果需施行急症手术，术前可使用鱼精蛋白终止抗凝。华法林为维生素K抑制剂，术前需停药3～5天，必要时加用维生素K。单胺氧化酶抑制药和三环类抗抑郁药需要停药2～3周。

（3）麻醉前禁食、禁饮。手术前常规排空胃，严格执行麻醉前禁食、禁饮的要求，以避免麻醉手术期间发生胃内容物反流、呕吐或误吸，以及由此导致的窒息和吸入性肺炎。目前，推荐成人麻醉前禁食易消化固体食物及含脂肪较少的食物至少6 h；而禁食肉类、油煎制品等含脂肪较高的食物至少8 h。如果对以上食物摄入量过多，应适当延长禁食时间。新生儿、婴幼儿禁母乳至少4 h，禁食易消化固体食物、牛奶、配方奶等非人乳至少6 h。所有患者术前2 h可饮清液，包括饮用水、糖水、果汁（无果肉）、苏打饮料、清茶等。但对于特殊患者，如有食管活动性反流和做胃肠手术的患者，有必要更严格限制。

对于禁食、禁饮的目的和要求，以及不进行禁食、禁饮的危害应向患者及其家属解释清楚，强调其必要性，以免产生误解而未严格实施。麻醉医师在不了解患者饱胃的情况下实施麻醉，可能出现极其严重的情况。

4. 饱胃的处理

对于严重创伤患者、急腹症患者和孕妇，禁食时间不足或虽距末餐进食已超过8 h，由于其胃排空延迟，均应视作饱胃患者对待。在不耽误手术治疗的前提下，应抓紧时间做较充分的准备，即使在不麻醉下也有发生呼吸道梗阻的危险，不能大意。选择全身麻醉时，一般可考虑采用"清醒气管内插管"的方法主动控制呼吸道，有利于避免或减少呕吐和误吸的发生，如考虑进行快速诱导气管内插管，则需助手的妥善配合，将环状软骨压向食管、封闭食管，以防止反流。此外，麻醉前留置胃管适当减少胃内容物，术前应用止吐药、抗酸药，准备透明面罩和吸引装置，调整体位等都是有效减轻饱胃患者误吸的准备措施。

5. 入手术室后的复核

患者进入手术室后的复核至关重要，如有疏忽可导致极为严重的不良事件。麻醉科医师在任何地点实施任何麻醉（包括局麻镇静监测）前，都应与手术医师、手术护士共同执行手术安全核查制度。首先，核对患者的基本情况，包括姓名、病室、床号、住院号、性别、年龄、拟实施手术及部位（应与病历、手术通知单上一致，确认系术前访视过的患者）、确定患者及病历无误，并再次询问患者的昨夜睡眠情况以及有无取消或推迟手术的特殊情况发生（如发热、来月经等）。其次，检查并核对最后一次进食时间、胃管和导尿管是否通畅、麻醉前用药是否已执行及给药时间，了解最新的化验结果特别是访视时建议检查的化验项目、血型、血制品和血浆代用品的准备情况等，观察麻醉前用药效果。再次，检查患者的义齿、助听器、贵重饰物、手表等物品是否均已取下,对有活动性义齿的患者应检查义齿是否已取出,并做好记录。对女性患者要注意指甲染色和唇膏是否已揩拭干净(或是否做过"纹唇")。了解皮肤准备是否合乎要求。最后,确认手术及麻醉同意书的签署意见。在复核后才可开始监测患者各项生理指标及建立静脉输液通道,并再次核对麻醉器具和药品以便麻醉工作顺利进行。

6. 术中管理

(1)监测:除常规监测外,由于穿支皮瓣外科手术耗时较长、失血量大,并且患者可能合并有心肺疾病,需行动脉置管监测动态血压及常规实验室检查。如果需要置入中心静脉导管,需征询外科医师意见,确保颈内或锁骨下静脉置管不会干扰手术。若这两组静脉不可用,可选择肘静脉或股静脉。如果计划做桡侧前臂皮瓣,动静脉置管不应安置在手术侧手臂。至少要有两路粗针静脉通路及导尿管(最好同时监测体温)。应在下肢铺设充气加温毯来帮助患者维持体温,因术中低体温及其导致的血管收缩对游离皮瓣的灌注极为不利。

(2)麻醉维持:在进行颈部手术或腮腺切除术时,外科医师可能会要求不使用神经肌肉阻滞药物,以便于术中通过直接刺激来辨认并保护神经(如脊神经分支和面神经)。适当的控制性降压能减少术中出血,但当肿瘤侵犯颈动脉或颈内静脉,将影响脑灌注(后者可增加脑静脉压)。如果采用头高位,动脉换能器需在头部外耳道水平调零,以便准确监测大脑灌注压。另外,头高位有增加静脉空气栓塞的风险。

在游离皮瓣吻合后,需将患者血压维持在基础水平。尽量避免使用血管收缩药物(如去氧肾上腺素)来升压,因为局部血管床收缩将减少移植皮瓣的灌注;同样,血管扩张药物,如硝普钠、肼屈嗪等也应该避免使用,因其也可降低移植皮瓣灌注压。

(3)输血:输血前需衡量患者术中病情以及输血诱导的免疫抑制引起肿瘤复发率增加的问题。由于流变学因素,游离皮瓣所需的血细胞比容相对较低(27%~30%)。为保证移植的游离皮瓣在术后有足够的灌注压,手术期间应避免过度利尿。

(4)心血管不稳定:根治性颈部淋巴结清扫术中在颈动脉窦和星状神经节附近操作时(右侧多见),可出现血压大幅度波动、心动过缓、心律失常、窦性停搏及QT间期延长等情况,局部麻醉药浸润阻滞颈动脉鞘可改善上述症状。双侧颈淋巴清扫术后可能会因颈动脉窦和颈动脉体失去神经支配,导致高血压及缺氧反射丧失。

(5)控制性降压:目前在口腔颌面手术中控制性降压技术的运用非常普遍。由于整个手术时间相对较长,故只需在截骨、肿瘤切除等出血多的步骤时,实行严格的控制性降压,而在血管吻合等显微操作时,可控制血压略低于基础,待血管吻合结束后立即复压,一方面有助于移植物的血液供应,另一方面也有助于外科医师判断和止血。

(6)气管切开:头颈部肿瘤手术通常需要术中气管切开。在切开进入气管前,应将气管导管内及喉咽部彻底吸引干净,以避免血液和分泌物误吸。若需使用电灼,吸入氧浓度最好低于30%,以防止进入气管时引起火灾。而避免失火最佳的方法是不使用电刀烧灼。分离至气管时,将气管导管的气囊放气,以免被手术刀割破。横向切开气管壁时撤离气管导管,使其尖端位于切口头侧。此时由于气管切开大量漏气,会导致通气困难。将用无菌绳固定的气管导管或L形喉切除导管置入气管,充好气囊,并将导管连接至无菌的呼吸环路。一旦通气呼气末二氧化碳监测或者双侧胸壁听诊确定导管位置正确,应立即拔除原气管导管。气管切开后吸气压力峰值迅速升高可能提示导管位置不佳、支气管痉挛、气道中存在异物或分泌物,以及出现比较少见的气胸。

7. 麻醉实施的注意事项

1)麻醉前用药

对困难气道患者术前镇静药的使用要特别谨慎,麻醉前用药的主要目的如下。① 镇静:消除患者对手术的恐惧、紧张、焦虑情绪,使患者情绪安定、合作,产生必要的遗忘;② 镇痛:提高患者痛阈,增强麻醉效果,减少麻醉药用量,缓解术前和麻醉前操作引起的疼痛;③ 预防和减少某些麻醉药的不良反应,如呼吸道分泌物增加,局部麻醉药的毒性作用等;④ 降低基础代谢和神经反射的应激性,调整自主神经功能,消除或避免不利的神经反射活动,如不良迷走神经反射;⑤ 其他:如减少胃液容量和酸度、镇吐、预防或对抗过敏反应。总的目的是通过以上相应用药使麻醉过程舒适平稳。常用麻醉药有镇静安定药,如咪达唑仑、地西泮、氟哌利多和异丙嗪等;催眠药,如苯巴比妥、戊巴比妥等;麻醉性镇痛药物,吗啡、哌替啶、盐酸哌替啶(杜冷丁)、美沙酮等;抗胆碱药,如阿托品、东莨菪碱、长托宁等;组胺受体拮抗药,如西咪替丁、雷尼替丁、法莫替丁等。

一般情况差、年老体弱、恶病质、休克、甲状腺功能减退者需酌情减少镇静安定药、催眠药、中枢性镇痛药等抑制性药物剂量;而年轻体壮、情绪紧张或激动、甲状腺功能亢进者需酌情增加抑制性药物剂量;对于呼吸功能不全、呼吸道梗阻、颅内压增高的患者禁用或慎用中枢性镇痛药;临产妇最好不用,如必须用,应考虑胎儿的娩出时间,用哌替啶以在娩出前1 h以内或4 h以上为宜,口服或肌注吗啡禁用于临产妇;施用氯胺酮麻醉药或高位椎管内麻醉,或患者原有心动过缓(用阿托品),或需借助于东莨菪碱的镇静作用,麻醉前抗胆碱能药物剂量宜增大,小儿腺体分泌旺盛,按体重计算其剂量应较成人用量大;而对于心动过速、甲状腺功能亢进、高热等患者,气候炎热或室温过高,宜不用或少用抗胆碱能药物,如必须用,以用东莨菪碱或长托宁为宜。多种麻醉前药物复合应用时,应根据药物的作用相应调整剂量。对于急症患者,必须时以经静脉用药为宜。

2)气管内插管的实施

一般来说,非气管切开手术方式插管具有操作简便、成功率高、风险性小、并发症少的优点,常被作为建立气道管理的首选方法。插管路径常根据手术需要而定,如无特殊禁忌原则上应避免妨碍手术操作。颅底、眼眶、鼻部、上颌骨、上颌窦手术宜采用经口插管,口腔内、腮腺区、下颌骨、颈部手术宜采用经鼻插管。相对而言,经鼻插管在口腔颌面外科麻醉中更为普遍,但有鼻出血、鼻甲骨折以及鼻翼缺血坏死等并发症的报道。

在口腔颌面外科患者中,困难气道的比例高、程度严重、情况复杂。对于严重的困难气道患者往往考虑采用清醒插管,以策安全。清醒插管法具有以下优点:保留自主呼吸,维持肺部有效的气体交换;气道反射不被抑制,降低了误吸引起窒息的危险;保持肌肉的紧张性,使气道解剖结构维持在原来位置上,更有利于气管插管操作;不需要使用吸入麻醉药和肌松药,在某些高危患者中可避免这些药物引起的不良反应。清醒插管没有绝对的禁忌证,除非患者不能合作（如儿童、精神迟缓等患者），或者患者对所有局部麻醉药有过敏史。对于不合作或同时患有颅内高压、冠心病、哮喘的患者，则应权衡插管困难与清醒插管的风险，给予全面考虑。

（1）适宜的强化麻醉：患者进入手术室前，成人一般用阿托品0.3～0.5 mg肌内或皮下注射，儿童为0.01～0.02 mg/kg；对于心率快、手术时间长者，可选择对心脏作用弱、对心率变异性和心肌耗氧量影响小的盐酸戊乙奎醚注射液，成人用量为0.5～1 mg肌内注射，以减少分泌物。进入手术室后给予适当的镇静，常用咪达唑仑0.05～0.08 mg/kg或芬太尼0.001～0.002 mg/kg，根据患者的反应适当增减。

（2）完善的上呼吸道表面麻醉：鼻腔点滴麻黄碱，并用喷壶喷雾1%丁卡因于鼻孔、鼻道、口咽部，特别注意舌根部和会厌的麻醉，以达到收缩鼻孔血管、减少出血的目的；再用1%丁卡因或1%利多卡因2 ml，迅速穿过环甲膜向声门方向快速将药注入气管，嘱患者咳嗽使局麻药沿气道内扩散，使插管通路达到较完善的表面麻醉，以降低应急反应给患者带来的危险。

（3）经鼻清醒盲探气管插管：导管选择鼻腔异型管或带钢丝的气管导管，成人气管导管的型号一般为6.5～7.5，2岁以上小儿导管型号=（年龄/4）+4估算，实际型号比口腔插管小0.5左右，可减少鼻腔黏膜损伤。根据手术需要、鼻腔大小、鼻中隔等情况决定导管从哪一侧鼻腔插入，原则上两侧鼻孔均可插管。一般情况下，经右鼻孔插管，导管斜口正对着鼻中隔，可减少对鼻甲的损伤；经左鼻孔插管，导管尖端易接近声门，容易插入气管，常首选。导管前1/3应涂润滑剂，左手翻开鼻翼，插管的时候应缓慢进入；右手持气管导管插入鼻孔后，使之与鼻纵线垂直沿鼻底经总鼻道出鼻后孔，到咽喉壁的时候适当旋转导管，使其斜面和咽后壁一致，并顺圆弧缓慢推进。成人当导管插入17～20 cm时，可感觉到呼气气流，在气流最大时的吸气期缓慢推进导管，50%～60%可一次插入成功。如果第一次插入失败，麻醉者可通过适当旋转导管角度、调整患者头的前后位或左右位，需依靠导管内的呼吸气流强弱或有无，来判断导管斜口端与声门之间的位置和距离，导管口越正对声门气流越强，反之，气流越弱。术者可一边用左手调整头位，一边用右手调整导管前端的位置，当调整至气流最强时快速而轻柔地插入声门，多易成功。如清醒探插时出现呛咳，证明插管成功。插管成功后导管有连续呼吸气流。如果插管有阻力，切不可用暴力猛插，徒劳无益，反而会损伤声门或喉头等部位，造成水肿和出血；严重时甚至会将导管插入黏膜下组织，造成出血不止。确定导管进入气管后，开始诱导给药。

（4）纤维支气管镜完成气管内插管：在盲探插管困难时，应借助纤维喉镜或纤维支气管镜完成气管内插管。采用纤维支气管镜插管前期准备和气管导管型号的选择与经鼻清醒盲探气管插管相同。先将气管导管插入一侧鼻腔至咽喉壁，如有分泌物则尽量予以吸净以充分暴露视野，看到声门后将纤支镜缓慢推入声门，直插至气管中段，此时可看见气管软管环和下方的隆突，证实纤支镜在气管内；然后将气管导管顺纤支镜送入气管，并退出纤支镜，确认气管导管长度和位置后固定。

插管成功后，即刻接呼吸机行机械通气。如果气道分泌物多，先在短时间吸纯氧，使血氧饱和度≥96%，再快速对气管或支气管内分泌物、出血等进行吸引，使呼吸道通畅。插管过程中持续给氧并严密监测心率、血压、心电图及血氧饱和度。

在某些情况下需施行气管切开术后麻醉,具体如下:口、鼻、咽部有活动性出血;会厌及声门部炎症、软组织肿胀或异物阻挡而妨碍显露声门;出现上呼吸道梗阻无法维持通气;全面部骨折(上、下颌骨和鼻骨复合骨折)患者在手术复位过程中需多次改变气管导管径路。

(5)气管导管固定:在口腔颌面手术中,口内的操作或搬动头部均会引起导管移位。小的移位增加导管和气管黏膜之间的摩擦和喉水肿的危险;大的移位有可能造成手术中导管滑出,或进入一侧支气管内。另一方面,由于气管导管经过手术区域,常被手术巾所覆盖,导管的移位、折叠不易被发现,所以导管固定非常重要。

在进行口腔颌面外科手术时意外拔管非常危险,麻醉医师应充分认识到这种可能性,并保持与外科医师的不断沟通,共同避免意外拔管的发生。当记录下导管距门齿的刻度后应该将导管牢固的固定,以防导管意外滑出。一般经鼻插管比经口插管易于固定。RAE导管和异型导管的特殊弧度能限制气管导管的移动,有利于术中气道管理。为了使导管固定更安全还可用缝线固定导管与鼻翼、口角或门齿上,或使用手术贴膜固定导管于皮肤。

(6)气管内插管的并发症。① 瘤体及呼吸道损伤:受口腔颌面部肿瘤的影响,正常气道通路发生改变是这类手术患者主要特点,如插管时动作粗暴或用力不当,易导致鼻腔、咽喉部黏膜、肿瘤损伤出血。应该经过严格、正规的培训后,才能够实施气管内插管。气管内插管过程中,必须严格遵循操作常规,特别要避免动作粗暴或用力不当。导管过粗、过硬,容易引起喉头水肿,长时间留置甚至会出现喉头肉芽肿。应根据患者的性别、年龄和身高,选用与患者气道内径相匹配的气管内导管。② 过度应激:在麻醉和手术过程中,气管内导管对患者的刺激非常强,强化麻醉下进行气管内插管,否则可引起剧烈呛咳、憋气或支气管痉挛,有时由于自主神经系统过度兴奋而产生心动过缓、心律失常、血压升高、室性期前收缩、心室颤动,甚至心搏骤停。因此,行气管内插管前应达到足够的麻醉深度,完善上呼吸道表面麻醉,减少导管通过声门时对咽喉部的刺激,减少插管的应激反应,这些措施对于高血压和心脏病患者尤为重要。③ 呼吸道梗阻或肺不张:气管导管过细、过长、过软会增加呼吸阻力,或因压迫、扭折而使导管堵塞;呼吸道分泌物较多,若未能及时吸出,分泌物在导管内可积聚、变干,使导管内径变窄,甚至堵塞导管,影响患者正常通气,导致二氧化碳潴留。气管内导管插管过深,误入支气管内,一侧肺不通气,引起通气不足、缺氧或术后肺不张。因此,气管内插管完成后,应仔细进行胸部听诊,确保双肺呼吸音正常,避免气管内导管置入过深。

第四节　穿支皮瓣手术麻醉后苏醒与术后重症监测治疗

穿支皮瓣外科手术结束后,要求麻醉迅速平稳地恢复,避免和减少呛咳的发生,在患者意识完全清醒、保证呼吸道通畅的情况下拔除气管导管。部分手术创伤较大或呼吸道不能维持通畅的患者术后可保留气管导管。对于口腔颌面外科术后需要加强监护与治疗的患者及以颅颌面部急诊创伤为主的危重患者,可收治入重症监护室进行监测和治疗。

一、麻醉后患者的苏醒

1. 拔管

在大多数情况下麻醉后拔除气管内导管是顺利的,但在有些特殊患者却比插管的挑战更大。由于术后组织水肿、颜面部结构改变以及术后包扎使得面罩通气变得困难甚至无法通气,或是由于担心会破坏修补后口咽和鼻咽的解剖,通气道或喉罩可能无法使用。为了确保拔管安全,麻醉医师应首先考虑两个问题。第一,套囊放气后导管周围是否漏气;第二,如果患者在拔管过程中出现气道梗阻,紧急通气包括外科建立气道是否可行。如果以上答案是肯定的,则可尝试拔管。

拔管前应做好困难气道处理准备,充分供氧并吸尽患者气道分泌物和胃内容物;拔管前可静脉注射地塞米松并将患者头稍抬高,有可能缓解气道水肿;可以应用少量气管扩张剂和短效 β_1 受体阻滞药如艾司洛尔等,有助于改善患者呼吸和循环情况;确认患者已完全清醒并且没有残留肌松效应,潮气量和每分通气量基本正常,血氧饱和度维持95%以上方可拔除气管导管。

只要没有外科特殊禁忌,拔管时可让患者半卧,以增加功能残气量或减少气道梗阻。如果拔管后有舌后坠的可能应,先将舌牵出并用缝线固定。拔管前,将气管引导管或其他类似导管如高频喷射通气管、气道交换导管或纤维支气管镜等留置于气管导管中。这样,拔管后保留的气管引导管还可引导再次插管。拔管动作要轻柔,先试着将气管导管退至声门上,观察有无气管狭窄或塌陷,然后再将气管导管缓慢拔除。少数患者可能出现短暂的喉水肿或喉痉挛,通过加压供氧、肾上腺素雾化吸入等处理,症状一般都能缓解。如症状持续加重甚至出现呼吸困难应考虑再次插管或气管切开。

拔管后应注意事项:① 拔管前应准备好面罩、喉镜以及气管导管,以备拔管后出现异常需再次插管;② 拔管前应纯氧通气3～5 min,以达到足够的氧储备;③ 将气管导管套囊中气体抽出,避免遗漏放气对声带的挤压,造成声音嘶哑、声带麻痹或杓状软骨脱位,拔管时还应以导管的弯曲度顺应性拔除,以减少对声门的刺激;④ 拔管后应继续面罩吸氧几分钟,观察患者呼吸活动度与拔管前有无异常,若存在舌后坠或口腔内分泌物,应给予及时处理,保持上呼吸道通畅。拔管即刻可能会出现呛咳和(或)喉痉挛,需加以预防,对伴有高血压、冠心病的患者不宜在完全清醒情况下拔管,以免发生血压过高、急性心肌缺血和脑出血等严重并发症,可在拔管前1～2 min静脉注射利多卡因50～100 mg,有利于减轻呛咳和预防喉痉挛;⑤ 对于困难性气管插管患者,应备好各种抢救用具,一旦需要可再次插管或行其他相应处理。

2. 预防性气管切开和留置气管导管

某些手术可能需要在术后行预防性气管切开,如涉及舌根、咽腔和喉等声门上组织的手术,术后咽腔壁失去支撑、气道易塌陷;同期双侧颈淋巴结清扫,术后可有明显的喉头水肿;

大范围的联合切除,下颌骨截骨超过中线;大面积的口腔内游离组织瓣;术前有呼吸功能不全的患者。选择性气管切开的目的是保障气道的通畅,待术后5~7天肿胀消退再行堵管,最后拔除气管,切开导管。但术后的预防性气管切开也有一定风险和并发症,如增加了肺部感染的风险;气管切开后不能说话,影响到患者的心理康复等。

除非有明确的预防性气管切开适应证,通过留置导管1~2天也能有效维持气道通畅,降低术后气管切开的比例。术后留置气管导管24~48 h并不明显增加插管相关并发症的发生,可以显著缩短住院时间。留置气管导管时需注意的是:尽可能选择经鼻插管,因为患者对经鼻的气管导管耐受较好且容易固定和管理;给予适当的镇静和镇痛,避免过度吞咽增加导管和气道之间的摩擦和喉水肿的发生;要加强气管导管的护理,避免导管部分堵塞,造成低通气。套囊间断放气,避免对气管壁的长时间压迫;对需要长期呼吸机治疗的患者,应及时气管切开。

3. 急性喉痉挛的处理

喉痉挛为拔管后严重的气道并发症,多见于小儿,处理必须争分夺秒,稍有贻误即可危及患者的生命。应立即吸除声门和会厌附近的分泌物,然后可进行如下处理:用100%氧给予持续气道正压,同时应注意将下颌托起,以除外机械性梗阻因素,直至喉痉挛消失;小剂量的丙泊酚(20~50 mg)加深麻醉,直至喉痉挛消失;如果上述处理无效,可应用短效肌肉松弛药来改善氧合或协助进行气管插管。

4. 术后恶性呕吐

很多因素均会造成术后恶心呕吐,如术前过度焦虑、麻醉药物的影响、缺氧、低血压以及术中大量的血液或分泌物刺激咽部或吞入胃内。由于呕吐物可能污染包扎敷料和创面从而增加感染风险。对于术后吞咽功能不全的患者,也增加了误吸的机会。因此,控制术后恶心呕吐对口腔颌面部手术显得尤其重要。

对于术后恶心呕吐的高危患者,可采取一些预防措施,如术后清除咽部的分泌物和血液,术后常规胃肠减压;避免术后低氧和低血压;给予三联抗呕吐药进行预防和治疗,如昂丹司琼、氟哌利多和地塞米松。

5. 术后寒战

术后寒战能成倍增加患者的氧消耗,加重心肺负担,还可以增加儿茶酚胺释放并导致外周血管收缩,非常不利于维持游离皮瓣的充足血供。因此,手术后注意患者的保温,出现寒战时静脉输入可乐定150 µg和(或)哌替啶12.5~25 mg有较好的临床效果。

6. 术后镇静和镇痛

术后镇静、镇痛可减少患者的躁动,减少头部的移动,避免血管蒂扭曲及游离皮瓣坏死。术后镇静、镇痛还有助于患者对留置气管导管或气管切开的耐受。

用于术后镇静和镇痛的药物包括咪达唑仑、丙泊酚和芬太尼。目前认为4岁以上的小儿,只要有成人监护,即可给予自控镇痛;非类固醇类镇痛药对口腔颌面外科患者可提供有效的镇痛,并具有抗炎作用,可经静脉患者自控镇痛给药,但对有亚临床肾损害、出凝血时间延长及使用环孢素、甲氨蝶呤等抗肿瘤药治疗的患者需慎重。

二、术后重症监测治疗

当患者进入重症监护室后,应对患者进行全身一般情况的全面了解,并对患者进行入室即刻评估,主要内容包括生命体征、意识情况、呼吸道情况、留置气管内导管或气管切开套管、皮肤颜色、温度和湿度、引流管通畅度、伤口情况、静脉通道开放情况等。由于颌面部肿瘤患者术中组织切除范围较大,往往需要接受同期游离皮瓣修复,术后对皮瓣的监护与治疗也有其特殊性。治疗方面为保证皮瓣血供支持,在定期监测出凝血时间的情况下,可适当给予扩血管药及抗凝药物。临床监护方面对外露皮瓣加强临床观察,主要包括颜色、温度、充盈情况等。患者术后需保持头部制动3～7天,观察皮瓣颜色是否与供区一致,如皮瓣颜色变暗、发绀或灰白,需及时联系手术医师紧急处理。皮瓣温度应不低于3～6 ℃,可给予烤灯照射加温,以确保其维持正常血液循环。另外,注意观察皮瓣表面应有的正常皮纹褶皱,也可进行毛细血管充盈试验、针刺出血实验来辅助判断血管危象的出现。

穿支皮瓣移植的术后并发症主要包括伤口感染和裂开、腺瘘、乳糜瘘、皮下气肿、神经损伤以及创面的出血与血肿等。术前接受大剂量放化疗的患者血管硬化组织大量纤维化,影响皮瓣血供,皮瓣营养和组织修复能力明显降低,术后常规给予足量抗生素强化治疗并加强局部创面护理。术中操作不当损伤咽颈腺、颊颈腺或胸导管,可导致腺瘘、乳糜瘘,术后需保持引流通畅,严密观察引流情况,必要时进行手术治疗。术中可能损伤面神经、迷走神经、副神经及舌下神经,尤其应重视的是迷走神经的损伤,可能引起吞咽困难、呼吸困难及误吸等,临床上应加强监测。皮下气肿多发生在气管切开后,一般能够自行吸收,但仍需加强观察,防止空气经邻近组织逸入纵隔形成纵隔气肿,甚至引起胸膜破裂而引发气胸;一旦发生气胸,应及时行胸腔闭式引流。对于创面出血的引流量,若在24 h内超过500 ml,压迫止血的同时应及时打开创面探查,查明原因。若发生大血管破裂,立即填塞止血并积极扩容维持血压,为输血治疗争取时间,必要时进行动脉结扎。

(徐辉)

参 考 文 献

1. American Society of Anesthesiologists Task Force on Management of the Difficult Airway. Practice guidelines for management of the difficult airway: an updated report by the American Society of Anesthesiologists Task Force on Management of the Difficult Airway[J]. Anesthesiology, 2003, 98(5): 1269-1277.

2. Bein B, Carstensen S, Gleim M, et al. A comparison of the proSeal laryngeal mask airway, the laryngeal tube S and the oesophageal-tracheal combitube during routine surgical procedures[J]. Eur J Anaesthesiol, 2005, 22(5): 341-346.

3. Christopher K, Todd W, Thomsen, et al. Orotracheal Intubation[J]. N Engl J Med, 2007, 356 (17): e15.

4. Christopher K, Todd W, Thomsen, et al. Videos in clinical medicine. Orotracheal intubation[J]. N Enegl J Med, 2007, 356(17): e15.

5. Donati F. Tracheal intubation: Unconsciousness, analgesia and muscle relaxation[J]. Can J Anaesth, 2003, 50(2): 99-103.

6. El-Ganzouri AR, McCarthy RJ, Tuman KJ, et al. Preoperative airway assessment: Predictive value of a multivariate

risk index[J]. Anesth Analg, 1996, 82(6): 1197−1204.

7. Morgan GE. Clinical Anesthesiology[M]. 4th. New York: McGraw-Hill Medical, 2006.

8. Karkouti K, Rose DK, Wigglesworth D, et al. Predicting difficult intubation: a multivariable analysis[J]. Can J Anaesth, 2000, 47(8): 730−739.

9. Kheterpal S, Han R, Tremper KK, et al. Incidence and predictors of difficult and impossible mask ventilation[J]. Anesthesiology, 2006, 105(5): 885−891.

10. Kundra P, Kutralam S, Ravishankar M. Local anaesthesia for awake fibreoptic nasotracheal intubation[J]. Acta Anaesthesiol Scand, 2000, 44(5): 511−516.

11. Lee A, Fan LT, Gin T, et al. A systematic review (meta-analysis) of the accuracy of the Mallampati tests to predict the difficult airway[J]. Anesth Analg, 2006, 102(6): 1867−1878.

12. Milić M, Goranović T, Knezević P. Complications of sevoflurane-fentanyl versus midazolam-fentanyl anesthesia in pediatric cleft lip and palate surgery: a randomized comparison study[J]. Int J Oral Maxillofac Surg, 2010, 39 (1): 5−9.

13. Miller RD. Anestheia[M]. 5th ed. New York: Churchill Liven-stone, 2004.

14. Pfitzenmeyer P, Musat A, Lenfant L, et al. Postoperative cognitive disorders in the eldly[J]. Presse Med, 2001, 30(13): 648.

15. Randell T. Prediction of difficult intubation[J]. Acta Anaesthesiol Scand, 1996, 40 (8 Pt 2): 1016−1023.

16. Rose DK, Cohen MM. The airway: problems and predictions in 18, 500 patients[J]. Can J Anaesth, 1994, 41(Pt 1): 372−383.

17. Rosenstock C, Gillesberg I, Gatke MR, et al. Inter-observer agreement of tests used for prediction of difficult laryngoscopy/tracheal intubation[J]. Acta Anaesthesiol Scand, 2005, 49(8): 1057−1062.

18. Steward DJ. Anesthesia for patients with cleft lip and palate Original Research Article Seminars in Anesthesia[J]. Perio Med Pain, 2007, 26 (3): 126−132.

19. Tremlett M. Anesthesia for cleft lip and palate surgery[J]. Curr Anaesth Crit Care, 2004, 15 (4): 309−316.

20. Wailliams AR, Burt N, Warren T. Accidental Middic Turbinectomy[J]. Anesthesiology, 1999, 90(6): 1782−1784.

21. 陈强.清醒经鼻盲探气管插管30例体会[J].山西医药杂志,2008,37(4): 323−324.

22. 杜桂茹,齐秀云.气管插管患者意外拔管的原因分析及对策[J].吉林医学,2008,29(10): 828−829.

23. 李逸松,田卫东,李声伟,等.颌面创伤3958例临床回顾[J].中华口腔医学杂志,2006,41(7): 385−387.

24. 李源,刘蕊,张惠,等.经鼻盲探气管插管术临床麻醉教学体会[J].医学理论与实践,2007,20(1): 120−121.

25. 林学正,施更生.口腔颌面部恶性肿瘤手术的麻醉(附300例分析)[J].浙江实用医学,1999,4(5)5: 59−61.

26. 卢玲玲,徐礼鲜,张国良.经鼻气管内插管盲探法和明视法用于颌外手术麻醉的比较[J].陕西医学杂志, 1998,27(4): 212−213.

27. 王永刚,王冬梅,王志刚,等.头颈部肿瘤术后急性危重并发症的处理[J].中外医疗,2008,13: 65−67.

28. 张志愿.加强口腔颌面肿瘤的临床科研[J].口腔颌面外科杂志,2009,19(1): 2−5.

29. 中华医学会麻醉学分会.困难气道管理专家共识[J].临床麻醉学杂志,2009,25(3): 200−203.

30. 朱也森,姜红.口腔麻醉学[M].北京: 科学出版社,2012.

第十四章

穿支皮瓣在口腔颌面-头颈部应用的围术期处理

由于口腔颌面部各类肿瘤切除手术的切除范围广、生理改变大、对患者的外观、语音及进食功能造成严重影响,所以临床上常使用穿支皮瓣修复组织切除后的颌面部缺损,但手术成功的关键不仅仅在于患者自身的情况和医师的手术技巧,良好的围术期处理也是手术能否成功的关键因素之一。恰当的围术期处理对减少手术并发症以及术后康复均起到良好的促进作用。自1959年引入显微外科,游离皮瓣重建已广泛开展,随着微血管器械的改进、显微镜的广泛运用、皮瓣制备及显微技术的提高,皮瓣成功率已超过90%。但相对少见的皮瓣失败或并发症仍然可能给患者带来较大创伤,因此围术期管理,尤其是对一些全身状况复杂、穿支皮瓣修复重要缺损部位的手术,显得尤为关键。有必要通过围术期的观察、治疗、护理来早期预防以降低皮瓣及全身各系统并发症发生的风险。围术期并发症发生的相关因素包括患者的年龄、心脑血管疾病、糖尿病、肝肾功能异常、局部血管条件、心理状态、药品的使用和手术技巧等。术后并发症在穿支皮瓣修复手术中是完全可以避免的,因此全面的术前评估、细致的手术操作和严密的患者监控是预防围术期并发症发生的重要措施。

第一节 术 前 处 理

一、心理干预和指导

颌面及头颈部手术对患者的吞咽、咀嚼及语音等功能影响较大,造成较重的心理负担,术前普遍存在对手术的恐惧和手术效果的担忧等,导致不同程度的焦虑、失眠及焦躁等心理问题,因此耐心的心理指导非常必要。医务人员应从对患者关怀、鼓励的角度出发,就病情、施行手术的必要性及可能取得的效果,手术的危险性和可能的并发症,以及术后恢复的过程和预后等,以恰当的言语和安慰的语气对患者做出适当的解释,帮助患者客观地认识手术效果及预后,建立患者的自信心和面对疾病的勇气,使患者能以积极的心态配合手术和术后治疗。同时,也将相应内容向患者家属做出详细的解释,取得他们的信任和同意,协助做好患者的心理准备工作,配合整个治疗过程顺利进行。应履行书面知情同意手续,包括手术、麻醉知情同意书、输血治疗同意书等,由患者本人或法律上有责任的亲属(或监护人)签署。

二、一般准备

患者入院后即应检查口腔情况,必要时术前行全口牙洁治,同时治疗口腔黏膜病变,帮助患者做好口腔卫生,戒烟酒并养成饭前饭后漱口习惯。术前3天用漱口水漱口,颈部及口周备皮。

三、适应性训练

穿支皮瓣移植需要吻合血管,然而穿支血管管径较细,为保证手术的成功率,术后常规要求患者头颈部制动,避免血管蒂扭转,影响穿支皮瓣血供。术前应指导患者进行适应性的训练,包括头颈部制动、手臂及腿部的垫高、在医护人员配合下进行轴式翻身、在家属配合下进行床上大小便、学会正确的咳嗽方式等。正确的咳嗽训练能够帮助患者咳出呼吸道内的分泌物,增加肺部通气量,预防肺不张、肺炎的发生,同时减少因反复咳嗽导致的术区深部出血,预防术区伤口的裂开,减少对血管蒂及皮瓣的刺激。有效咳嗽及排痰的技巧:在排痰前,先轻轻咳嗽几次,使痰松动,再用口深吸一口气,屏气,稍停片刻,短促用力地咳嗽一两次,排出痰液。咳嗽时应短促有力,但并不需要剧烈咳嗽,如咳嗽时气体不是突然冲出,或在喉头发出假声都不是有效的咳嗽,应避免连续无效的咳嗽,既增加患者的疲劳、消耗体力,又达不到有效咳嗽的目的。

四、心血管及深静脉血栓风险评估

预防心血管风险发生的关键是要对高危患者进行识别,尤其是严重高血压、高龄、心功能不佳、长期服用抗凝药物、心脏瓣膜置换、起搏器植入术后、动脉粥样硬化、肥胖、长期糖尿病病史的患者应引起警惕,这些心血管危险因素增加了围术期血栓栓塞并发症的发生率及病死率。

深静脉血栓形成将会导致严重的肺栓塞,甚至导致患者死亡,对口腔颌面外科医师而言是个严峻的挑战。

深静脉血栓可能发生在静脉系统的任何部分,但最常发生在下肢深静脉。根据急性期血栓形成的解剖部位可分为3型。① 中央型:即髂-股静脉血栓形成。起病急骤,全下肢明显肿胀,患侧髂窝、股三角区有疼痛和压痛,浅静脉扩张,患者皮温和体温均升高。② 周围型:包括股静脉或小腿深静脉血栓形成,局限于股静脉的血栓形成,主要特征为大腿肿痛;局限于小腿部的深静脉血栓形成,主要表现为小腿剧痛,患足不能着地踏平,行走时症状加重,小腿肿胀且有深压痛。③ 混合型:全下肢深静脉血栓形成,中央型和外周型临床症状的集合。因此,穿支皮瓣修复手术前应常规评估患者血栓形成的风险。围术期发生静脉血栓形成的危险因素包括年龄＞40岁、肥胖、有血栓形成病史、静脉曲张、吸烟、大手术史（盆腔、泌尿外科、下肢和癌肿手术）、长时间麻醉和血液学异常。

有静脉血栓危险因素者应预防性使用安全有效的抗凝药物-低分子肝素,间断气袋加压下肢。低风险患者可通过一定的机械方法进行早期预防,而高风险患者往往需要抗凝以及机械预防双重措施。此外,术前患者可常规行下肢静脉超声多普勒检查,评估术前静脉血栓情况,有附壁血栓形成的患者应高度警惕。

五、肺部并发症的预防

接受颌面-头颈部穿支皮瓣修复手术的患者,尤其是针对高龄及有慢性阻塞性肺疾病病史（如老慢支、肺大泡、肺不张等）的患者,术前与患者及家属强调围术期肺部并发症发生的可能性显得尤为重要。许多颌面-头颈部肿瘤术后需行气管切开术,容易伴发急性肺部并发症,因此术前非常有必要帮助患者进行呼吸锻炼,提高肺活量以降低并发症的发生。首先,术前为患者设置每天的训练目标,鼓励患者做深呼吸动作。应用肺活量计评价锻炼效果,以确保良好的肺扩张。如果术前怀疑有肺部炎症,可行X线胸片和痰培养检查,明确诊断并积极治疗,待症状改善后再行手术。对于慢性支气管炎患者,术前可使用雾化吸入药物,如普米克等进行预防性治疗,有利于提高患者术前、术中的氧饱和度,减少术后呼吸道痉挛及肺部感染的可能性。

六、血糖控制

相对于正常人而言,糖尿病患者更容易发生围手术期并发症。随着我国饮食结构的改变,越来越多的患者存在高血糖或糖尿病病史。长期的糖尿病病史影响微血管的结构,患者供受区血管有附壁血栓或动脉粥样硬化的改变,不利于显微血管吻合;许多糖尿病患者常伴有肾功能异常,也能够直接或间接地影响手术的成功率及术后愈合情况。对于这些患者,应通过治疗将血糖浓度控制在8 mmol/L以下,这对预防术后皮瓣危象、伤口感染、肺部炎症等并发症具有重要意义。因此,术前良好的血糖控制是确保穿支皮瓣手术成功的关键因素之一。

七、抗生素预防

血清及组织中适宜浓度的抗生素对于降低术区感染有着非常重要的作用。抗生素的使用应结合药敏实验结果,尽量减轻对人体正常菌群的影响。第一和第二代抗生素是围术期预防机体或术区感染的首选药物。研究表明第一剂抗生素应开始于术前30～60 min,能够有效降低手术部位的感染率。对于头颈部,尤其是涉及口咽部手术的感染预防,提倡使用覆盖革兰氏阴性菌的抗生素,第一剂也应开始于术前30～60 min。

八、血液学检查

除常规术前全身检查和准备外,穿支皮瓣移植手术对患者自身血液系统的要求较为严格,特别要注意出、凝血时间和凝血酶原等凝血功能指标,以免术后出血,形成局部血肿,影响皮瓣成活。同时,对于长期使用阿司匹林、氯吡格雷等抗凝药物的患者,结合相关科室会诊意见调整抗凝用药方案。

第二节 术 中 处 理

一、器械的准备

游离穿支皮瓣分离制备过程中需使用显微外科器械,同时准备手术显微镜。由于穿支血管细小,应选用力度及大小合适的动、静脉夹(30 g左右),以免损伤血管蒂和血管内膜。对于手术中小的分支血管,需准备双极电凝,可避免结扎血管时牵拉损伤血管蒂。

穿支皮瓣血管吻合除了手工缝合外,可使用血管吻合器,吻合操作简便、缩短手术时间,可有效降低血管吻合口并发症,提高皮瓣成活率,常用品牌有Coupler吻合器。相应配套的血管吻合使用的器械有:血管吻合镊子、血管量规、血管吻合器械手柄(见图14-2-1)。

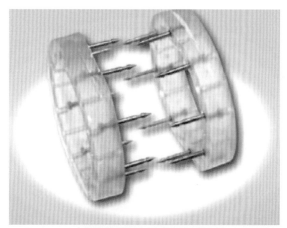
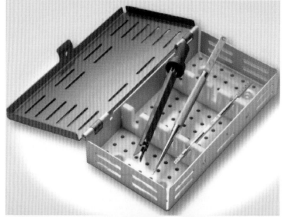
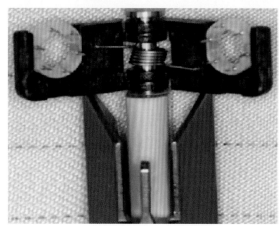
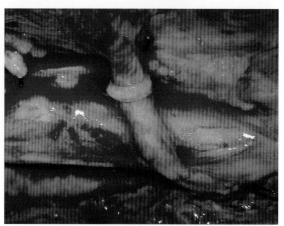

图14-2-1　Coupler血管吻合器及其使用

二、手术室准备

皮瓣制取时血运较少,需不定时用温热的生理盐水浸润皮瓣及血管蒂,使其保持湿润。手术室温度应维持于22～25 ℃、相对湿度35%～60%,以防止血管痉挛的发生。

术中备好25～30 ℃小血管冲洗水溶液,并使用该溶液浸湿的纱布湿敷皮瓣及血管蒂。一旦出现血管痉挛,及时用注射器吸取小血管冲洗水溶液缓慢冲洗皮瓣,以减少痉挛的程度,避免血栓形成。术中密切观察术区出、凝血状况,及时调整肝素生理盐水的浓度。此外,还可备利多卡因等药物,用以在出现血管危象时及时向蒂部软组织内少许滴注,以缓解血管痉挛。

三、输血

由于皮瓣修复手术中出血可能较多,术前充分备血较为重要。术中监测患者血压,若出血较多,血压下降,应加快液体输入量;必要时给予胶体、血浆或全血的输入,保证患者的血容量在正常范围内。

四、供受区血管选择

口腔颌面-头颈部缺损穿支皮瓣修复手术中常用的受区血管包括面动静脉、甲状腺上动静脉、舌动静脉、颈横动静脉、颈内静脉分支、颈外静脉、颞浅动静脉。

因为血管存在变异可能,尤其是多次手术、放化疗患者,所以术前应对供受区血管进行检查,可术前应用超声多普勒、CTA、MRA等技术评估血管状况,标记各穿支血管位置,明确穿支血管与知名动脉之间的解剖关系,测量血管直径、血流速度,术前预估术区缺损位置及供区血管蒂长度,评估供受区血管管径匹配程度,手术过程中仔细解剖并保护相关血管蒂,结扎时留长血管结扎线,以标记受区血管以备吻合使用,保证手术顺利进行,提高穿支皮瓣手术的成功率。

五、预防性气管切开术

在穿支皮瓣修复颌面-头颈部缺损的手术中,预防性气管切开的适应证选择具有一定的灵活性,但总原则应是保证患者的生命安全。涉及舌根、口咽部缺损的穿支皮瓣修复手术应常规行预防性气管切开;下颌骨正中部分切除,破坏了舌骨上肌群附着者,半侧以上超过中线切除者,均应同时行预防性气管切开;下颌后缩患者、肥胖患者、放疗后患者,气道多有狭窄,也应积极行预防性气管切开术。

气管切开的注意事项:① 颈深筋膜浅面有连接两侧颈前静脉的横支跨越,损伤横支可以引起较多出血;② 颈深筋膜中层在颈部中线处连接成白线,此区血管很少,气管切开应循白线切开,以便分开气管前方的舌骨下肌群,暴露气管前壁;③ 在气管的第2～4软骨环处,有甲状腺峡部横越,切断后易引起出血;④ 气管两侧有颈总动脉和颈内静脉等重要血管,越接近胸骨上缘,这些大血管越靠近气管,因此切开气管时,切口应保持正中位置,以免损伤重要血管;⑤ 气管切开时,应尽量将患者的肩垫高并使头后仰,使颈部气管位置变浅。

六、负压引流的放置

负压引流利用塑料管或者橡胶管在创口区域引出,接于吸引器、吸引球,使创口内产生负压,从而达到负压吸引的目的。穿支皮瓣修复口腔颌面-头颈部缺损的手术中,负压引流管的放置首先应保证良好有效的引流,必要时可放置多根引流管,内端应放置于创口深处,避开重要血管(注意远离穿支血管及其血管蒂)及神经,并可利用"皮钉"将引流管固定在适宜的位置,防止术后引流管在创口内移动,避免损伤重要血管神经,戳创口也应严密封闭,预防漏气,保证负压效应。

第三节 术 后 处 理

一、术后观察及监测

1. 生命体征观察

观察患者的全身状况,体温、血压、心率、呼吸、血氧饱和度等基本生命体征,并予以心电监护,记录每天24 h出入量。注意血压变化,血压过高、过低均会影响皮瓣的血供。移植皮瓣术区位置要略高于心脏水平面,以利于局部静脉回流。穿支皮瓣术后应常规检查患者的血液生化指标,包括血常规、电解质、肝肾功能、凝血功能等常规指标。术中出血多,患者全身状况差,术后血红蛋白浓度 < 70 g/L时可输血,术后患者白细胞计数可应激性升高,但白细胞和中性粒细胞计数持续升高应结合术区及全身状况排除术后感染可能。预防电解质紊乱,必要时补充钠、钾等电解质,维持血液 Na^+ 浓度在 $135 \sim 145$ mmol/L,血液 K^+ 浓度在 $3.5 \sim 5.5$ mmol/L,防止电解质紊乱及肝肾功能障碍。监测血浆白蛋白水平,低于30 g/L时可静脉输注白蛋白,预防患者术后伤口延期愈合。

2. 术区观察

术后观察术区有无肿胀、有无积液;定期观察引流情况,包括引流液的颜色、性质及引流量变化;保证引流管的通畅,避免扭曲和脱落。术后24 h内引流液通常为鲜红色,至术后72 h逐渐变为淡红色。24 h内一侧术区引流量一般不超过250 ml,且逐日递减。负压球的吸力不宜过大,放置时应避开皮瓣血管蒂,以免影响皮瓣的血运循环。

3. 皮瓣观察

术后72 h是穿支皮瓣最容易发生血管危象的时期。危象皮瓣能否抢救成功,取决于对微循环障碍的早期发现和对受损血管的及时探查。术后1~3天内应密切观察和记录皮瓣颜色、温度、充盈状况、渗血及肿胀程度等情况。常规情况下,临床皮瓣观察做到术后1~3天,每小时观察一次;术后4~5天,每2小时观察一次;术后6~7天,每3小时观察一次。皮瓣的颜色在术后1~2天内会略显苍白,属于正常现象,结合其他征象综合判断;若皮瓣发紫,则表明穿支静脉回流不畅,可能发生静脉危象(见图14-3-1);如过分苍白,提示穿支动脉可

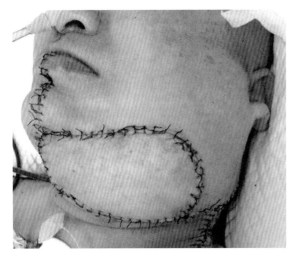

图14-3-1　皮瓣移植后发生静脉危象

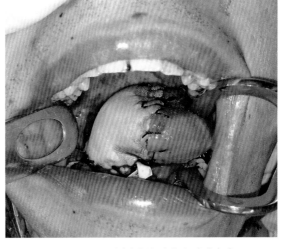

图14-3-2　皮瓣移植后发生动脉危象

能发生痉挛、受压或供血不足,可能发生动脉危象(见图14-3-2)。皮瓣移植后多有温度下降现象,但一般不应低于皮温的3～6℃;皮瓣表面应有正常的皮纹皱折,如果发生血管危象,则皮纹消失,可见皮瓣肿胀;皮瓣移植后一般表现为轻度肿胀,较周围组织肿胀程度轻,但如果皮瓣区域出现明显肿胀、质地变硬时,则可判定血管危象发生;出现血管危象后,如能在6 h内及时处理,皮瓣有较高的成活率;超过6 h,血管内血栓形成,可造成皮瓣移植失败。

4. 血管危象具体判断方法

(1) 局部指压测试(毛细血管充盈试验):手指轻压,放开后可见白色区域再度泛红,泛红越快,说明微循环状况越好;若该过程太长超过5 s,多提示微循环功能较差。通常单独的指压测试并不能完全代表皮瓣的血流灌注,同时需要考虑皮瓣的颜色、质地、温度。如果这些指标存在异常,则提示皮瓣血管危象发生的可能性较大。

(2) 针刺试验或边缘擦拭试验:准备5 ml针头(或血管钳)、棉签、肝素钠等,将针头或棉签蘸少许肝素钠,针头穿刺皮瓣的位置应该避开穿支血管,即皮瓣边缘部位;若使用血管钳,应在缝线边缘处翻开皮瓣。棉签蘸少量肝素钠后擦拭局部穿刺部位或皮瓣边缘部位,2～3 s内有新鲜血液流出,表明皮瓣血运良好。否则,考虑皮瓣危象发生的可能。

(3) 皮温测量仪或彩色多普勒超声仪检测:皮温测量仪主要用于检测皮瓣表面温度与健侧组织表面温度的差异,如持续3 h内大于2℃,提示血供不足。

床旁彩色多普勒超声探测仪可测试微血管吻合口的血流速度及波形等,是一种高效率的观察手段。埋入式多普勒超声主要运用于皮瓣局部表面,将探测头植入皮瓣皮下,检测皮下血流情况。手持多普勒超声仪(见图14-3-3)最重要的作用是区分动、静脉,同时检测其流速,通过测试皮瓣血管蒂中动静脉的回声情况,判断血运情况。建议在关闭手术创口时即在表面皮肤标记血管蒂的准确位置,术后可运用多普勒超声在标记的皮肤位置探测血管蒂。

(4) 激光多普勒流量计测定:能提供客观的血流比重及皮瓣灌注情况,但观察者不能单纯依靠其给出的绝对值来判断皮瓣血运状态。激光多普勒只能给出不同患者的相对流量值,此外灌注读数会因生理微循环变化而产生波动,因此观察者必须监控趋势而不是绝对值。

（5）红外热成像技术监测：主要是利用术区皮瓣血运丰富、区域温度较周边温度高，使用红外摄影机可观察穿支皮瓣的血管蒂和皮瓣的温度差异改变，间接反应皮瓣的微循环状态（见图14-3-4和图14-3-5）。

（6）微量透析：微量透析皮瓣灌注监测是一种新方法。外科医师将一张双重的导管微量透析膜植入组织，通过导管缓慢注入透析液，经过周围的细

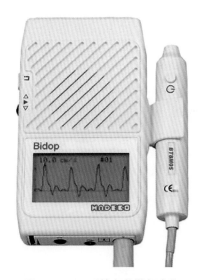 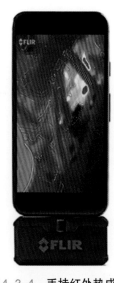

图14-3-3　**手持多普勒超声仪**　　图14-3-4　**手持红外热成像仪**

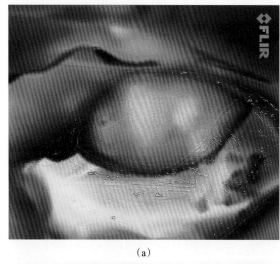

（a）

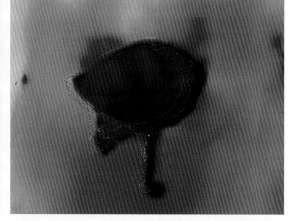

（b）

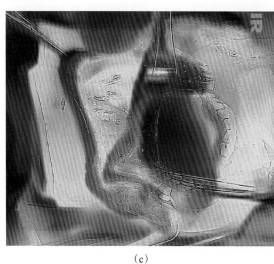

（c）

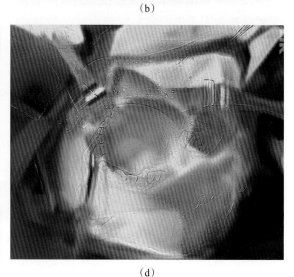

（d）

图14-3-5　**红外热成像技术监测术区皮瓣微循环状态**
（a）皮瓣解剖后；（b）皮瓣断蒂后；（c）血管吻合前；（d）血管吻合后

胞外基质,最后回流至仪器,监测血糖、甘油和乳酸的浓度。皮瓣缺血期间,葡萄糖浓度下降,而乳酸和甘油浓度上升。如果发生血管危象,葡萄糖耗尽,葡萄糖浓度将低至不可检测水平,而乳酸则会急剧增加。

(7)近红外血管造影术:近红外血管造影是一种半定量的衡量皮瓣微血管灌注的新技术。这种检测方法基于发光染料(吲哚菁绿),通过光学过滤器检测组织近红外光和探测发射信号。此技术可以确定整个皮瓣灌注的质量,从而协助皮瓣设计和观察。然而,该技术是一个静态评估灌注的方法,在某个特定的时间点观察皮瓣的血运情况,并不能作为一种连续的监测手段。

二、术后血管危象的预防和处理

血管蒂的扭转、压缩常造成血管及吻合口的血栓形成,最终导致皮瓣坏死。动静脉均会出现栓塞,静脉栓塞的发生率明显高于动脉,但其容易被早期发现,手术探查也相对简单,皮瓣救治率明显高于动脉栓塞。静脉血栓发生后,皮瓣内将积累大量的血液,从远心端开始逐渐变成蓝紫色。同时,由于静脉血淤积,皮瓣边缘可出现暗红色血液。动脉血栓则是形成动脉危象最常见的因素之一,主要表现为无流动性血液充满皮瓣,皮瓣肿胀、色偏白,充盈实验明显变慢,针刺或肝素钠擦拭皮瓣边缘,无新鲜血液流出或流出十分缓慢,这些均表明可能存在皮瓣动脉危象。如果怀疑血管危象,此时需要经验丰富的外科医师进行判断并及时处理,必要时进行手术探查,不应存有侥幸心理。

1. 术后预防或治疗性抗凝

术中血管内皮损伤会导致局部血小板聚集,触发并启动凝血级联反应,最终导致血管栓塞形成。穿支皮瓣手术成功的关键在于皮瓣的规范化制备、血管的显微吻合,抗凝药物可作为术后辅助治疗,降低凝血风险,促进局部血液循环。

目前临床上常用的抗凝药物有低分子量肝素、低分子右旋糖酐、低剂量阿司匹林等。低分子量肝素常用于皮瓣危象探查术后预防性治疗,但很少作为预防血栓形成的首选药品,因为其能够导致组织血肿形成。低分子右旋糖酐可以增加动静脉通畅率而不增加血肿概率,但偶尔会产生类过敏反应并引发成人呼吸窘迫综合征、心脏超负荷、出血和肾损害。低剂量阿司匹林能有效降低吻合口静脉血栓的形成,提高微循环灌注量,同时也有增加局部术区血肿的风险。临床证明抗血栓形成药物有助于防止血栓形成,但在显微外科领域尚未建立统一的用药标准。

2. 血肿探查

皮瓣局部血肿也需要进一步的外科干预。血肿形成堆积在术区可压迫血管蒂,造成局部血运循环障碍。因此,及时处理皮瓣血肿并发症对皮瓣移植的成功与否也是非常关键的因素。一旦出现血肿,首先应打开术区创口,给予局部组织液引流,同时行外科清创术清除血肿及早期坏死组织,防止感染及组织坏死的发生。术中应再次彻底止血,尤其是知名血管或容易出血的肌肉、神经断端,然后重新放置负压引流管。

3. 辅助性溶栓治疗

溶栓药物如尿激酶、链激酶、重组组织纤溶酶原激活物可用于治疗血管蒂血栓形成或恢复探查术后局部血液循环。术前30 min注射100 000～250 000 IU的尿激酶/链激酶、15 mg重组组织纤溶酶原激活物或低分子肝素（速碧林等），探查时这些溶栓药物可通过血液循环到达血管吻合口区域。术后运用低分子肝素钠，有利于防止局部血栓的再形成，降低患者血栓形成的高凝状态，溶解血管内微小血栓。

三、疼痛处理

麻醉作用消失后，切口受到刺激会出现疼痛反应。术后疼痛可引起呼吸、循环、胃肠道和骨骼肌功能变化，甚至引起并发症。患者活动减少，引起静脉瘀滞、血栓形成和栓塞。术后疼痛也会导致儿茶酚胺和其他应激激素的释放，引起血管痉挛、高血压，严重的发生卒中、心肌梗死和出血。有效镇痛会改善大手术的预后。术后镇痛要符合三阶梯用药原则：口服给药、按时给药、个性化给药，即以达到有效镇痛为目的，镇痛效果由弱到强逐渐加量，按时规律用药。常用的麻醉类镇痛药有吗啡、哌替啶和芬太尼。临床应用时，在达到有效镇痛作用的前提下，药物剂量宜小，用药间隔时间应逐渐延长，及早停用镇痛剂有利于胃肠动力的恢复。

四、穿支皮瓣术后常规护理

对术中已经气管切开的患者，严格按照气管切开标准护理，根据患者吞咽功能情况，术后1周左右可更换金属套管，并开始试堵管，患者呼吸顺畅，可考虑酌情拔管。未行气管切开的患者，应密切观察其血氧饱和度，定时吸痰，彻底清理口咽腔及气管内的分泌物，及时发现组织水肿和血肿，在床旁准备气管切开包，以备患者呼吸困难时行气管切开。

患者术后72 h内绝对卧床，尤其是皮瓣移植及血管蒂吻合部位应有效制动，避免血管蒂受压和牵拉。术后5～7天可鼓励患者下床活动，预防肺部感染和深静脉血栓形成。下床活动时间应根据患者承受能力而定，逐渐延长。

五、穿支皮瓣术后营养支持

患者术后常伴进食困难，营养支持通常可通过静脉或肠内营养的方式。头颈部肿瘤患者营养不良是普遍存在的问题，最常见的原因是机械性阻塞，因肿瘤位置造成术前、术后吞咽困难。现有指南建议头颈肿瘤患者术后应给予营养干预，制定一定的营养计划，并确定膳食的摄入量。

妥善固定好胃管，确保患者不能自行拔出。术后第1天开始鼻饲，以清淡食物为主，每次约100 ml，4～5次/d；以后逐渐增加，每次200～300 ml；根据患者的情况调整，可达8～10次/d；鼻饲需维持2～3周，待肠胃功能恢复后，可从流质适当过渡到高蛋白、高热量、高维生素的半流质食物，满足机体恢复的需要，同时可配合静脉支持治疗，增强机体抵抗力，促进伤口愈合，利于皮瓣成活。

（马春跃，祝奉硕）

参 考 文 献

1. 丁贞瑜.腹壁下深动脉穿支皮瓣乳房再造术围术期的护理［J］.解放军护理杂志,2006,23(12):67-68.

2. 杜平,李淑芳.前臂游离皮瓣即时修复口腔恶性肿瘤术后缺损的围术期护理［J］.中外医疗,2013,11:171-173.

3. 姜璐.锁骨上动脉筋膜岛状皮瓣转移修复术的围术期护理［J］.护理学杂志:外科版,2010,25(6):22-24.

4. 李运,芦娟,王飞.游离皮瓣移植围手术期护理［J］.中华全科医学,2008,6(9):984

5. 李兆勤,蒋凌,方芳,等.手外伤行腹部带蒂皮瓣修复术患者围术期的护理方法［J］.中国医药指南,2012,10(24):263-264.

6. 吕政纲,陈腾放,洪超群,等.颈部肿瘤术后股前外侧游离在缺损修复重建的医院感染危险因素分析［J］.中华医院感染学杂志,2015,25(17):4012-4014.

7. 乔世玲.前臂皮瓣修复口腔癌术后软组织缺损3例围术期护理［J］.齐鲁护理杂志,2009,15(10):35-36.

8. 谭婉儿,李劲松,张国萍,等.前臂游离皮瓣舌再造术的围术期护理［J］.临床口腔医学杂志,2002,18(3):227-228.

9. 田卓炜,周辉红,冯少清,等.旋髂浅动脉穿支皮瓣的术前彩色多普勒超声与CT血管造影辅助设计研究［J］.中国肿瘤临床,2015,42(16):807-812.

10. 王间萍.游离穿支皮瓣修复老年患者四肢皮肤软组织缺损的围术期护理［J］.全科护理,2016,14(20):2127-2128.

11. 王瑜.腹壁下动脉穿支皮瓣乳房再造术的围术期护理［J］.现代医学,2011,39(6):726-728.

12. 徐静.前臂游离皮瓣修复舌癌切除后缺损围术期护理［J］.实用临床医药杂志,2012,16(22):181-183.

13. 杨丹,杨晓梅,钟黎明,等.游离股前外侧皮瓣修复术患者的围术期护理［J］.解放军护理杂志,2015,32(21):60-62.

14. 支丹,高玉琴,程丹.穿支皮瓣修复口腔颌面部缺损患者的围术期护理［J］.中国医科大学学报,2017,46(3):284-285.

第十五章

穿支皮瓣外科手术的观察和护理

对拟行穿支皮瓣修复的患者，护理工作应从患者入院开始，并以手术治疗为中心，贯穿于整个护理诊疗过程中。围手术期是指患者入院确定治疗时，到此次手术有关的治疗基本结束为止的一段时间。本章将从手术前的护理评估、相应护理措施；手术前日和手术日的护理工作、手术后的护理评估、相应护理措施；以及出院前的健康教育、康复指导这四阶段来对穿支皮瓣外科手术的观察和护理进行阐述。

第一节　术前护理评估及相应护理措施

患者入院后，护士即应当对患者进行评估。一方面是为了了解患者的基本情况、身心情况、专科基本情况以及全身情况，为手术做准备；另一方面也便于护士在术后能更有针对性、有计划性地对患者实施各项护理措施和康复指导。

一、患者全身情况

一般来说，应用于口腔颌面-头颈部的穿支皮瓣修复术是一项复杂而精密的大型手术，手术时间较长，手术对患者创伤较大。因此，护士应协助医师对患者的全身情况做系统的全面检查，以排除手术禁忌证。

1. 患者基本资料收集

在患者入院时，护士应仔细询问患者基本资料，包括患者有无严重的全身疾病，有无外科大手术史，有无过敏史，有无烟酒史。术前还需特别注意患者个人及家族性血栓病史。

（1）吸烟史：吸烟对显微外科手术效果的影响尚存在一定争议，但吸烟是导致口腔癌发生的一个重要原因，而且尼古丁会影响皮肤血运和伤口愈合。大量实验研究显示，吸烟与血管吻合愈合延迟、游离皮瓣坏死之间有着重要联系。同时也有研究显示，在游离穿支皮瓣组,吸烟患者再次手术率和吻合口并发症的发生率显著高于非吸烟患者。此外,吸烟还会加重患者在全身麻醉手术后发生肺部并发症的概率。因此,对于有长期吸烟史的患者,护士应当在术前2周或患者入院时便劝导其戒烟。

（2）饮酒史:酒精依赖与谵妄的发生有一定关系。特别是在经历大手术以后,有长期饮酒史的患者发生谵妄的概率相对更高。因此,对于有长期饮酒史的患者,护士应在术前指导患者戒酒或逐渐减少饮酒量。

2. 患者生理评估

1）年龄

年龄本身不是显微外科的禁忌证。大量研究显示游离皮瓣的成活率在不同年龄组之间没有显著性差异。但一系列调查显示,在术前有慢性疾病和治疗史的60～69岁年龄组,死亡率高达5.4%。但在其他研究中,尽管并发症发生率同样很高,死亡率却要低得多。

2）麻醉适应证

像大多数外科手术一样,术前需要保证患者心肺功能处于良好状态。保证患者能够耐受长时间的固定体位,以便于供区皮瓣的选择、获取以及必要时手术时间延长。

3）营养状况

口腔颌面部肿瘤患者由于张口受限、咀嚼困难、吞咽困难、大手术后失血失液、放化疗不良反应等因素可出现营养不良症状。手术前患者一旦确诊为营养不良,原则上就应进行营养支持。术前营养支持的目的是纠正已存在的营养不良、避免手术期间出现营养不良或加重营养缺乏,恢复营养状态,减少并发症,尤其适于口腔颌面部恶性肿瘤及复发的患者。目前,大多数研究认为术前营养优于术后营养支持,营养补充的时间不应在术前出现并发症才考虑给予。术前营养支持时间的长短取决于患者的疾病与手术是否紧急,最短的营养支持时间一般在7～14天。术前营养支持是否有效,应根据营养指标测量和实验室指标来判断。营养状态的评估主要包括项目:收集患者营养方面的健康史、评估患者营养不良的症状、执行人体测量法以及评估实验室检查的结果。

4）疼痛

口腔颌面部良性肿瘤以膨胀生长为主要方式,可产生颌面部不适、外形改变等变化。恶性肿瘤则以浸润生长为主,侵犯邻近组织器官,破坏其结构和功能,产生的疼痛也可称为癌性疼痛。肿瘤本身所产生的疼痛常见于肿瘤压迫、浸润神经,造成神经鞘内神经纤维绞窄或神经营养血管被癌细胞闭塞,使神经血管处于缺血状态而产生疼痛。此外,疼痛还可以与诊断治疗措施、外科手术、化学治疗或放射治疗有关,少部分的患者疼痛与疾病或疾病的治疗无关。

（1）疼痛的评估:综合评估癌痛是缓解患者疼痛的第一个重要步骤。疼痛是主观的体验,所以疼痛评估资料主要来自患者的主诉。但由于认知、教育、语言、种族或文化相关差异产生沟通问题,而无法正确评估疼痛的状况,因此可适当选用疼痛评估工具判断疼痛的强度、性质和分布。

目前临床上最常采用视觉模拟评分法（VAS）来定性及定量地分析疼痛的情况或程度。

该方法采用一条 10 cm 长的直线或尺，两端表明 0 和 10 的字样。0 端代表无疼痛，10 端代表最剧烈的疼痛。让患者在直线或尺上标出自己疼痛的相应位置，然后用尺测量出疼痛强度的数值称为评分。另外，也可采用分级法来评估疼痛的强度，0 级代表无疼痛；1 级代表轻度疼痛，虽有痛感但仍可忍受，并能正常生活，睡眠不受干扰；2 级代表中度疼痛，疼痛明显，不能忍受，要求服用镇痛药物，睡眠受干扰；3 级代表重度疼痛，疼痛剧烈，不能忍受，需要镇痛药物，睡眠严重受到干扰，可伴有自主神经功能紊乱或有被动体位出现。

（2）疼痛的治疗：方法很多，但肿瘤患者的主要治疗方法是服用止痛药物。对于疼痛的药物治疗基本原则包括：① 尽可能口服给药；② 至少给予维持 5 h 疼痛消失的剂量；③ 按计划定时给药；④ 根据疼痛的强度选择药物；⑤ 预防止痛药的不良反应。

世界卫生组织（WHO）为一般止痛处方提供了大致的框架，即为癌痛治疗的三阶梯方法。所谓癌痛治疗的三阶段方法就是对疼痛的病因、性质做出正确的评估后，根据患者疼痛的程度和原因选择相应的镇痛剂。对轻度疼痛选用非阿片类止痛药 ± 辅助药；中度疼痛选用弱阿片类止痛药 ± 非阿片类止痛药 ± 辅助药；重度疼痛选用强阿片类止痛药 ± 非阿片类止痛药 ± 辅助药。

3. 患者心理社会评估

大多数患者在进入医院的陌生环境时会产生不安心理，在面对自己的疾病和未知的治疗效果时有担忧、焦虑，甚至恐惧。有些患者还会因为日常工作被打乱、医疗费用产生的经济负担、家庭和社会关系受影响等而出现不安、消极等情绪。这些不良的心理状态不仅会降低机体的免疫功能，影响患者对手术的耐受力，也会影响术后护理和康复计划的实施，不利于患者康复。护士应在患者入院后了解患者的基本心理状态后，根据手术方式予以心理疏导，缓解患者产生的恐惧、不安和焦虑情绪。一般症状较轻的患者经过疏导大多可以缓解，如果症状较严重者可适当给予药物协助治疗。

二、患者口腔颌面-头颈部专科情况

在排除患者全身系统性疾病及手术禁忌证后，护士对于患者口腔颌面-头颈部专科情况的评估也相当重要。

首先，护士应对肿瘤进行评估，包括肿瘤生长的部位、大小、性质。根据肿瘤生长的部位及大小来评估是否存在压迫呼吸道、引起窒息的潜在风险；根据肿瘤的性质及大小来评估肿瘤是否有出血的可能，并做出相应预防措施。

其次，护士应检查口腔的一般情况，包括口腔卫生情况、牙列是否完整、咬合关系是否正常、张口度等。对于口腔卫生不良患者，护士应在术前指导患者进行口腔清洁，予以合适的漱口水进行漱口。

三、患者的准备

1. 手术耐受力

患者入院后，对患者进行常规实验室检查、X 线片检查、心电图检查及必要的影像学检查,以充分掌握患者全身情况,尤其是心、肺、肝、肾功能,以利于医师及麻醉师正确评估患者对于大型手术的耐受程度。正确评估患者对于手术的耐受力,有利于确保手术顺利、安全地进行。

从患者对手术耐受力的角度来说,一般可分为4类。第一类:对手术耐受力良好,除口腔颌面部疾病外,全身主要器官及功能良好、颌面部手术范围不大者,此类手术一般安全性较大。第二类:对手术耐受力尚可,全身主要器官及功能在正常范围内,颌面部手术范围较大,估计患者能耐受该类大手术者。第三类:对手术耐受力差,主要器官已有明显的器质性疾病或代偿功能较差,须作范围较大的颌面部肿瘤手术,估计患者对手术的耐受力或安全性较差。第四类:对手术耐受力极差,主要器官有严重疾病而代偿功能极差,不论手术范围如何,估计患者都不能耐受或可能在手术中及因麻醉而发生各种危象者。对于第一和第二类耐受力患者,只要进行一般准备后便可实施手术。对于第三类患者,涉及问题较多,需要更深一步调查研究,包括重要器官的功能状况和水、电解质的代谢情况,并需作充分的特殊准备(例如请内科、麻醉科、多学科配合协作手术,或在心电监护下)才可实施手术。对于第四类患者,可作为手术禁忌证,尽可能行保守治疗。

2. 术前解释工作

在实施手术前,护士及医师必须向患者和家属如实地介绍病情、治疗方案和手术中可能发生的问题及相应的防治措施,以便取得他们的同意和支持。充分的术前解释工作和术前宣教能有效调动患者的主观能动性,使其能够在充满信心的情况下接受手术,并很好地配合治疗。对于术后需进入监护室的患者,医师会下达医嘱,护士在手术前日对患者和家属进行入监护室的相关术前宣教,确保患者和家属有足够的心理准备。

3. 供区准备

对于不同供区的穿支皮瓣,术前医师应做必要的评估,排除制取皮瓣的禁忌证。护士应告知患者保证供皮区的皮肤完整。需行血管彩色多普勒超声和CT扫描以明确穿支血管分布情况及走向,护士应告知勿擦去彩色多普勒超声定点标记。

第二节 手术前日及手术日护理工作

一、手术前日的护理工作

1. 制定个性化的术前适应性功能训练

(1)术后患者常因切口疼痛而不愿咳嗽,护士应在术前向患者解释咳嗽和咳痰的重要性,并教会患者正确地增加腹压,使痰液咳出。应指导有吸烟习惯的患者入院后戒烟。

(2)行皮瓣修复术患者术后3~5 d内需取平卧位,对于体位上的改变,护士术前对患者做好解释工作,让其明白术后取平卧位的原因,以便更好地配合治疗。

(3)指导患者在术前进行床上排便、抬臀、下肢功能锻炼等训练,使其尽早适应术后制动所带来的体位改变,以及术后预防各类并发症的发生。

(4)对于口腔颌面-头颈部肿瘤患者,若手术切除范围较大,会做预防性气管切开。术后语言的沟通会有所障碍,无法正常交流。因此,护士应告知患者术后可能发生的改变,并指导患者使用特定的手势及运用写字板等辅助工具来进行交流。

2. 胃肠道准备

按照全身麻醉术前常规进行胃肠道准备,成人术前12 h禁食、4 h禁水。

3. 备血和药物过敏实验

对于术中可能出血量较多的患者,护士根据医嘱做好血型鉴定和交叉配血试验。药物过敏反应是异常的免疫反应,严重者可危及生命。对于术中拟使用的可能致敏的药物,术前应做好过敏试验。常见的术前药物过敏试验包括青霉素或头孢菌素类药物过敏试验。

4. 口腔准备

口腔内手术应作口腔准备。口腔卫生不良者,可用漱口液进行口腔清洁。告知患者术前去除活动义齿。

5. 术区皮肤准备

手术前日告知患者术晨洗澡、洗头发、修剪指(趾)甲、更换衣服。可用含有抗菌成分的沐浴露进行沐浴,目的是为了保持皮肤清洁和有利于手术时消毒。不同的手术部位备皮范围有所不同。

(1)面部手术:备皮范围包括整个面部,男性须剃尽胡须、剪短鼻毛。

(2)下颌下区和颏下区手术:上至下眼睑,下至舌骨水平。

(3)颈部手术:全颈部及耳周三指。

(4)腮腺区手术:面部、同侧耳周发际上三指及下颌下区。

(5)颌颈联合根治术:包括面部和颈部区域。

(6)额颞区:剃尽头发。

(7)皮瓣供区:根据穿支皮瓣部位,对相应供皮区进行备皮。如涉及下肢、髂骨区、下腹部、腹上部区,应剃尽会阴部毛发。

二、手术日的护理工作

(1)测量患者生命体征,有变化立即通知医师。

(2)检查患者用于身份识别的手圈佩戴是否正确。手术部位标记是否正确、清晰、术中所需用物是否齐全。

(3)除去患者身上的饰物、发夹、假牙、指(趾)甲油、口红等,贵重物品交由家属保管。

(4)指导患者更换手术衣并嘱其排空膀胱。

(5)按手术需要放置好病历卡、影像学资料,术中所需的特殊药品及物品等做好记录。

三、与手术室的核对、转运及交接

为避免手术差错,病房护理人员和手术室人员必须严格遵守核对制度。具体包括核对患者(姓名、性别、年龄、病区、床位以及住院号)、手术部位、术侧(上、下、左、右)、药物过敏史,带入手术室的药物及物品,并检查患者皮肤情况。

第三节　术后护理评估及相应护理措施

一、生命体征监测

患者返回病房或重症监护室后,护士需与麻醉科人员做好交接,明确手术方式,术中有无特殊情况,以及术后注意事项。各种导管妥善固定并做好记录。注意保持病室内温湿度适宜,注意保暖。

术后早期需对患者生命体征密切监护:在第1个24 h内,一开始应每隔15～30 min测量一次血压、脉搏、呼吸、瞳孔、神智、血氧饱和度;待各项生命平稳后,可改为每小时一次,逐步过渡到每3小时一次,并做好相应记录。若患者生命体征出现任何异常,需及时通知医师并做好相应处理。

二、体位及皮瓣监测

1. 体位

行穿支皮瓣修复术患者的搬运必须3人以上,应有专人护头,使其呈轴位平移,轻抬轻放。为保证皮瓣受区血管蒂不受张力和压力,术后3～5天内患者体位以平卧位为主。患者头部两侧置沙袋,使其头位保持正中位制动或根据手术情况保持头部向血管蒂侧的制动,避免牵拉引起血管痉挛、血供障碍,保证血管吻合口的正常愈合和移植物的存活。如需翻身拍背时,应注意头颈肩部同时移动。

2. 皮瓣监测

皮瓣监测是穿支皮瓣修复术后护理工作的重点。常规情况下,临床观察做到术后1～3天,每小时观察一次;术后4～5天,每2小时观察一次;术后6～7天,每3小时观察一次。行皮瓣修复者术后可适当应用扩血管药物及抗凝药,但要注意出凝血时间的变化。

1)皮瓣受皮区观察

(1)颜色:皮瓣颜色应与供皮区颜色相一致,术后1～2 d颜色稍显苍白多属正常现象,可结合其他征象加以判断。如皮瓣颜色变淡、苍白,则提示可能出现动脉痉挛或栓塞;如皮瓣颜色出现散在瘀点、逐渐扩大,至整个皮瓣色泽暗红、紫黑,则可能静脉栓塞,应及时探查。当动静脉同时栓塞,则先表现为皮瓣灰暗、无光泽,黑白相间,逐渐呈洋红色,最后呈紫黑色。

(2)温度:正常皮瓣移植后,皮肤的温度一般在33～35 ℃,与正常组织温差在2 ℃以内。皮瓣移植后温度多有下降的现象,尤其在寒冷季节,表面可覆盖棉垫以保持正常的血循环,必要时使用烤灯照射加温。术后的低温效应多在3 h内恢复,如持续低温,大多为动脉痉挛;如出现皮肤温度骤降,应考虑动脉栓塞;如出现皮肤温度先升后降,则考虑静脉栓塞的可能,应及时探查抢救。

(3)皮纹:皮瓣表面应有正常的皮纹皱褶,如果发生血管危象,皮纹消失,可见组织肿胀。

(4)质地:皮瓣移植后仅有轻度肿胀,即组织肿胀,但皮纹没有消失,属于移植后正常反应。但如果发生皮瓣区域明显肿胀、皮纹消失,或极度肿胀、皮肤出现水疱,则考虑为静脉栓塞。动脉栓塞往往表现为组织干瘪,失去光泽。

(5)毛细血管充盈试验:在皮瓣血管危象发生早期或程度较轻时,可表现为轻度充血或淤血现象。以手指按压,放开后可见变白的区域再度泛红,泛红的过程越快说明微循环状况越好;如果该过程长,超过5 s,多提示微循环功能很差,抢救成功的可能性较小。

(6)针刺出血试验:对一些皮瓣颜色苍白、无法马上判断是否为动脉阻塞所致时,可采用此法。要求在无菌状态下进行,以7号针头刺入皮瓣深达5 mm,并适当捻动针头,拔起后轻挤周围组织,如见鲜红血液流出,提示小动脉血供良好;否则提示动脉危象。

(7)超声多普勒血流测定:临床观察适合于外露皮瓣,而埋藏皮瓣则可采用多普勒仪进行监测。术后15～30 min监测一次,稳定后1 h监测一次并做好记录。正常动脉血流可表现为枪击音,静脉血流表现为吹风样音。

2)皮瓣供区的护理和观察

(1)下肢供区:下肢抬高30°角以减轻肢体肿胀,注意包扎敷料的松紧度;观察肢端的皮温、血循环状况、指(足)趾运动情况,避免包扎过紧导致静脉回流受阻,取下肢皮瓣者,需定期观察足背动脉的搏动情况,并做好记录。

(2)髂部供区:术区弹性绷带及腹带加压包扎,以预防局部伤口血肿并防止髂部伤口形成无效腔。为减轻术后疼痛,还可在臀部和大腿之间垫一软枕。

三、创口和引流护理

1. 创口的观察

严格掌握无菌操作规范,定时观察创口的情况,做好记录,具体包括:① 局部有无肿胀,有无血性液体渗出,有无血痂嵌附;② 敷料是否妥善固定,有无脱落;③ 注意创口周围有无红、肿、热、痛、局部波动感等出血、感染、积液等迹象。

2. 负压引流护理

行穿支皮瓣修复者,医师根据患者的肿瘤部位、手术范围和修复方法放置引流管。护士在术后对于负压引流的护理及观察要点如下。

(1)保持负压引流通畅,防止漏气,并维持一定压力(100～120 mmHg),防止血块堵住引流管。

(2)根据引流管放置部位及走向妥善固定导管,避免受压、扭曲、折叠。

(3)及时记录引流液的色、质、量。引流液颜色由深红色转为鲜红色,继而转为淡红色,引流量由多至少;一般手术后24 h引流量不超过250 ml,如果引流量＞250 ml,或者短时间内大量出血,应及时通知医师,考虑血管破裂出血。

(4)如果引流液不多,而局部伤口肿胀,应进一步检查负压装置及引流管是否有阻塞现象,如有阻塞应尽早拔除引流管。

（5）术后5～7天,24 h引流液<15 ml,可考虑拔除引流管。拔管后要仔细观察局部伤口有无肿胀及渗出。

（6）若颈部引流管中出现乳白色引流液,可能系根治性颈部淋巴结清扫时误伤胸导管所致,常称为乳糜瘘。如怀疑乳糜瘘,应将引流液送实验室测定甘油三酯和脂肪含量以明确诊断。乳糜瘘造成患者大量失液,应及早发现、及早处理,否则导致大量液体和电解质丧失。遵医嘱指导患者禁食或进食无脂饮食。

（7）若引流管中出现清亮液体且引流量明显增多,进食时加重,则提示涎瘘的发生,多为术中损伤涎腺或涎腺导管造成。应予以拔除引流管,局部伤口加压包扎;对于严重的涎瘘,予以局部放射治疗即可愈合。

（8）若发现引流管有浑浊、引流液有腥臭味、局部伤口肿胀明显,则提示存在伤口感染,应尽早拔除引流管,必要时冲洗创口,尽快消除创口内浑浊的炎性分泌物。

四、气道管理

口腔颌面部的肿瘤手术涉及了口底、咽部、舌、颌骨、颈部等呼吸道上段区域。行穿支皮瓣修复术会影响呼吸道通畅,因此对绝大多数患者会留置鼻插管或行预防性气管切开术。呼吸道阻塞是全身麻醉术后严重的并发症之一,若观察不到位、处理不及时,患者一旦发生窒息可危及生命。呼吸道阻塞的常见原因包括麻醉插管时损伤咽喉部、气管内分泌物滞留、气管套管阻塞、手术创口渗血、动脉结扎线头脱落而出血、组织移位、呕吐物反流等情况,因此对于人工气道的护理至关重要。

1. 病情观察

（1）生命体征:注意观察患者的生命体征,特别是脉搏、呼吸、血氧饱和度的变化。正常成年人安静状态下的呼吸频率为16～20次/min,呼吸/脉搏比为1：4。正常的呼吸形态是平稳、有节律、无须意识控制的自主运动。当患者出现呼吸异常时,可出现呼吸频率甚至呼吸形态的改变。穿支皮瓣修复术后,患者应常规行血氧饱和度监测。如血氧饱和度持续低于93%且伴有呼吸频率及形态的异常,应立即通知医师,必要时查动脉血气分析以明确是否存在缺氧。

（2）痰液黏稠度。Ⅰ度(稀痰):痰如米汤或泡沫状,吸痰后吸痰管内壁无痰液滞留;Ⅱ度(中度黏痰):痰的外观较Ⅰ度黏稠,吸痰后有少量痰液在吸痰管内壁滞留,但易被水冲洗干净;Ⅲ度(重度黏痰):痰的外观明显黏稠,常呈黄色,吸痰管常因负压过大而塌陷,吸痰管内壁常滞有大量痰液且不易用水冲净。

（3）湿化程度:湿化不足表现为痰痂形成。湿化过度表现为痰液呈水样、血氧饱和度下降3%以上。当患者出现呼吸不畅,伴有烦躁不安、面色发绀、出冷汗、脉率上升等全身症状,或闻及痰鸣音、肺部啰音时,应考虑以下几种情况发生:由于分泌物增多、稠厚导致的痰痂堵塞;异物进入气套管;炎性假膜脱落、堵塞;纵隔气肿或气胸等并发症,应及时做出相应处理。

2. 保持呼吸道通畅

对于鼻插管或气管切开术的患者,术后分泌物增多,护士应定时予以吸痰保持呼吸道通畅。掌握正确的吸痰方法: ① 用物准备(无菌手套、吸痰管、吸引器、生理盐水等); ② 打开吸引器塞子; ③ 戴手套; ④ 将吸痰管接上负压; ⑤ 在无负压的情况下,轻轻地将吸痰管伸入气套管,引起呛咳; ⑥ 开启负压,左右旋转向上提出吸痰管; ⑦ 吸痰管在无菌生理盐水中冲洗。

吸痰的过程中,护士应注意以下几点: ① 维持吸引器压力在0.04～0.06 MPa,不超过0.08 MPa,压力过高会引起气道损伤; ② 吸痰管有粗细之分,不同患者应选择不同的吸痰管,管径为气管内套管径的1/2左右,不超过气套管管径的2/3; ③ 一次吸痰时间不超过15 s,以免造成患者缺氧; ④ 为了避免吸氮时缺氧,操作前后应给氧; ⑤ 吸痰顺序为:气道→鼻腔→口腔; ⑥ 吸痰过程中应观察患者的反应,包括面色、呼吸、血氧饱和度,同时观察吸出痰液的色、质、量。

3. 湿化气道

保持病室内温湿度适宜,室温在18～22℃,湿度在50%～70%之间。行人工气道的患者,呼吸道分泌物黏稠、无力咳出,需要每4～6小时予以雾化吸入。临床上常用的雾化药物有盐酸氨溴索、α-糜蛋白酶、普米克令舒等。然而,对于行人工气道的患者是否使用湿化液存在一定争议。目前临床上对于气道十分干燥、痰液十分黏稠的患者,往往会准备气道湿化液。护士通过湿化吸痰,刺激患者呛咳,以咳出深部的痰液。然而,已有循证护理文献指出,湿化液的使用会增加患者肺部感染的风险。

除了以往常用的气道湿化液以外,目前临床上还使用人工鼻对人工气道进行湿化。人工鼻又称温-湿交换过滤器,它通过能模拟鼻的功能,将呼出气体中的热和水气收集并保留下来,吸气时气体经过人工鼻,以温热、湿化的状态带入气道内,保证气道获得有效、适当的湿化,防止痰痂形成,阻塞呼吸道。

4. 拔除鼻插管的护理

鼻插管一般留置24～48 h,待肿胀消退后可予以拔管,拔管时应有高年资医师或麻醉师在场。拔管前先予以地塞米松5 mg静脉推注,防止气道黏膜水肿;然后吸净口、鼻腔内的分泌物,解除鼻插管的固定物,放气囊后拔管。

拔管后应立即予以吸氧,严密观察生命体征、呼吸情况、口唇颜色以及血氧饱和度,并做好记录。嘱患者安静休息,避免多说话,注意有无呛咳、声音嘶哑、呼吸困难及喉头水肿等表现。

5. 气管切开的特殊护理

(1)环境要求:由于患者气管切开后失去了原有呼吸道对空气的净化作用,使下呼吸道感染的机会明显增加,因此应将患者置于宽敞、清洁、无尘、通风良好的室内,每日通风2～3次,每次30 min左右,保持空气新鲜;地面可用消毒液拖地,每日2次。同时由于气管切开后失去了原有呼吸道对空气的湿润和加温作用,还应注意保持室内温度和湿度的相对稳定,即温度维持在18～22℃之间,相对湿度维持在50%～70%之间,可使用加湿器保持室内空气的湿度。另外,还应有严格的探视陪护制度,防止探视人员过多和有呼吸道感染的人员对患者进行探视,以避免人员的交叉感染。

（2）了解气套管的构造和使用：气套管由外套管、内套管和气管内芯三部分组成。目前,临床上常用的气套管有金属气套管、硅胶或塑料套管。金属气套管可以消毒后重复使用；硅胶和塑料套管属于一次性用物,分为带气囊或不带气囊,质地柔软,更适合患者的气道。气套管有各种型号大小,应根据患者性别、年龄或具体情况选择合适大小的气套管。

（3）分泌物观察：对于气管切开的患者,护士通过对分泌物观察,可以了解气道内有无感染和出血。正常的呼吸道分泌物是灰白色透明的黏液痰。气管切开术后1～3天,可有少量血性分泌物；4～10天,痰液较为黏稠。当出现感染时,可表现为脓性痰,最多见的是金黄色葡萄球菌和铜绿假单胞菌的感染,其典型表现为黄脓痰和蓝绿色脓痰。对于怀疑有感染的患者,可以进行痰液细菌培养及药敏试验。

当气道湿化不足时,痰液变得稠厚、干燥,不易排出,凝固的痰液在管道内形成痰痂,可能会造成气套管部分或完全阻塞,导致呼吸困难,甚至窒息而危及生命。对此,必须及时发现并予以紧急处理,其关键性处理措施是立即拔除被阻塞的内套管,症状即刻缓解。如果血性成分明显增多,应考虑有无气道内出血,并及时采取措施。

（4）内套管消毒：气管套的内套管是为了防止痰液凝固发生阻塞而用的,应定时消毒。一般每4～6小时消毒一次,根据实际情况可适当增加次数。具体内套管的消毒方法：取下内套管,置于3%过氧化氢中浸没5 min,使痰液凝固,用长棉签棒顺着管壁刷净痰液。对光检查套管内无凝固痰块后,再次放于3%过氧化氢中浸没消毒20 min,取出用无菌生理盐水冲净后甩干。对光检查,确定内壁无污物残留后给患者重新放置内套管。

（5）定时放松气囊：带气囊的气套管可减少误吸并有利于通气。术后短期内患者会吸入唾液和渗血,如果使用带气囊的气套管,渗出物积聚在气囊上,可防止误吸。气囊需要定时放气,否则会引起气管局部缺血受压坏死。一般每6小时放松5 min。排空气囊之前,应吸尽患者气管和口咽部的分泌物,然后用注射器抽出气囊内的气体。如果患者能合作,应指导其做深呼吸；在抽气时,应嘱患者咳嗽,这样有利于排出积聚在气囊上的分泌物,防止误吸。如果不能合作,在抽气的同时应进行气管吸引。气囊充气应在吸气时完成。上呼吸道肿胀消退后,为了封闭气套管与气道之间的间隙,应适当地增加充气量。一旦误吸的危险解除,就可排空气囊内的气体,在进食前后充气即可。

五、口腔护理

行穿支皮瓣修复的患者,术后由于体位限制及张口受限等原因,无法经口进食。此外,由于手术创伤,术后患者大多唾液分泌量减少,口腔失去了自洁功能,口腔内细菌极易繁殖；容易产生异味和口腔炎症,不利于修复重建术后伤口的愈合及机体功能的恢复。因此,对其应当进行特殊的口腔护理。口腔护理每日早晚进行,或根据患者的口腔环境酌情增加护理次数。

1. 口腔擦拭

（1）准备好口腔护理包，包括弯盘、镊子、血管钳、棉球、压舌板、手电筒、治疗巾等。临床上常用的漱口水有生理盐水、复方氯己定、苯扎氯铵、1%～4%碳酸氢钠漱口水、1%～3%过氧化氢溶液等。

（2）用口镜或压舌板轻轻撑开颊部，观察口腔内黏膜情况有无异常。

（3）头部制动的患者可取平卧位。将治疗巾放于颈部，对于气管切开的患者注意不要盖住气管切口，以免影响呼吸。

（4）用漱口液浸湿并拧干的棉球擦拭口腔，对于口腔擦拭顺序基础护理学中有明确规定，但头颈部修复重建术后患者常存在口内组织切除和结构改变，难以按照传统的口腔擦拭顺序进行口腔护理。临床经验显示，对于此类患者，可从健侧部位过渡到患侧部位，对于张口轻度受限的患者，应将棉球适当的塑形，挤压成扁平状，便于棉球顺利送达口内进行擦拭。

（5）擦拭过程中应注意：① 从口角流出的液体要及时拭去，以免刺激皮肤引起湿疹，或流入气管引起呛咳。② 一个棉球擦拭一个部位，棉球不可过湿以免引起误吸。③ 棉球应包裹止血钳前端，以免损伤口腔黏膜。④ 擦拭时需夹紧棉球，以免掉入咽部引起窒息。⑤ 行皮瓣修复术后的患者口腔内解剖结构均发生一定程度的变化，护士应根据患者口腔内实际情况进行口腔擦拭以达到口腔清洁的目的。

2. 口腔冲洗

对于术后患者，由于口内组织切除和结构改变，护士在无法使用棉球进行口腔擦拭的情况下可以进行口腔冲洗，但是神志不清、烦躁、不配合、沟通障碍、舌根及咽侧壁手术引起吞咽障碍的患者，禁止使用口腔冲洗。对于口腔内血性或脓性分泌物较多的患者，护士亦可以选择生理盐水与1%～3%过氧化氢溶液1:1稀释后进行口腔冲洗。

口腔冲洗应有两名护士同时操作，一人持注射器，从一侧口角将漱口水缓缓注入口内；另一人持吸引管，从另一侧口角吸出。冲洗过程中应注意：① 观察患者呼吸和面色情况，患者如有不适，应当停止冲洗。② 有气管切开者，防止液体呛入气管。③ 吸引管管口不应触及口腔黏膜，以免造成损伤。

3. 漱口

术后5～7天以后解除制动可坐起，此时护士可以开始协助并指导患者如何使用漱口水进行口腔清洁。但在此之前，护士应先评估患者的吞咽功能，防止患者在漱口的过程中发生误吸。

六、营养支持

口腔颌面部肿瘤的病变部位是一个特定的解剖区域，与进食有着直接的关系。对于行穿支皮瓣修复的患者，为了确保皮瓣成活、预防伤口感染的发生，术后通常不允许口饲食物。此外，由于疼痛和张口受限等症状，以及术后颜面部瘢痕、功能障碍和患者情绪低落，引起进食困难，导致营养状况不良。因此，虽然患者胃肠道功能正常，却得不到充足的营养供给，造成术后营养状况急剧下降。如不能及时得到营养补充,数周或更长的时间患者处于负氮平衡状态,不利于机体的恢复。因此,营养支持治疗是口腔颌面部肿瘤患者治疗的一个重要组成部分。

营养支持应在术后早期阶段开始,目的在于:① 提供术后应激阶段的营养需要;② 防止功能性饥饿或半饥饿状态引起的进一步营养消耗;③ 治疗已存在的营养缺乏;④ 使患者能耐受进一步的治疗。大多数口腔颌面部肿瘤患者术后都需要营养支持,主要包括肠外营养和肠内营养。

1. 肠内营养

肠内营养有利于机体吸收,有利于肠内免疫系统的启动,从而提高患者的抗感染能力。口腔颌面肿瘤患者术后肠内营养的实施主要通过鼻饲或胃造瘘管饲。

(1)鼻饲:经鼻胃管管饲是口腔颌面外科患者最常见的一种进食途径,但供给的时间相对较短,预期时间较长的最好选择手术造口的喂养途径。鼻胃管管饲适用于要素饮食、匀浆饮食、混合奶的肠内营养支持,但长期使用对黏膜有刺激而易引起坏死、胃出血、食管狭窄或食道炎。对于鼻饲患者的护理,应包括以下几点:① 术中或术后第1天就可置入胃管,当患者恢复肠蠕动后,可以开始鼻饲。术后第1天一般先给予温生理盐水500 ml和清流质;第2天可过渡到蛋白质类营养剂。② 每次鼻饲前应确认胃管的位置,方法如下。① 直接抽吸胃液。② 向胃管内注入空气,听诊腹部有无气过水声。③ 将胃管末端放入水杯内,观察有无气泡,防止误入气管。④ 进食前要将患者置于舒适体位,行穿支皮瓣修复术的患者,一般可在术后3～5天以半卧位进食。每次鼻饲时速度宜慢,少量多餐,每次流质量不宜过多,以 150～200 ml为宜。每次鼻饲前后用20 ml的温开水冲洗胃管。⑤ 如果患者主诉肠胃不适,一定要查明原因。

(2)胃造瘘管饲:适用于正常经口进食困难,而又需要长期进行营养支持的患者。目前,临床上多在内镜下经皮穿刺施行胃造瘘术,无须开腹,并发症相较以往的腹腔手术大为减少;且术后患者疼痛轻、恢复快。相较于鼻胃管管饲,胃造瘘管饲的优点在于:① 喂养管可放置时间长,适用于需要长期营养支持的患者;② 较少发生流质饮食反流而引起的呕吐和误吸;③ 对患者外观影响小,无明显不适,患者能更好地耐受。

2. 肠外营养

(1)外周静脉滴注:包括葡萄糖、葡萄糖盐水、氨基酸、脂肪乳剂、电解质和微量元素。对于低蛋白血症、低血红蛋白、低红细胞压积的患者,根据实验室指标给予输血、输人血白蛋白。

(2)全肠外营养液:又称静脉内高营养,全肠外营养液是通过肠外途径,一般是中心静脉,以浓缩方式输入患者所需要的全部营养素,可以快速有效地补充营养,在短期内就可达到正氮平衡,而不受患者的食欲和消化道功能的影响。全肠外营养液中包含有糖类、氨基酸、脂肪乳剂、电解质、微量元素、维生素及水七大营养物质按照一定的要求进行配制。全肠外营养液的输注途径有中心静脉和周围静脉,输注方式有持续输注和循环输注法;临床上常选用上腔静脉和腹股沟静脉。

七、预防静脉血栓栓塞

静脉血栓栓塞,包括深静脉血栓和肺栓塞,是同一种疾病病程中两个不同阶段的不同临床表现。深静脉血栓是指血液非正常地在深静脉内凝结。而当栓子脱落,沿血运堵塞肺动脉主干或分支,引起肺循环障碍时即发生了肺栓塞。

静脉血栓栓塞的发生与口腔颌面-头颈肿瘤部位手术存在一定关系。手术时间的延长意味着出现深静脉血栓和肺部栓塞的风险会不可避免地增加。特定的皮瓣供区也会增加静脉栓塞的发生率,例如获取于旋髂深动脉深支和旋股深动脉的游离皮瓣。行皮瓣修复术的患者术后由于疼痛、体位制动、推迟下床活动时间等原因,都会增加深静脉血栓甚至肺栓塞的发生率。因此,临床上对于所有行游离组织瓣修复的患者,都应常规接受抗深静脉血栓和肺栓塞的预防治疗。

1. 基本预防措施

（1）护士将对患者和家属进行静脉血栓栓塞知识宣教,具体内容如下。① 对于行下肢作为皮瓣供区的患者,术后常规抬高患肢,防止深静脉回流障碍。鼓励术后多饮水,避免脱水。② 术后1～3天是容易发生皮瓣危象的关键时期,此阶段患者在体位上需进行严格制动。护士指导患者及家属如何在床上进行下肢被动运动以及早期功能锻炼。③ 术后3～5天,患者体位逐步由平卧位过渡到半卧位,此时护士开始鼓励患者进行床上活动、做深呼吸及咳嗽动作。④ 术后6天,根据患者全身情况及耐受情况,鼓励患者早期下床活动。

（2）在临床工作中,应警惕静脉血栓栓塞的早期症状。深静脉血栓可表现为下肢明显肿胀、周径增粗,以及沿深静脉走向的部位出现局部疼痛或压痛。肺栓塞的临床表现包括不明原因的呼吸困难、胸痛、咳嗽、血氧饱和度下降,并伴有深静脉血栓的表现。

（3）对于存在可疑症状的患者,需要尽快行相关检查以明确或排除静脉血栓栓塞的发生。对于怀疑发生深静脉血栓的患者,可行彩色多普勒血管血流显像辅助诊断;怀疑肺栓塞的患者,可行肺部动脉造影。

2. 物理预防

静脉血栓栓塞的物理预防是指通过物理的医疗行为帮助患者改善静脉血流,促进下肢血流加速,减少血液滞留,从而达到预防静脉血栓栓塞的目的。物理预防一般与药物预防联合实施,目前临床上使用的有梯度压力弹力袜和间歇充气加压装置。

3. 药物预防

对于行皮瓣修复术的患者,术后常规使用低分子右旋糖酐、低分子肝素钠、前列地尔等药物抗深静脉血栓治疗。对于使用抗血栓药物治疗的患者,需要定时监测血常规、凝血时间以及D-D二聚体,避免药物不良反应。

八、心理护理

麻醉、手术及术后出现的各种状态会使患者在术后产生应激、焦虑、恐惧、不安等负面心理,表现为睡眠障碍、饮食障碍、情绪的变化等。心理护理的目的是使患者消除顾虑,配合治疗,以便尽早恢复。

患者的心理护理应当贯穿于患者的整个诊疗过程。护士应多与患者交流,建立良好的护患关系,使患者产生信任感。对于行穿支皮瓣修复术的患者,颜面破坏和功能障碍是患者必须面对的残酷事实。因此,护士应与医师一起在手术前让患者及家属了解这些情况。患者多数都拒绝看到术后的自己,护士应据他们的反应提供心理调节方案,并取得家属支持,唤起患者的社会认同感。对于情绪持续低落者,需要心理医师的帮助,恢复他们的心理健康。

九、睡眠护理

良好的睡眠可以促进机体的恢复和伤口的愈合。穿支皮瓣修复术后患者由于精神紧张、体位限制、气管切开、不能经口进食、导管留置等原因,往往会入睡困难和浅睡眠。因此,要注意患者的睡眠情况,护理内容包括:病房的环境要安静、光线宜暗;避免大声交谈,减少探视人员;各种护理操作,包括生命体征测定、吸痰、输液等基础护理和治疗性护理,应避开患者的习惯睡眠时间;帮助患者消除紧张情绪,放松身心;必要时根据医嘱予以睡眠辅助药物。

第四节　出院前健康教育及康复指导

一、自我护理

术后早期就应开始训练患者的自我护理能力,有利于提高患者日后的生活自理能力。

1. 气套管的自我护理

对于需长期带气管套管的患者,为确保患者在家中能得到正确、安全、有效的气道护理,护士必须在患者出院前教会患者及家属气道自我护理的方法:① 护士会嘱咐家属提前购买好家用吸痰器和雾化吸入机;② 介绍家用吸痰器和雾化吸入机的各组成部分;③ 指导家属如何组装、连接,并使用家用吸痰器和雾化吸入机;④ 如何配置雾化吸入药物;⑤ 教会家属如何进行吸痰及内套管的消毒;⑥ 保持气切口纱布清洁干燥,有污染时及时到医院门诊予以更换;⑦ 注意气套管两侧的系带松紧度是否适宜,一般以一指为宜。

(1)吸痰的方法:教会家属正确的吸痰方式。① 打开吸痰器电源;② 戴手套;③ 连接吸痰管和吸痰器;④ 在无负压的情况下,轻轻地将吸痰管伸入气套管;⑤ 引起患者呛咳;⑥ 开启负压;⑦ 边吸边左右旋转吸痰管,向上提将痰液吸净;⑧ 吸痰管在无菌生理盐水中冲洗。

(2)内套管的消毒方法:临床上对于气套管的消毒使用的是过氧化氢浸泡法,而患者在出院后可以选择煮沸消毒法进行内套管消毒。煮沸消毒法具体内容:① 内套管一般每4~6小时需消毒一次;② 在家中准备一个专门用于消毒的锅子;③ 取下内套管,放于沸水中煮5 min,使痰液凝固,用长棉签或小毛刷顺着管壁刷净痰液;④ 对光检查套管内无凝固痰块后,再次放于沸水中煮20 min;⑤ 对光检查,确定内壁无污物残留后给患者重新放置内套管;⑥ 在患者气套管外覆盖一块纱布,以防止异物坠入。

2. 鼻饲流质的自我护理

对于携带留置胃管出院的患者,护士在出院前需教会患者及家属如何进行鼻饲流质及相关注意事项,具体包括:① 如何妥善固定鼻胃管,防止导管脱出或患者无意间自行拔出;② 告知家属可以经由鼻胃管进行鼻饲的食物,必须均为流质,不应过于油腻,且不含任何食物残渣;含残渣的流质必须经过滤后方可注入胃管;③ 注入的流质需加热至38～40 ℃;④ 开始注入流质前必须确认胃管在胃内,告知家属3种确认的方法;⑤ 鼻饲的速度宜慢,少量多餐,每次流质量不宜过多,150～200 ml为宜;⑥ 每次经胃管注入流质前后,均应注入少量温开水,冲洗胃管,以防止堵塞和食物残渣在胃管内引起变质。

二、功能锻炼

1. 吞咽功能锻炼

口腔颌面部的手术会影响患者术后的吞咽功能,其影响程度与手术类型及范围有关。护士应在术后早期开始对患者进行吞咽功能的康复指导。

(1)基本训练:护士可以指导并鼓励患者进行舌的被动和主动运动,以利于吞咽功能的恢复。训练可以先从被动运动开始,即用纱布包好舌头,将其牵拉前、后、左、右、上、下等各个方向,使其被动运动,一段时间后逐步过渡到主动运动。主动运动:即鼓励患者每日进行鼓腮、主动伸舌等运动以及面部按摩,逐步改善面部、口、舌等肌肉和下颌骨的运动功能,此方法适用于保留大部分舌体的患者。

对于行全舌切除术的患者,应直接将食物放入咽部开始吞咽过程。方法:流质灌入60 ml注射器再接上塑料接管,将接管放置于咽腔。全舌切除未行喉切除的患者,可能会引起误吸,因此进食前应指导患者屏气。此外,嘱患者在吞咽后、吸气前,以咳嗽去除积聚在声带上的食物,这样可以防止误吸。

(2)进食训练:患者取坐位或半坐位,头稍前倾,可先用冰块刺激、诱发吞咽运动;然后选择易在口内移动又不易误吸的食物,如糊状食物等,用小而浅的勺子,尽量将食物放在舌根,以利于吞咽,注意防止误吸;最后逐步将食物往舌尖方向放置,并逐步稀化食物,加强吞咽功能的恢复。

(3)"声门上"吞咽训练:护士可以教会患者"声门上吞咽"的训练方法,减少患者误吸的可能。具体训练方法:① 咳嗽清除气道内分泌物;② 吸气;③ 屏气关闭声带;④ 将食物放入口内;⑤ 努力吞咽食物,使其进入咽部;⑥ 咳嗽去除声带上积聚的食物;⑦ 吞咽;⑧ 呼吸。通过上述步骤,可减少患者的误吸。为确保操作过程准确无误,护士一开始应站在患者身边,帮助患者掌握训练方法。

2. 咀嚼功能锻炼

咀嚼功能锻炼主要包括咬合训练和张口训练。咬合训练的具体方法是指每咬牙20次配合1次吞咽动作,可以加强各咀嚼肌群的力量,促进血液循环。张口训练包括主动张口训练和被动张口训练。先张小口,尽量使下颌下降达1 cm;逐渐增加活动量,过渡到大张口运动。张口运动可以自我练习,也可以借助专用张口器进行被动运动。张口器包括以手挤压操纵式和持续式的张口训练器,要求有一定弹性,放置在健侧磨牙区或前磨牙区,能起到一定的支撑作用。训练时应注意正中张口训练,即训练时保持开口形在正中位,达到两侧肌肉协调的目的。术后3个月内每日坚持锻炼,直到张口度达上下门齿间容三横指。张口训练每日进行3次,每次15～20 min。当肌肉感到酸痛时,可取下张口器适当休息。

3. 语言功能锻炼

舌癌患者术后的语言功能康复是重点,应在语言训练师指导下完成。练习发音前应对患者的语音清晰度做好测评作为患者康复的评价指标。术后语音功能的康复是一个循序渐进的过程,应结合唇部运动、舌部运动及开口训练一同进行。语音训练应从单个音节开始,慢慢过渡到单个词和词组。舌尖音、舌卷音及舌背与软腭形成的音是舌癌术后语音康复的难点,应鼓励患者多多练习;可以用录音机对训练过程进行录音,以利于发现并纠正异常的发音。

4. 肢体锻炼

行颈部淋巴结清扫术的患者由于切除的组织、手术范围及放疗造成纤维化,可导致运动受限、肌力下降或垂肩综合征。术后患者多主诉同侧手臂和肩部疼痛并有功能障碍。功能锻炼可以减少不适,增强上臂和肩的功能。术后第2、3天护士即可为患者被动运动。去除引流管和敷料后,可嘱患者进行主动运动和肌肉的逐步锻炼。不论从生理和心理上来看,每天1～2次的运动训练必不可少,坚持不懈的训练可预防运动能力下降,减少畸形。

(杨文玉,卞薇薇,陈怡雯,张贞)

参 考 文 献

1. American Association for Respiratory Care. AARC Clinical Practice Guidelines. Endotracheal suctioning of mechanically ventilated patients with artificial airways 2010[J]. Respir Care, 2010, 55(6): 758−764.

2. Chang LD, Buncke G, Slezak S, et al. Cigarette smoking, plastic surgery, and microsurgery[J]. J Reconstr Microsurg, 1996, 12(7): 467−474.

3. Coskunfirat OK, Chen HC, Spanio S, et al. The safety of microvascular free tissue transfer in the elderly population[J]. Plast Reconstr Surg, 2005, 115(3): 771−775.

4. Disa JJ, Cordeiro PG. Mandible reconstruction with microvascularsurgery[J]. SeminSurg Oncol, 2000, 19(3): 226−234.

5. Geerts WH, Berggvist D, Pineo G. et al. Prevention of venous thromboembolism: American college of chest physicians evidence-based clinical practice guidelines (8th edition)[J]. Chest, 2008, 133 (6 Suppl): 381S−453S.

6. List MA, Stracks J, Colangelo L, et al. How do head and neck cancer patients prioritize treatment outcomes before initiating treatment?[J]. J Clin Oncol, 2000, 18(4): 877−884.

7. Maximilian VM, Stefan S, Filip A, et al. Using dynamic infrared thermography to optimize color Doppler ultrasound mapping of cutaneous perforators[J]. Med Ultrason, 2015, 17(4): 503−508.

8. Ozkan O, Ozgentas HE, Islamoglu K, et al. Experiences with microsurgical tissue transfers in the elderly patients ［J］. Microsurgery, 2005, 25(5): 390－395.

9. Riediger D. Restoration of masticatory function by microsurgicallyrevascularizedillac crest bone grafts using endosseousimplants［J］. Plast Reconstr Surg, 1998, 81(6): 861－877.

10. Singh B, Cordeiro PG, Santamaria E, el al. Factors associated with complications in microvascular reconstruction of head and neck defects［J］. PlastReconstr Surg, 1999, 103(2): 403－411.

11. Wilson KM, Rizk NM, Armstrong SL, et al. Effects of hemimandibulectomy on quality of life［J］. Laryngoscope, 1998, 108(10): 1574－1577.

12. 邱蔚六.口腔颌面外科学［M］.6版.北京：人民卫生出版社,2008.

13. 孙家明.皮瓣与重建外科［M］.北京：人民卫生出版社,2011.

14. 张志愿.口腔颌面肿瘤学［M］.济南：山东科学技术出版社,2004.

15. 张志愿,张陈平,孙坚.头颈肿瘤和创伤缺损修复外科学.杭州：浙江科学技术出版社,2014.

16. 赵佛容.口腔护理学［M］.2版.上海：复旦大学出版社,2009.

中英文名词对照索引